PACIFIC INTERNAL MEDICINE

Gastroenterology

소화기

2

Vol

Pacific Books

PACIFIC
INTERNAL MEDICINE

머리말

좋은 의사가 되기 위해서는 수많은 노력이 필요합니다. 의사의 실수는 때로는 환자의 생사를 좌우할 수도 있기 때문에 많은 지식을 정확하게 아는 것도 요구됩니다. 그래서 공부할 양이 무척 많을 수밖에 없고 처음 배우는 학생들 입장에서 특히 내과는 정말 막막하기 그지 없습니다. 모두들 내과 교과서의 두께를 보고 제일 먼저 놀라고, 글씨체가 너무 작아 놀라고, 내용이 너무 함축되어 있어서 또 한 번 놀라곤 합니다.

Pacific Internal Medicine은 이러한 여러분들의 짐을 덜어드리고자 만들어졌습니다. 딱딱한 내용을 부드럽게, 그리고 중요한 내용 위주로 체계적으로 전해드리고자 노력하였습니다. 의학의 발전 속도가 빨라진 탓에 짧은 시간 사이 내과에 많은 변화가 있었습니다. 각종 가이드라인이 새로 나오고, 내과 교과서들의 개정판이 나오면서 이 책 또한 수정 및 보완이 절실해졌습니다.

새로 개정된 Pacific Internal Medicine은 …

(1) 최신 교과서들(Harrison 19th ed. 등)과 국내·국제 가이드라인들을 적극 반영하였습니다.

(2) 이해에 도움이 될 만한 그림과 사진을 가능한 많이 추가하였습니다.

(3) 표준 한글 의학 용어들을 쓰고자 노력하였습니다. 최근 의사국가고시에서 한글 용어를 쓰고 있어 이에 맞추어 가기 위해서 입니다. 하지만, 임상 현장에서는 아직 영어를 혼용하고 있기 때문에 혼동을 줄이고자 영어 용어도 병기하였습니다.

(4) 방대한 양을 공부 하다 보면, 마치 길을 잃은 듯한 느낌을 받을 때가 있습니다. 여러분의 등대가 되고자, 각 단원의 시작 부분에는 용어 설명을, 마지막 부분에는 요약정리를 추가하였습니다.

지금도 열심히 학업에 힘쓰고 계시는 여러분들에게 큰 도움이 될 것이라 자신합니다. 이 책으로 공부하신 여러분 모두 환자를 위하는 좋은 의사가 되길 기원합니다.

내과학을 공부하시는 의대생 여러분께 당부드리고 싶은 말이 있습니다. 각 질환의 치료와 부작용등의 세세한 부분을 자세히 외우려고 하기보다는, 질환들의 큰 범주와 병인과 같은 기본개념을 튼실히 다지려고 하는 것이 바람직하다는 것입니다. 의학의 발전이 매우 빠르고 4~5년에 한번씩 나오는 교과서들도 그에 맞추어 빠르게 바뀌기 마련이기에, 세세한 내용에 집착하기보다는 큰 원리를 온전히 습득하고, 그 틀에 맞추어 작은 내용들을 익히는 것이 효과적이기 때문입니다.

2016년 1월

편저자 일동

PACIFIC
INTERNAL MEDICINE

CONTENTS

위 장 관

CONTENTS

간 담 췌

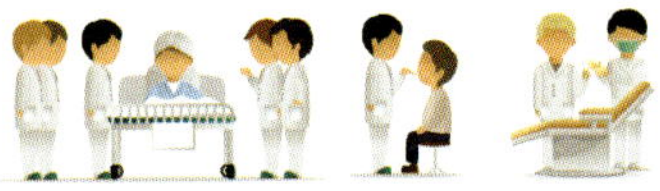

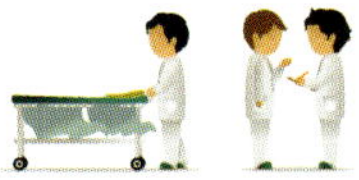

PACIFIC INTERNAL MEDICINE

위 장 관

P A C I F I C
INTERNAL MEDICINE

Chapter 01

위장관 질환 총론

Introduction to the gastrointestinal diseases

소화기 질환의 시작입니다. 실제 환자를 진단하고 치료하는데 중요한 내용이지만 그냥 지나치는 경우가 많은 부분이기도 하지요. 위장관의 구성 및 기능, 위장관 질환에의 접근법, 위장관 질환의 유용한 진단 검사인 내시경에 대한 내용으로 구성되어 있습니다. 큰 흐름을 파악한 뒤 각론을 공부한 뒤에 한 번 더 읽어보시면 도움이 될 것이라고 생각합니다.

위장관의 구성 및 기능

1 위장관의 구성 및 기능

1) 위장관의 해부학

(1) 입에서 항문까지 이어지는 관으로, 각각 다르게 조절되는 괄약근으로 구분

(2) 위장관 벽의 구성

① 점막층(mucosa) : 위장관 내의 내용물에 대한 장벽 역할을 하며, 수분, 영양소를 전달

② 평활근층(smooth muscle) : 위장관을 따라 내용물을 섞어줌

③ 장막층(serosa) : 위장관을 지지하며, 혈관 및 신경이 들어오는 통로 역할

2) 위장관의 생리학 및 기능

두 가지 중요한 기능(영양흡수와 노폐물 배설)을 수행하기 위해 조직화

(1) 입 : 음식물을 저작하여 침샘에서 나온 타액과 섞어서 식도로 전달

(2) 식도 : 음식물 덩어리를 위로 전달

① 식도 점막 : 편평상피로 구성되어 있어 흡수와 확산을 방지

② 하부식도괄약근(LES) : 위에서 식도로의 역류를 방지

③ 식도 운동 : 상부/하부 식도괄약근의 조화로운 이완 작용

(3) 위 : 분쇄운동, 음식물 덩어리를 펩신 및 위산과 섞음

① 위산 : 상부 위장관을 감염으로부터 보호(sterilization)

② 위의 운동

- 위의 근위부 : 저장기능을 수행(이완)
- 위의 원위부 : 유문(pylorus)을 향해 음식물을 보내고 유문부는 근위부로 음식물을 보내 섞어줌

③ Intrinsic factor를 분비한다(Vit. B_{12} 흡수).

(4) 소장 : 위장관의 영양흡수 기능 중 대부분을 수행한다.

① 소장 점막

- 표면적을 극대화하기 위해 융모구조가 발달함
- 여러 종류의 효소와 수송단백질이 발현되어 있음

② 위에서 분쇄된 음식물은 근위 십이지장에서 이자액, 담즙과 섞임

- 이자액 : 탄수화물, 단백질, 지방의 소화효소 활성에 적절한 pH로 내용물의 산도를 떨어뜨리기 위해 $NaHCO_3$를 분비
- 담즙 : 간에서 생성되어 담낭에 저장됨. 장관의 지질 소화에 필요

③ 흡수 기능 : 근위부는 영양분과 미네랄, 원위부는 Vit. B_{12}와 담즙산 흡수

④ 배설 기능 : 담즙을 통해 적혈구 파괴 산물, 독소, 약물, 콜레스테롤 배설

(5) 대장

① 배설물을 모아서 원하는 시기에 내보냄

② 대장 점막 : 수분 흡수(배설물이 1,000～1,500mL → 100～200mL로 감소)

③ 위장관내 상재균 : 소화되지 않은 영양분을 발효시킴

④ 앞－뒤(to-and-from) 운동을 통해 음식물을 천천히 건조, 보관

⑤ 근위부는 혼합과 수분 흡수, 원위부는 주로 밀어내는 역할을 한다.

(6) 항문

수의/비수의 괄약근들로 구성, 원하는 시기에 배설을 할 수 있게 함

꼭 알아둡시다!!

Transit time

- Esophagus : ～s(초 단위)
- Stomach & small intestine : m～hr(분～시간 단위)
- Colon : >d(대부분의 사람에서 1일 이상)

2 위장관 기능의 외부조절

1) 방어 기능

(1) 신체 외부와 접촉하고 있음 → 외부의 유해요소로부터 방어기전 필요

(2) 상피층과 점막고유층의 림프구와 형질세포 : 점막의 면역 작용

(3) 림프계 : 유해물질이 순환계로 들어가지 못하게 함

(4) 위장관에서 흡수된 물질은 간문맥을 통해 간에서 대사 및 해독 과정을 거침

2) 위장관 운동

(1) 위장관 자체에 있는 고유신경을 통한 조절

(2) 수의적으로 조절 가능한 부분 : 연하운동(swallowing), 배변운동(defecation)

(3) 정상 위장관 반사 : 미주신경, 내장신경을 통해서 전달

(4) 뇌－장관 축(Brain-gut axis) : 위장관의 불수의적인 기능을 조절한다.

위장관의 구성 및 기능

1 위장관 질환의 증상

표 1-1 흔한 소화기계 증상의 원인

복통	구역/구토	설사	위장관 출혈	폐쇄성 황달
Appendicitis Gallstone disease Pancreatitis Diverticulitis Ulcer disease Esophagitis GI obstruction Inflammatory bowel disease Functional bowel disorder Vascular disease Renal stone	Medications GI obstruction Motor disorders Functional bowel disorder Enteric infection Pregnancy Endocrine disease Motion sickness Central nervous system disease	Infection Poorly absorbed sugars Inflammatory bowel disease Functional bowel disorder Celiac disease Pancreatic insufficiency Hyperthyroidism Ischemia Endocrine tumor	Ulcer disease Esophagitis Varices Vascular lesions Neoplasm Diverticula Hemorrhoids Fissures Inflammatory bowel disease Infectious colitis	Bile duct stones Cholangiocarcinoma Cholangitis Sclerosing cholangitis Ampullary stenosis Ampullary carcinoma Pancreatitis Pancreatic tumor

* cf. 각 증상에 대한 접근법은 1장 뒷부분 참조

2 위장관 질환 환자의 평가

1) 병력청취

(1) 증상의 시간적 특성이 중요하다.

① 급성 : 독소, 감염, 급작스런 염증/허혈을 시사한다.

② 만성 : 만성 염증성 질환, 신생물 질환, 기능성 장질환인 경우가 많다.

(2) 식사와의 관계

① 식사로 악화되는 경우 : 폐쇄성 장질환, 허혈성, 염증성, 기능성 장질환

② 식사로 완화되는 경우 : 십이지장 궤양

③ 금식

- 삼투성 설사(흡수장애) → 금식 후 호전된다.
- 분비성 설사 → 금식에도 호전되지 않는다.

(3) 기능성 장질환과 기질성 장질환의 감별

① 잠에서도 깰 정도의 증상 : 기질성 장질환을 시사한다.

② Rome criteria를 통해 기능성 장질환을 진단(특이도 90%)

(4) 병의 원인에 단서가 되는 사항을 병력 청취를 통해 알아낼 수 있다.
이전의 복부 수술 병력, 인종, 복용약물, 성생활 등

꼭 알아둡시다!!

Rome criteria

다음 중 2가지 이상을 동반하면서 3개월 동안 1개월에 3일 이상 반복되는 복통 혹은 복부 불편감을 호소하는 경우 과민성 장증후군으로 진단

- 배변시 완화
- 대변 빈도의 변화와 관련된 증상 발현
- 대변 성상의 변화와 관련된 증상 발현

2) 신체검진 : 시진 → 청진 → 타진 → 촉진의 순서★

(1) 시진

① 환자의 양옆 및 발치에서 시행

② 탈장 유무, 유발된 복통의 위치를 확인하기 위해 심호흡/기침

③ 소견

- 복부 팽만 : 장폐쇄, 종양, 복수 등
- 연동운동 항진 : 기계적 장폐쇄(마른 체구에서는 정상적으로도 보일 수 있음)

• 출혈반 : Cullen's sign(배꼽 주위), Grey-Turner's sign(측부)이 있는 경우 급성 췌장염 의심

• 분리(diastasis), 줄(striae), 복부 피하 정맥, 수술 반흔 등으로 확인

(2) 청진

① 장관운동의 평가와 복부증상의 평가

② 신동맥협착증 및 기타 혈관폐쇄성 질환을 진단하는데 도움

③ 자극으로 인한 장음의 변화를 막기 위해 타진/촉진보다 먼저 시행

④ 장음(bowel sound)

• 연동음 소실을 확인하기 위해서는 최소 2~5분간 청진

• 마비성 장폐쇄의 경우 장관연동음이 소실됨

• 기계성 장폐쇄의 경우 폐쇄된 지점의 근위부에서 연동운동이 항진되어 장관연동음이 증강되고 metalic sound가 같이 들림

(3) 타진

① 각 장기의 위치, 윤곽, 성상 등을 파악할 수 있음

② 소견

• Tympany or hyper-resonance : 위나 장 내 가스에 의한 소견(정상)

• 간 : 정상적으로 둔탁음(dullness)이 들리며, 공명음(resonance)은 복강내 free gas가 있음을 시사

• 이동 탁음(shifting dullness) : 복수 유무를 확인

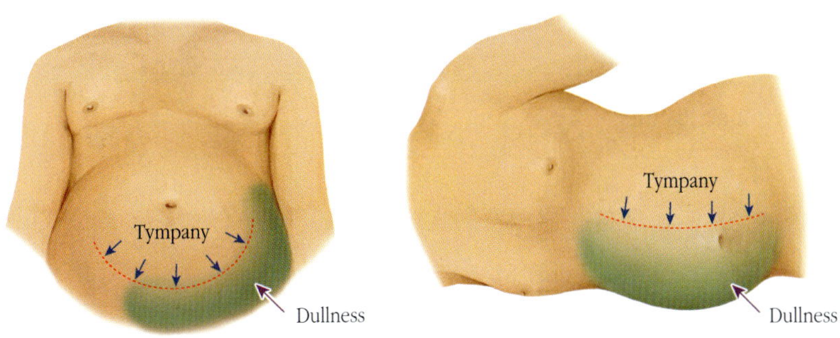

그림 1-1 Shifting dullness. 복수가 있을 경우 중력에 의해 복수는 아래쪽으로 움직이므로 supine position과 decubitus position에서 둔탁음이 들리는 위치가 달라진다.

(4) 촉진

① 복벽에 힘이 들어가지 않도록 환자의 무릎을 굽혀 이완시킴

② 증상이 있거나 시진을 통해 의심되는 부위를 가장 마지막에 촉진

③ 소견

- 압통 : 내장의 염증에 의한 통증의 경우 계속 누르면 통증이 감소함
- 반동압통, 복벽경직 : 복막자극증상(복막의 염증 시사)
- 간, 비장, 콩팥 등의 비대
- 종괴
- 위치, 크기, 형태, 윤곽, 경도, 민감도, 호흡에 따른 유동성, 손으로 움직일 때 유동성, 주위 장기와의 고착여부를 기술한다.
- 배에 힘을 주어도 만져지면 복벽 내 종괴, 만져지지 않으면 복강 내 종괴일 가능성이 높다.

(5) 직장수지검사(Digital Rectal Examination, DRE)

① 전립샘, 괄약근, 직장/골반강 내의 종괴, 대변 내 혈액 등을 확인

② 측벽의 종괴/압통 : 급성 충수돌기염, 게실염, IBD, 악성종양을 의심

3) 검사

(1) 혈액, 뇌척수액, 소변, 복수 검사

(2) 대변, 십이지장 흡인물, 위산 정량검사(gastric quantification), 식도 pH 검사, 췌장액 검사로 장관 내 성분 확인

(3) 내시경 → 다음 페이지에서 서술

(4) 방사선 및 핵의학 검사

① 방사선 : oral or rectal contrast, 초음파, CT, MRI, 혈관조영 등

② 핵의학검사 : scintigraphy, radionuclide bleeding scan, biliary scan 등

(5) 조직병리 : 장관 점막, 직장, 간 등의 생검

(6) Functional testing

3 위장관 질환 환자의 일반적 치료

1) 영양 조절(nutritional manipulation)

2) 약물치료(pharmacotherapy)

3) Enteric therapies/interventional endoscopy and radiology

(1) NG tube, enteral feeding, enema, rectal tube

(2) Endoscopic intervention(출혈, 종괴, 장·담도 폐쇄)

(3) Radiologic intervention(출혈, 장·담도 폐쇄, 배액, 중심정맥도관)

4) 수술

5) 외적 요인 치료 : 전신적, 정신과적 원인

소화기 내시경(Endoscopy)

내시경은 위장관 질환의 진단 및 치료 도구로서 이용 범위가 점점 확대되고 있습니다. 내시경의 종류별 적응증과 금기증에 대해서 알아두시기 바랍니다.

1 내시경의 적응증

표 1-2 내시경의 적응증

상부 위장관 내시경	대장 내시경
Dyspepsia despite treatment Dyspepsia with signs of organic disease Refractory vomiting 연하곤란 상부 위장관 출혈 빈혈 체중 감소 흡수장애 방사선 검사 이상시 생검 용종 제거술 Place gastrostomy Barrett's surveillance Palliate neoplasm Sample duodenal tissue/fluid 이물 제거	대장암 병기 결정 하부 위장관 출혈 설사 용종 제거술 폐쇄 방사선 검사 이상시 생검 악성 종양 감시 가족력, 이전 용종/암 과거력, 대장염 Palliate neoplasm 이물 제거
내시경 역행 췌담관 조영술	**내시경 초음파 검사**
황달 Postbiliary surgery complaints 담관염 담석에 의한 췌장염 췌장/담도/팽대부 종양 원인 불명의 췌장염 Fistulas 방사선 검사 이상시 생검 Pancreaticobiliary drainage Sample bile Sphincter of Oddi manometry	악성 종양 병기 결정 점막하 종양 검사 및 생검 담관석 만성 췌장염 가성낭종 배액 Large gastric folds Anal continuity

1) 상부 위장관 내시경(upper endoscopy)

(1) **식도, 위, 십이지장 구부(bulb), duodenum 2nd portion까지 확인 (EsophagoGastroDuodenoscopy = EGD)**

(2) 상부위장관 점막을 확인하는데 가장 유용한 검사

(3) 적응증

① 상부 소화관 질환의 증상이 있으며 특별한 금기가 없는 경우

② 우리나라처럼 위암이 많은 나라에서는 조기 발견을 위해 증상이 없더라도 40세 이후의 모든 사람에게 권장

2) 대장 내시경(Colonoscopy)

(1) 항문을 통해 직장과 대장, **cecum과 terminal ileum까지 확인 가능**

(2) 대장염, 대장 용종, 악성종양 확인의 gold standard

cf. 급성 게실염의 평가나 장위축 등에는 Barium enema가 더 정확함

3) 구불창자내시경(Sigmoidoscopy)

(1) 직장과 left colon 일부까지 볼 수 있음(anal verge에서부터 60cm)

(2) **직장 및 대장암 선별검사와 설사, 혈변의 평가**에 이용

4) 소장 내시경(Small bowel endoscopy)

(1) Push enteroscopy : 입에서 mid-jejunum까지 연결되는 stiffening overtube를 넣고 내시경을 넣는다.

(2) Capsule endoscopy : 카메라가 내포된 capsule을 삼켜서 영상을 얻고 배설

(3) Double-balloon enteroscopy

① 입이나 항문을 통해 넣는 overtube와 내시경에 각각 달린 풍선이 부풀어 소장에 주름을 만들면서 전진함

② 생검 및 내시경적 치료 가능

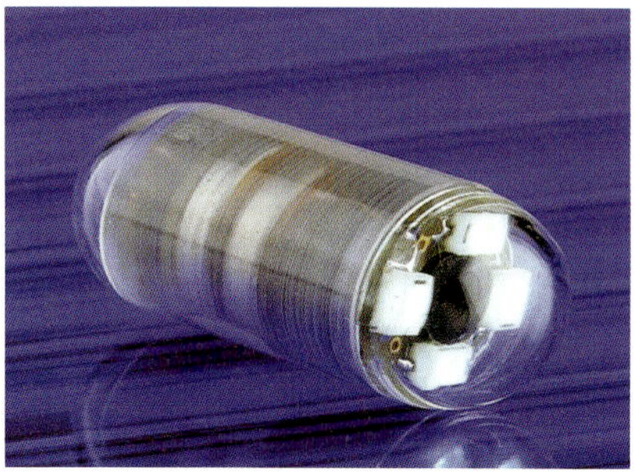

그림 1-2 Capsule endoscopy

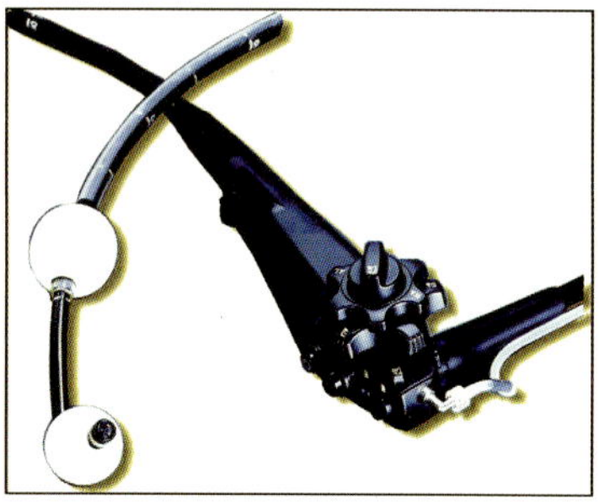

그림 1-3 Double balloon enteroscopy

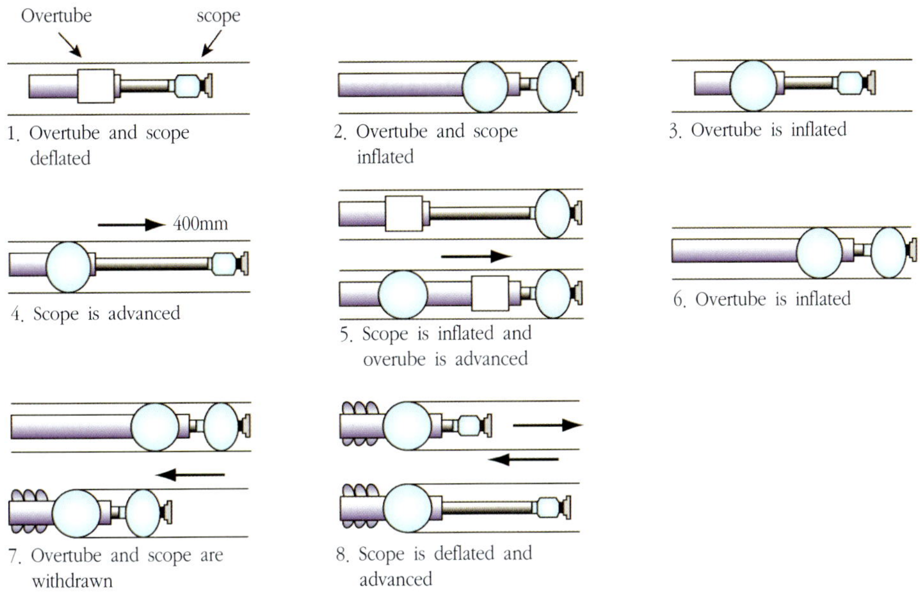

그림 1-4 Double balloon enteroscopy의 진행방법

5) 내시경 역행 췌담관 조영술(Endoscopic Retrograde Cholangiopancreatography, ERCP)

(1) 측시경(side-viewing endoscope)을 이용하여 duodenum 2nd portion까지 들어감

(2) 바터 팽대부에서 플라스틱 카테터로 담관과 췌관에 조영제를 주입

(3) 내시경적 조임근 절개술(endoscopic sphincterotomy)로 sphincter of Oddi를 열어 담관에서 담석을 꺼내거나 생검, 혹은 dilatation과 stenting을 할 수 있다.

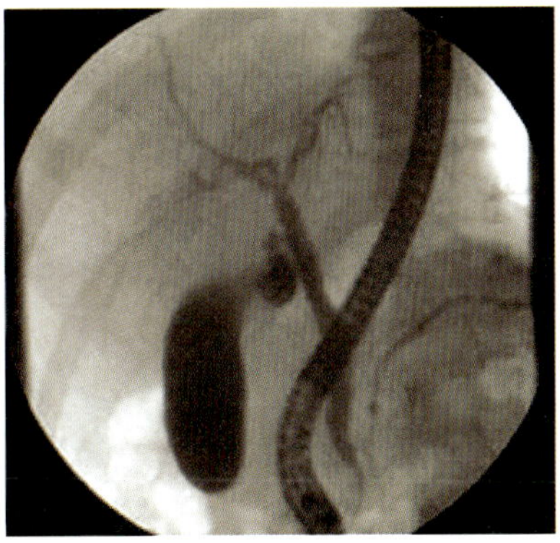

그림 1-5 ERCP

6) 내시경 초음파(Endoscopic Ultrasound, EUS)

(1) 병변 가까이 transducer를 위치시킬 수 있어 해상도가 좋다.

(2) 장관벽은 물론, 주위 기관, 혈관, 림프절 등을 관찰할 수 있다.

(3) **식도, 췌장, 직장암의 local staging에 가장 정확한 방법**

(4) 담석질환, 담낭질환, 소화기계 점막하 질환, 만성췌장염 진단에도 유용

(5) 후종격동, 복강 및 골반강에 위치하는 종괴와 림프절의 세침흡입(fine needle aspiration) 가능

여기서 **잠깐!!**

- 암의 병기 결정에서 최근 EUS의 역할이 중요해졌습니다. 이전에는 CT를 많이 이용했으나 EUS가 널리 사용되면서 local staging에서는 EUS가 가장 정확한 진단도구가 되었음을 반드시 알아야 합니다.
- 내강부터 고-저-고-저-고에코의 5층으로 구성됩니다.

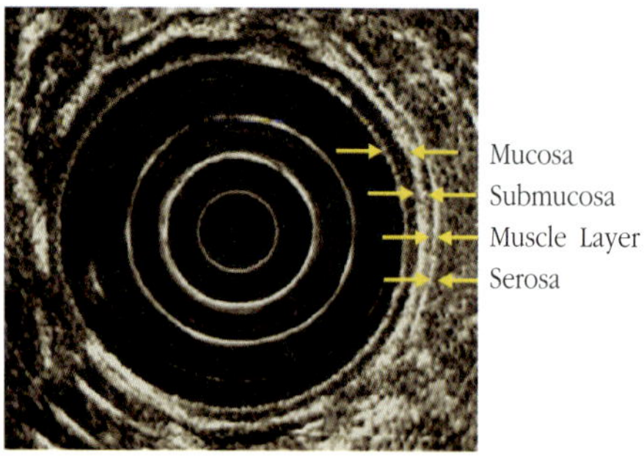

그림 1-6 EUS. Superficial mucosa : hyperechoic, Deep mucosa : hypoechoic, Submucosa : hyperechoic, Muscularis propria : hypoechoic, Serosa : hyperechoic

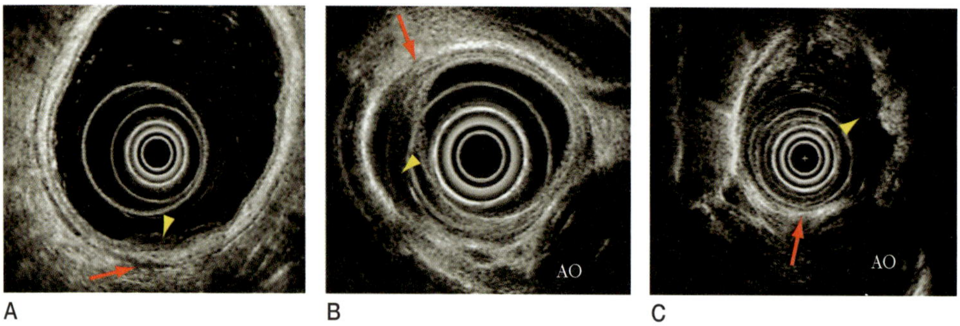

그림 1-7 EUS를 통한 암병기 결정. **A,** T1 gastric ca. **B,** T2 esophageal ca. **C,** T3 esophageal ca.

2 내시경의 합병증과 금기증

1) 내시경의 일반적인 합병증

(1) 출혈 및 천공(bleeding and perforation)

진단 목적 내시경에서는 드물고(<1:1,000 procedures), 치료 목적의 내시경일 경우 위험성이 높아짐(2:100)

(2) 감염(infection) : 드물게 일어남

① 예방적 항균제 사용이 필요한 경우

- Obstructed bile duct에서 ERCP 후 drainage가 완전히 시행되지 않은 경우
- Pancreatic cystic lesion에서 ERCP, Transmural drainage 시행할 경우
- GI tract cystic lesion에서 EUS-FNA 시행할 경우
- Cirrhosis acute GI bleed에서 내시경 시술시
- Percutaneous endoscopic feed tube placement 시술시

2) 내시경 시술에서 특별한 합병증

(1) ERCP의 합병증

① 췌장염

- 전체 ERCP의 5%, sphincter of Oddi dysfunction 환자의 25%
- 정상 duct 구조를 지닌 young, anicteric patients에서 위험성 증가
- 대부분 경미해서 자연치유됨

② 출혈 : endoscopic sphicterotomies

③ 기타 : ascending cholangitis, pseudocyst infection, retroperitoneal perforation, abscess formation

(2) 진정(sedation)의 부작용

① Respiratory depression

② Allergic reaction

(3) 경피적 내시경 위조루술(Percutaneous Endoscopic Gastrostomy, PEG)

① 10~15% : 대부분 창상감염

② Fascitis, 폐렴, 출혈, 장손상 등

3) 내시경의 금기증

(1) **내시경 조작이 위험을 초래할 수 있는 다른 중한 질환의 동반 시**

(2) **위장관 천공/폐쇄**

(3) **위장관 수술 직후**

(4) **인후나 식도상부의 통과 장애나 협착이 의심되는 경우 주의**

(5) **의식장애가 있거나 거동이 불편한 환자에서 주의**

(6) **환자가 거부/협조가 부족할 때**

여기서 잠깐!!

• 6번만이 절대적 금기이며 1~5는 주의해서 시행하거나 내시경적 검사 및 치료의 이득이 위험성을 상회한다고 판단될 경우에만 시행한다.

3 응급 내시경 시술이 필요한 상황(urgent endoscopy)

1) 급성 위장관 출혈(acute gastrointestinal hemorrhage)

급성 위장관 출혈 환자에서 내시경은 중요한 진단 및 치료 기술이다.

(1) 위궤양

① Clean based ulcer : 3~5% 재출혈

② Flat red or purple spots in the ulcer base : 10% 재출혈

③ Large adherent clots covering the ulcer base : 20% 재출혈

④ Sentinel clot(혈관벽에 plate plug가 보임) or visible vessel in the ulcer base : 40% 재출혈 → 고위험 징후를 보이는 궤양의 내시경적 치료는 재출혈 위험을 5~10%까지 줄여준다.

표 1-3 출혈의 활동성에 대한 Forrest 분류법

출혈 활동성		내시경 소견
Active bleeding	Forrest Ⅰa	Spurting hemorrhage
	Forrest Ⅰb	Oozing hemorrhage
Stigmata of recent bleeding	Forrest Ⅱa	Visible vessel
	Forrest Ⅱb	Adherent blood clot
	Forrest Ⅱc	Black ulcer base
Clean ulcer base	Forrest Ⅲ	Clean ulcer base

* Forrest Ⅰa~Ⅱb까지는 재출혈 위험이 높아 내시경적 치료를 하고 Ⅱc, Ⅲ는 내과적 치료를 한다.

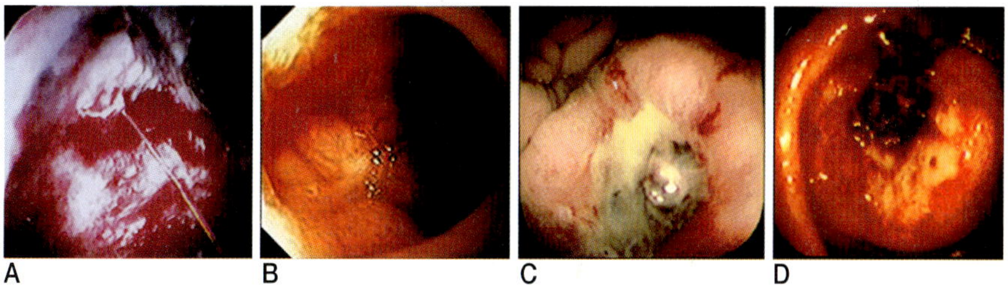

그림 1-8 Forrest 분류법. A, Forrest Ⅰa. B, Forrest Ⅰb. C, Forrest Ⅱa. D, Forrest Ⅱb

(2) 정맥류

① 국소 치료

내시경적 경화요법, 정맥류 결찰술, balloon tamponade with S-B tube

② 문맥압 증가에 대한 치료

약물치료, 수술적 및 중재방사선적 단락술

(3) Dieulafoy's lesion

① 점막 바로 밑을 지나는 세동맥에서 점막 미란에 의해 출혈이 일어난다.

② 근위부 위(proximal stomach)의 소만(lesser curvature)에서 흔히 보인다.

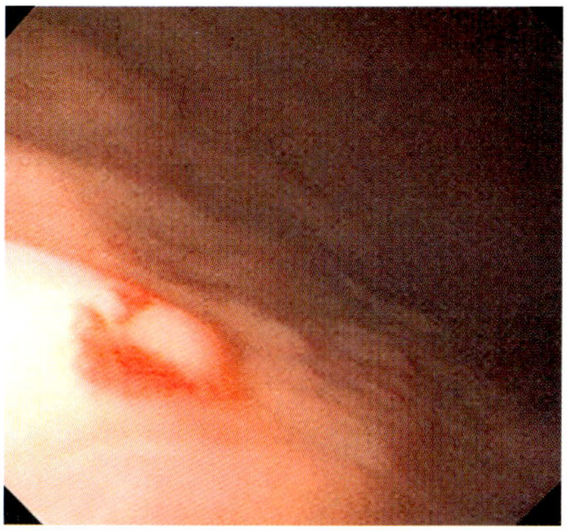

그림 1-9 Dieulafoy's lesion

(4) Mallory-Weiss tear

① 구역, 구토에 의해 생긴 G-E junction 부근의 위쪽(gastric side) 점막이 찢긴다.

② 내시경이 가장 좋은 진단 방법

③ 활동성 출혈(active bleeding)이 없을 경우 재출혈 가능성이 적어 내시경적 치료가 필요 없다.

④ 활동성 출혈시 내시경적 치료를 한다.

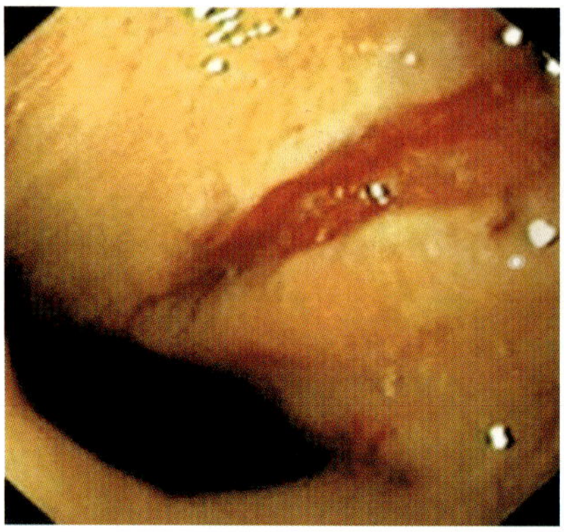

그림 1-10 Mallory-Weiss syndrome

(5) 혈관 확장증(vascular ectasia)

① 점막 혈관의 이상

② 지연성의 장관 실혈(slow intestinal blood loss)

③ Cecal(senile lesions), gastric antral(watermelon stomach), radiation induced rectal vascular ectasia

→ 치료 : APC(Argon Plasma Coagulation)

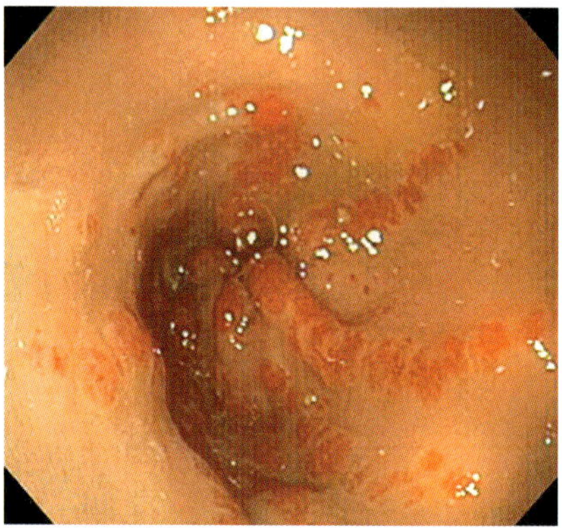

그림 1-11 Vascular ectasia(Watermelon stomach).
수박에 줄무늬처럼 보인다고 해서 붙여진 이름입니다.

(6) 대장 게실(colonic diverticula)

① 무통성 혈변

② 혈변이 있을 경우 다른 질환(vascular ectasia, colitis, colon cancer 등)을 감별하기 위해 대장내시경을 한다.

2) 위장관 폐쇄, 가성폐쇄

내시경은 위장관 폐쇄의 원인이 되는 질환의 검사 및 치료에 유용하다(그러나 수술 후 유착에 의한 소장폐쇄에는 유용하지 못하다).

(1) Acute esophageal obstruction

① 치료하지 않을 경우 식도의 궤양, 허혈(ischemia), 천공이 일어날 수 있다.

② 내시경이 가장 먼저 시행할 수 있는 검사
막고 있는 물질을 제거하거나 폐쇄를 일으키는 질환이 있는지를 알 수 있다.

(2) Gastric outlet obstruction

① 보통 prepyloric gastric antrum의 악성종양이나 만성 궤양에 의해 발생

② 비위관(nasogastric tube)을 통한 gastric decompression이 우선

③ 내시경은 진단 및 치료를 위해 이용

- 양성 : 풍선 확장술(balloon dilatation)
- 악성 : 팽창 스텐트(expandable stents) → 완화

(3) Colonic obstruction and pseudoobstruction

① 치료하지 않을 경우 대장의 천공이 유발될 수 있다.

② 폐쇄 부위를 찾고 가성폐쇄와 감별위해 대장내시경 혹은 contrast enema를 시행

③ 대장내시경을 통해 팽창 스텐트 삽입

3) 급성 담관폐쇄

ERCP : CBD stone의 진단과 치료의 일차적인 방법

(1) 담관 영상

① MRCP, EUS : 담석 진단율 >90%

② **ERCP : 진단과 동시에 치료가 가능 → Gold standard**

(2) 담관염(Ascending cholangitis)

① Charcot's triad(황달, 복통, 발열), biliary sepsis를 흔히 동반

② 수액 보충, IV 항생제 필요

③ 담즙배액(by ERCP)이 늦어질 경우 sepsis로 진행

④ 따라서 Reynolds' pentad(Charcot's triad+shock+confusion) 보일 경우 담즙배액(biliary drainage)을 빨리 시행함

(3) 담석에 의한 췌장염(gallstone pancreatitis)

① 보통 담석은 십이지장으로 빠지지만 20% 정도에서 Ampulla 혹은 CBD에 담석이 있다.

② Ascending cholangitis가 의심되거나 severe pancreatitis에서는 urgent ERCP를 시행한다.

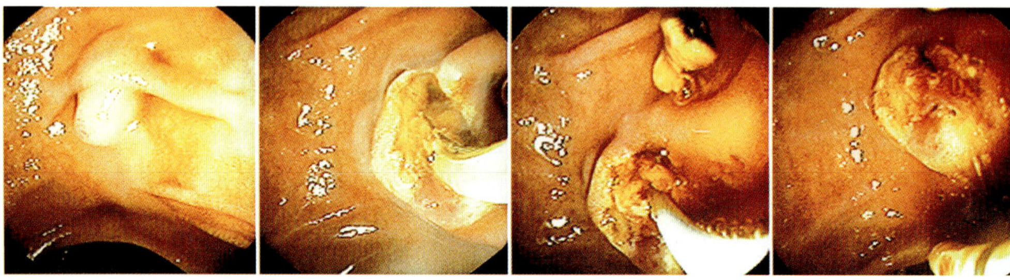

A B C D

그림 1-12 Endoscopic sphincterotomy and bile stone removal

4 선택적 내시경검사를 시행하는 경우

1) 소화불량 및 역류
2) 위식도 역류병(GERD)
3) 위궤양
4) 비궤양성 소화불량(Non-ulcer dyspepsia)
5) 연하곤란
6) 빈혈 및 대변 내 잠혈
7) 대장 및 직장암의 선별검사
8) 설사
9) 적은 양의 혈변
10) 췌장염
11) 암병기 결정

5 치료적 내시경시술이 필요한 경우

1) 위장관 출혈의 지혈
   (1) Electrocoagulation
   (2) Hemoclipping
   (3) Endoscopic variceal ligation(EVL)
2) 내시경적 용종절제 및 점막하절제
   stomach EGC의 경우, 잘라 낼 부위를 marking 한 후 주변에 생리 식염수 주입, submucosa 부풀어 오르면 전기적 current 흘려 needle knife로 잘라준다.

3) 내시경적 내강확장술(Endoscopic luminal dilatation)
4) 경피적 내시경 위조루술(Percutaneous endoscopic gastrostomy, PEG)
5) 스텐트 삽입
6) 복막경(peritoneoscopy) : 복벽의 병변 의심 시 이용
7) 내시경적 담석 제거술
8) 내시경적 담즙 배액 : 총담관암으로 인한 폐쇄성 황달로 수술이 불가능할 때, 내시경을 통해 담도에 있는 담즙을 배액시켜 증상을 완화하는 방법

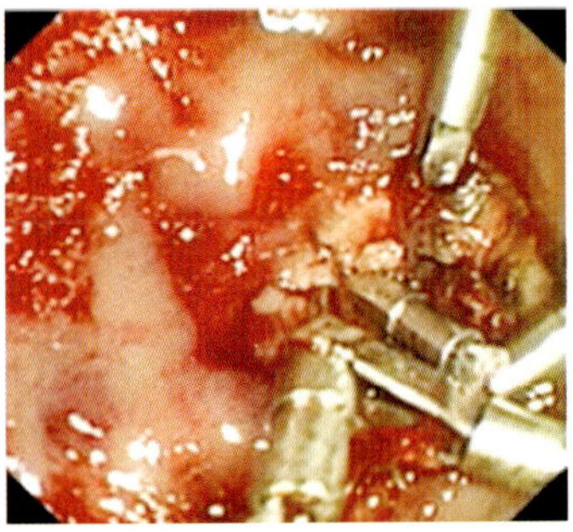

그림 1-13 Hemoclipping

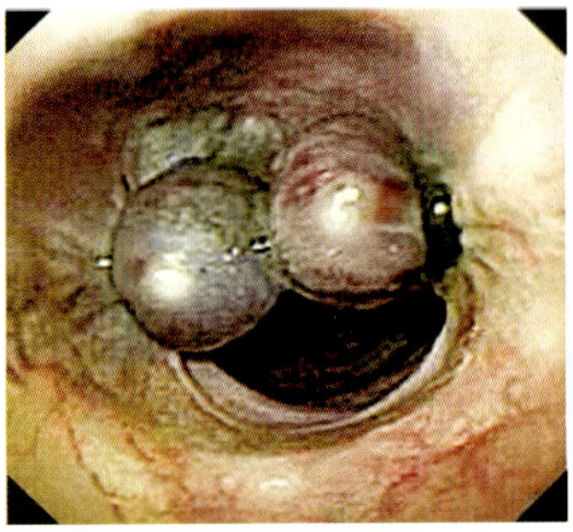

그림 1-14 Esophageal variceal ligation(EVL)

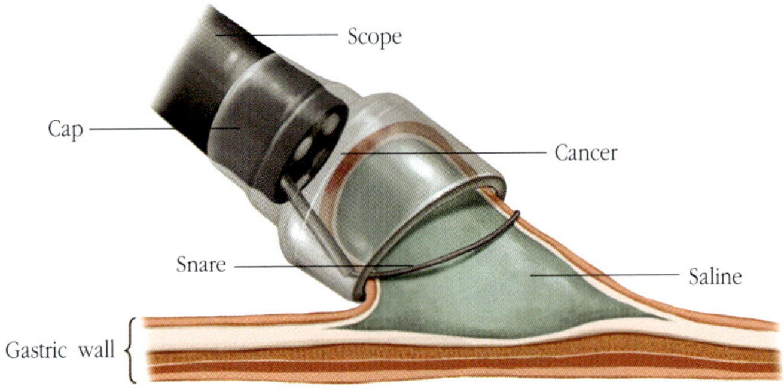

그림 1-15 Endoscopic Mucosal Resection(EMR)

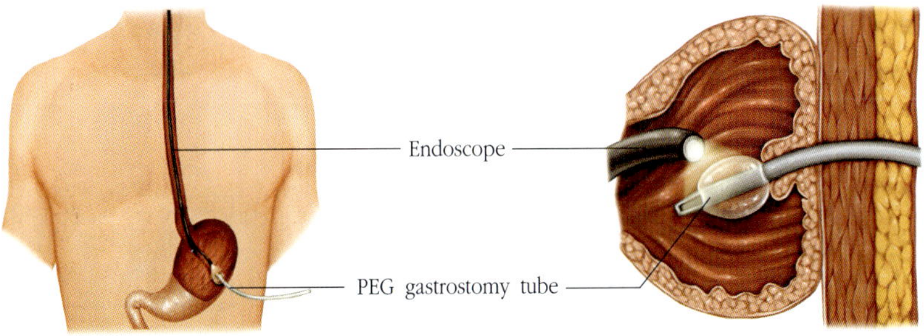

그림 1-16 Percutaneous endoscopic gastrostomy(PEG)

소화기 증상에 따른 접근법

1 복통(abdominal pain)

1) 의의

(1) 치명적인 상황이 복통으로 발현하는 경우가 많다. → 빠르고 신속한 진단이 관건

(2) 자세한 병력청취와 신체검진이 매우 중요

2) 복통의 원인(매우 다양)

(1) 복부 내에서 기원하는 통증

① 벽측복막의 염증

- 통증의 시간적 특성과 양상 : 지속적인 동통
- 통증의 위치 : 병변부위, localization 가능
- 통증의 강도 : 자극 물질에 따라 다름

예 소량, 산성, 위 내용물 > 대량, 중성, 대변, 소화성 췌장액 > 담즙

– 감염의 경우(PID) 처음에는 통증이 심하게 느껴지지 않는다.

– 자극물질이 복막에 접촉하는 속도가 중요

- 통증의 유발인자 : 복막의 염증에 의한 통증은 모든 경우에 복막에 가해지는 압력이 변하거나 tension이 변할 때 더 심해진다(peritoneal irritation sign).

– 촉진, 움직임, 기침, 재채기 때 심해진다.

– 환자는 침대에 누워서 움직이지 않으려고 한다(↔ colic 환자와 대조적).

- 복벽 근육의 강직(peritoneal irritation sign) : 위치, 진행 속도, 전체 신경계의 기능에 따라 강직의 정도가 다를 수 있다.

② 내장 폐쇄

- 통증의 양상 : 간헐적, 경련성 통증
- 통증의 위치 : 복막자극에 의한 통증에 비해 localization 잘 되지 않는다.
- 병변 부위에 따른 복통의 특징

– 소장폐쇄 : 대개 배꼽주위/배꼽 위, 진행되면 통증은 오히려 경감

– 대장폐쇄 : 배꼽아래부위 → 허리로 방사

– 담관폐쇄 : 보통 RUQ에 국한된 통증 → 어깨쪽으로 방사, 지속적

– 췌장관폐쇄 : 담관폐쇄와 비슷한 양상, 바로선 자세에서 완화되고 기대누운 자세에서 악화되는 특징

– 방광폐쇄 : 두덩위통증, 강도는 약하고 지속적인 양상

- 급성요관폐쇄 : 강한 두덩위, 측복부 통증 → 고환 성기부위로 방사

③ 혈류 장애

- 통증의 양상
  - 위창자사이막동맥(SMA) 경색/복부대동맥류(AAA) 파열 : 갑작스럽게 발생하며 매우 높은 강도의 통증이 발생
  - Vascular collapse 2~3일 전 : 복부 전반의 약한 통증
  - 압통 및 경직이 없는 diffuse pain : 혈관 질환 의심
  - 엉치, 측복부, 성기로 방사 : 복부대동맥류(AAA) 파열 의심

④ 복벽

- 통증의 양상 : 대개 지속적인 동통
- 통증의 악화요인 : 움직임, 압력, 오래 서있는 자세
- Rectus sheath hematoma : 항응고 치료시에 흔히 생기며, 복부 아래 사분면에 나타남
- Myositis : 다른 부위 근육의 통증을 동반

(2) 연관통에 의한 복통

① 상복부의 복통에서는 항상 흉강 내 질환을 함께 의심

- 심근경색/폐경색

표 1-4 복통의 원인(복강내 원인)

Pain originating in the abdomen	1. Parietal Peritoneal Inflammation	• Bacterial contamination(e.g., perforated appendix, pelvic inflammatory disease) • Chemical irritation(e.g., perforated ulcer, pancreatitis, mittelschmerz)
	2. Mechanical obstruction of hollow viscera	• Obstruction of the small or large intestine • Obstruction of the biliary tree • Obstruction of the ureter
	3. Vascular disturbances	• Embolism or thrombosis • Vascular rupture • Pressure or torsional occlusion • Sickle cell anemia
	4. Abdominal wall	• Distortion or traction of mesentery • Trauma or infection of muscles
	5. Distension of visceral surfaces (e.g. by hemorrhage)	• Hepatic or renal capsules
	6. Inflammation of a viscus	• Appendicitis • Typhoid fever • Typhlitis

표 1-5 복통의 원인(복강외 원인)

Pain referred from extraabdominal source	Metabolic causes	Neurogenic/Psychiatric causes
• Cardiothoracic – Acute myocardial infarction – Myocarditis, endocarditis – Congestive heart failure – Pneumonia – Pulmonary embolus – Pneumothorax – Empyema – Esophageal disease, spasm • Genitalia – Torsion of the testis	• Diabetes • Uremia • Hyperlipidemia • Hyperparathyroidism • Acute adrenal insufficiency • Familial Mediterranean fever • Porphyria • C'1 esterase inhibitor deficiency	• Herpes zoster • Tabes dorsalis • Causalgia • Radiculitis from arthritis • Spinal cord or nerve root compression • Functional disorders • Psychiatric disorders

- 식도 질환
- 횡격막의 흉막염(폐렴, 폐경색) : 쇄골위로 방사되는 우상복부 통증 (급성 담도폐쇄로 인한 복통과 감별해야 함)

② 증상/신체검진 소견의 변화를 자세히 관찰하는 것이 진단에 도움
- 흉강 내 질환에서 호흡의 불편함이 더 심하다.
- 흉강 내 질환에서는 복부근육의 강직이 흡기 시에 풀리는 경우가 많다.
- 흉강 내 질환에서는 연관통 부위의 복부타진시 통증이 완화될 수 있다.

③ 허리부위 병변에 의한 연관통
- 특정자세나 기침, 재채기에 의해 악화
- 피부분절(dermatome)을 따르는 감각이상/근력약화 동반가능

④ 고환, 정낭의 병변에 의한 연관통
- 고환이나 정낭에 약간의 충격을 주어도 통증이 매우 심하다.
- 복부의 통증은 둔하고 국소적이지 않은 동통

(3) 대사질환과 연관된 복부질환

① 전신적/대사적 질환이 복부질환을 일으킬 수 있다.

② 복부질환이 전신적/대사적 질환을 악화시킬 수 있다.

③ 복부질환 또는 복통과 관련된 전신적/대사적 질환의 예
- 고지혈증 → 급성 췌장염
- C′1 esterase 결핍
- 포르피리아, 납중독
- 당뇨병케톤산증(DKA) ← 급성 충수돌기염, 장폐쇄

(4) 신경성 통증

① 감각신경의 손상에 기인한 통증

- severe burning character
- 신경 지배 범위에 국한
- 근육 경직/호흡 및 식사에 따른 악화/복부팽만 등을 보이지 않는다.

② 척수신경근의 손상에 기인한 통증

- 급작스럽게 발생하는 창으로 찌르는 듯한 통증(sudden lancinating pain)
- Herpes zoster/impingement/tumor/HIVD/DM/Syphilis
- Muscle rigidity/호흡 및 식사에 따른 악화/복부팽만 등을 보이지 않는다.
- 척추의 움직임에 따라 악화/dermatome을 따라 분포

③ 기능적 복통

- 과민성 장 증후군(Irritable Bowel Syndrome, IBS) 등
- 임상적 진단 기준(Rome Ⅲ criteria)에 따라 진단
- 구조적 질병을 배제하는 것이 중요

3) 복통을 호소하는 환자에의 접근

(1) 응급 수술을 요하는 환자에의 접근

① Massive intraabdominal hemorrhage

예 복부대동맥류 파열 등

- 활력징후(vital sign), 특징적인 증상, 신체검진 소견을 통해 진단
- Ⅳ access 확보와 동시에 즉각적으로 수술
- 추가적인 검사에 시간을 할애하지 말 것

(2) 그 외에 복부 통증을 호소하는 환자에의 접근

① 병력청취(history taking)

- 복통의 발생과 시간에 따른 변화 양상이 매우 중요하다.
- 복통의 위치는 특이적이지 않을 수 있다.
- 복부 외 원인에 의한 통증을 항상 고려, 여성에서는 월경력 중요
- 확진(definitive diagnosis) 전에 진통제를 주는 것은 금기!

② 신체검진

- 복통환자의 신체검진 소견은 외부의 자극에 의해 지속적으로 변화한다.
- 첫 검사자의 정확한 신체검진이 중요하다.
- 반발 압통 등을 과도하게 유도하지 않는 것이 좋다(타진으로 대체).
- Pelvic/rectal examination은 필수적으로 시행되어야 한다.

• 청진은 가장 민감도와 특이도가 낮음

③ 검사실 검사

• 환자의 진단보다는 전신상태를 파악하는데 큰 도움을 준다.
• Hb/RBC count가 치료방침 결정에 도움을 준다.
• Serum amylase보다는 serum lipase가 급성췌장염에 더 특이적이다.

④ 영상검사

• Plain upright/lateral decubitus radiograph
• 경구 $BaSO_4$: 대장폐쇄가 의심되는 상황에서는 CIx.(barium enema 시행)
• 초음파 검사, CT, laparoscopy ← peritoneal lavage를 대체
• Radioisotopic scan(HIDA) : 담낭염과 췌장염의 감별

2 위장관 출혈

1) 위장관 출혈에 의해 나타나는 증상

(1) 토혈(hematemesis) : 붉은 색의 피, 커피색의 물질을 토해낸다.
(2) 흑변(melena) : 검은색의 타르 질감의 foul-odor를 내는 변(자장면 색의 변)
(3) 혈변(hematochezia) : 직장을 통해 선홍색/적갈색의 피를 배설
(4) 잠재출혈(occult bleeding) : 대변검사를 통해 발견
(5) 실혈/빈혈에 따른 전신증상 : 어지러움, 실신, 흉통, 호흡곤란

2) 위장관 출혈을 일으키는 원인

(1) 상부위장관 출혈을 일으키는 원인

① <5% mortality(흔한 사인 : 기저질환에 의한 대상부전)

표 1-6 급성 상부위장관 출혈로 입원한 환자의 출혈 원인

Sources of bleeding	Proportion of patients(%)
Ulcers	31~67
Varices	6~39
Mallory-Weiss tears	2~8
Gastroduodenal erosions	2~18
Erosive esophagitis	1~13
Neoplasm	2~8
Vascular ectasias	0~6
No source identified	5~14

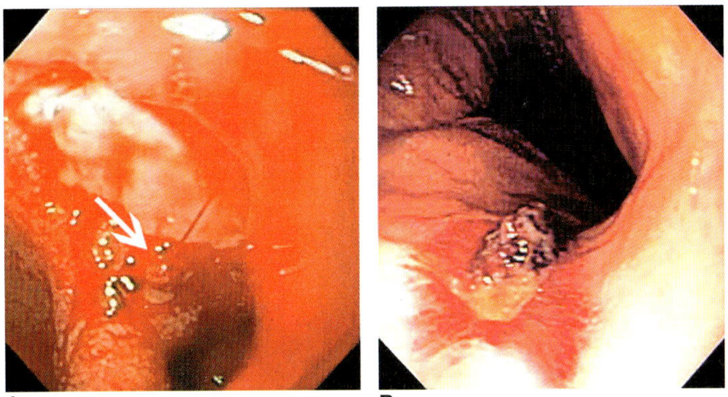

A　　B

그림 1-17 Peptic ulcer bleeding. A, Duodenal ulcer with active spurting. B, Gastric ulcer with visible vessel

② 예후 결정 인자 : 나이, 동반질병, 혈역학적 요소(빈맥, 저혈압)

③ **소화성 궤양**

- 가장 흔한 상부위장관 출혈의 원인(~50%)
- 내시경 소견이 급성기 치료방침 결정 및 예후판정에 중요
  - 활동성 출혈 or 출혈이 없더라도 혈관이 노출되어 있거나 clot이 붙어있는 경우 : 재출혈 위험 높아 내시경적 치료 필요
  - 궤양의 기저부가 깨끗할 경우: 보존적 치료만으로 충분
  - 입원 기간 : 3일(이 기간 내에 재출혈 확률↑)
- 궤양 발생기전의 세 가지 요인을 중점적으로 치료
  - *H. pylori* : 제균치료 시행
  - NSAID : 가능하면 중단, 꼭 사용해야 한다면 COX-2 inhibitor와 PPI 사용
  - Acid : Proton pump inhibitor(DOC)
- 고위험 궤양 환자에게 내시경 치료 후 고용량의 PPI 사용 시 clot 안정화와 재출혈 및 사망률 감소 효과

④ Mallory-Weiss tear

- 심한 구토/기침 후에 나타나는 토혈
- 알코올 중독자에서 흔히 나타난다.
- 대부분 식도 위 경계부 중 위쪽(gastric side)의 출혈
- 80~90%에서 자발적으로 멎으며 재출혈은 드물다.
- 활동성 출혈 시 : 내시경적 치료 필요(혈관 조영/색전술이나 수술은 거의 필요 없음)

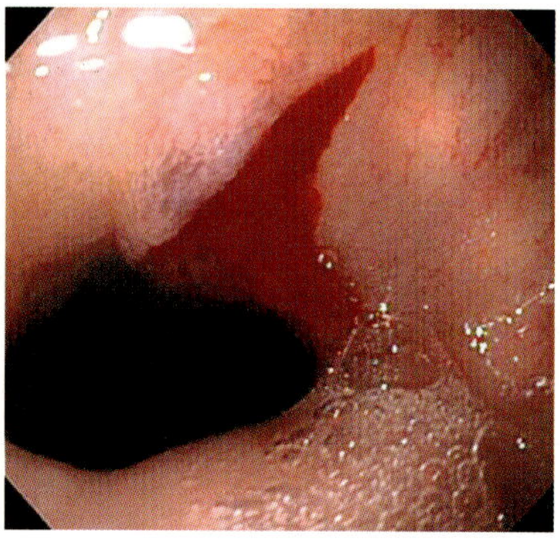

그림 1-18 Mallory-Weiss tear

⑤ 식도 정맥류

- 다른 원인에 비해 예후가 좋지 않다.
- 내시경적 치료와 IV vasoactive medication 병합치료를 통해 재출혈을 낮출 수 있다.
- 내시경적 정맥류 결찰술(Endoscopic Variceal Ligation, EVL)이 TOC
  - 내시경적 경화요법에 비해 재출혈, 합병증, 사망률이 적다.
- 진행된 간질환(Child-Pugh Class C) 환자에게는 TIPS(Transjugular intrahepatic portosystemic shunt)가 내시경 치료 및 약물 치료에 비해 재출혈과 사망률을 낮춘다.
- 약물치료
  - Octreotide : 내시경 치료와 함께 사용하면 도움
  - Somatostatin, terlipressin
  - Nonselective β-blocker(e.g., propranolol) : 재출혈 예방

  → 재출혈 예방을 위해 nonselective β-blocker+EVL이 효과적

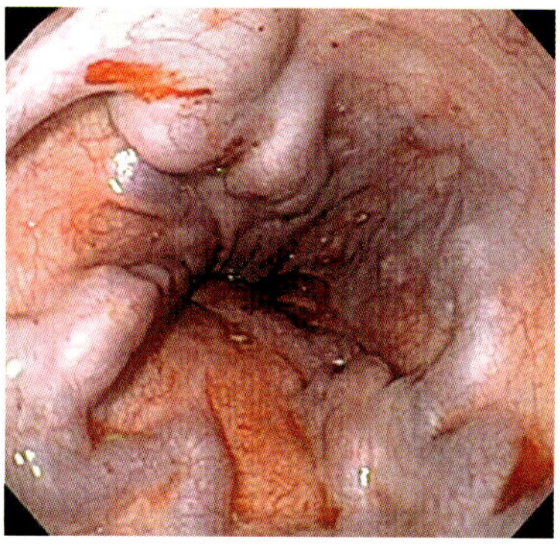

그림 1-19 Esophageal varices

⑥ 출혈성/미란성 위장병(hemorrhagic/erosive gastropathy, "Gastritis")
- 내시경으로 확인할 수 있는 점막하 출혈 및 미란
- 점막의 병변이기 때문에 대량출혈의 원인이 되지 않음
- 주로 NSAIDs, 알코올, 스트레스와 관련해서 발생
- 스트레스 관련 병변(중증 외상, 수술, 체표면적 1/3 이상의 화상, 두개강 내 질환, 심각한 내과적 질환 등에 의한)
  → Proton Pump Inhibitor로 예방적 치료
- 예방적 치료를 통해 출혈은 감소하지만 사망률 변화 없음

(2) 소장 출혈을 일으키는 원인

① 진단이 어려움(원인불명의 위장관 출혈의 대부분), 빈도는 낮은 편

② 주요 원인
- Vascular ectasia, 종양(가장 흔한 원인)
- Crohn's disease, Meckel's diverticulum, 게실염, 감염, 혈관염 등

③ 연령별 흔한 출혈 원인
- 소아 : Meckel's diverticulum
- 성인(<40~50) : 종양
- 노인(>50~60) : vascular ectasia, NSAIDs

(3) 대장 출혈을 일으키는 원인

① 치핵(hemorrhoids)이 가장 흔한 원인

② 그 외 흔한 원인 : 게실(diverticula), 혈관확장, 신생물, 대장염 등

③ 청소년과 소아에서 흔한 원인 : 염증성 장질환, 소아성 대장용종

3) 위장관 출혈을 호소하는 환자에의 접근

(1) 환자의 혈역학적 상태 평가

① 활력 징후 확인 : **체위에 따른 심박수/혈압 변화** → 빈맥 → 저혈압

② **Hb 수치는 급성 출혈을 바로 반영하지 못함**(72hr delay)

여기서 **잠깐 !!**

- 출혈을 하고 나서 부족한 volume만큼 extravascular fluid가 intravascular space로 들어옵니다. 그러면 새로 들어온 fluid로 인해 Hb은 희석이 되어 anemia를 보이는데 이러한 과정에 시간이 걸리기 때문에 급성 출혈이 의심되는 환자는 활력징후(vital sign)를 가장 중요하게 봐야 합니다. 그러나 만성적으로 출혈을 해온 환자라면 활력징후의 변화 없이 심한 빈혈(철분결핍성 빈혈)을 보일 수 있습니다.

(2) 상부위장관 출혈과 하부위장관 출혈의 감별

① 토혈 : (Treitz 인대 위쪽) 상부위장관 출혈

② 흑색변 : 상부위장관 출혈 또는 14시간 이상 경과된 하부위장관 출혈

③ 혈변

- 대개 하부위장관 출혈
- 상부위장관 출혈이 심해 피가 장내에 오래 머무르지 못할 경우도 보일 수 있다(환자가 활력징후가 불안정한 경우 많다).

④ 상부위장관 출혈의 다른 증거

- 장음항진
- BUN 상승 : 체액 감소, 혈액내 단백의 소장 흡수 때문

⑤ 비위관 흡입 : **~18%에서 non-bloody**(주로 십이지장 원인)

(3) 상부위장관 출혈이 의심되는 환자의 평가 및 관리

① 병력청취 및 신체검진은 출혈부위 감별에 크게 도움이 되지 않음

② 상부위장관 내시경

- 상부위장관 출혈을 확인/배제하기 위해 시행
- 혈역학적으로 불안정한 환자는 응급으로 내시경 시행
- 혈역학적으로 안정적인 환자라도 치료계획 수립을 위해 가능한 빨리 내시경을 시행

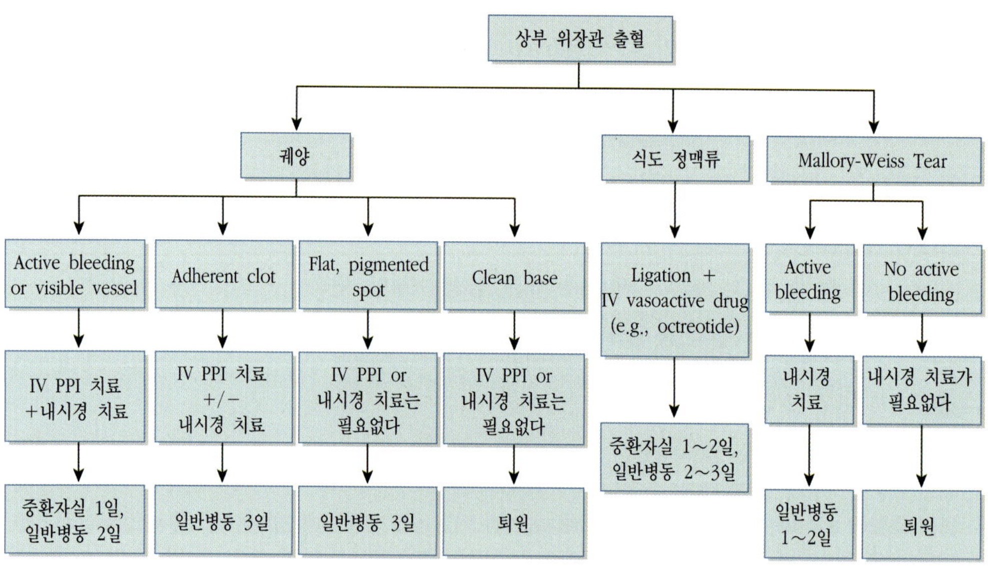

그림 1-20 급성 상부 위장관 출혈의 치료

(4) 하부위장관 출혈이 의심되는 환자의 평가 및 관리

① 혈변 환자가 혈역학적으로 불안정한 경우, 상부위장관 출혈을 배제하기 위해 상부위장관 내시경부터 시행

② 40세 이하이며 출혈이 적을 경우 sigmoidoscopy를 먼저 시행해 볼 수 있다.

③ sigmoidoscopy에서 출혈장소를 찾지 못했거나 출혈이 심하지 않은 환자 : 경구 하제 투여 후 대장내시경이 TOC

④ ^{99m}Tc RBC scan : 출혈부위 진단에 도움을 줄 수 있다.

⑤ Angiography : 병변의 진단과 치료를 동시에 시행할 수 있다.

- 활동성 출혈시 진단 가능
- 동맥 내 vasopressin 주입, 색전술 등의 치료 가능

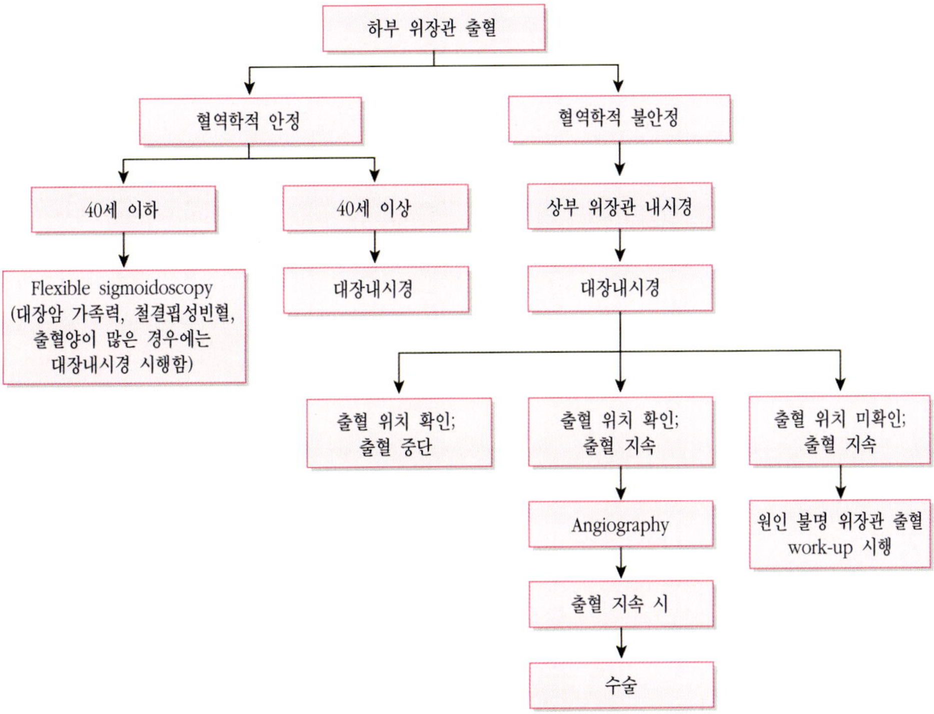

그림 1-21 하부 위장관 출혈의 치료

(5) 원인불명의 위장관출혈(obscure bleeding)

① 정의 : 일반적인 내시경 검사와 contrast X-ray 검사에서 출혈 원인을 발견하지 못한 반복적 출혈

② 내시경 검사

- Push enteroscopy : first step으로 시행

- Capsule endoscopy : 전체 소장을 관찰할 수 있는 장점이 있으나, 조직을 얻을 수 없고 내시경적 치료는 불가능
- Double balloon enteroscopy

③ 방사선 검사

- ^{99m}Tc RBC scan : 빈혈로 지속적인 수혈치료가 필요한 경우 고려
- Angiography : 활동성 출혈이 없어도 혈관기형을 찾을 수 있다.
- ^{99m}Tc Pertechnetate scan : Meckel's diverticulum 진단

④ 모든 검사에서도 원인을 알 수 없는 반복적인 심한 출혈 환자는 수술 중 내시경 시행

(6) 잠재출혈(occult bleeding) : 대변 잠혈 양성 반응 혹은 철분 결핍성 빈혈

① 40세 이상의 환자에서 대장 내시경 시행

② 대장내시경 소견이 정상인 경우 상부 위장관 내시경 시행

여기서 **잠깐 !!**

- 위장관 출혈 환자가 응급실로 내원했을 때 가장 먼저 해야 할 일은 **활력징후 측정**과 IV line **확보**입니다. 활력징후 변화는 혈압 감소보다 맥박수 증가가 먼저 나타납니다. 따라서 혈압이 정상이라도 맥박수가 증가되어 있다면 혈역학적으로 불안정한 상태로 판단하고 IV line을 확보하고 응급으로 내시경을 시행합니다.

3 설사와 변비

1) 의의

(1) 매우 흔한 증상으로서 큰 사회적, 경제적 손실을 끼친다.

(2) 급성 감염성 설사는 개발도상국에서 가장 흔한 사망원인 중 하나(특히, 소아)

(3) 설사와 변비는 일차의가 가장 많이 접하는 주소 중의 하나

2) 정상 배변생리

(1) 신경성 조절

① 내인성

- Mucosal plexus
- Submucosal plexus : 분비와 흡수를 조절
- Myenteric plexus : 평활근의 운동을 조절

② 외인성 : 자율신경계(부교감 신경계)의 영향

(2) 위장의 흡수 및 분비 기능

① 하루 평균 9L의 액체가 위장관에 들어온다.

- 1L만이 대장에 이르고 0.2L가 대변으로 배설
- 대장은 평소의 0.8L/d의 4배에 이르는 양도 흡수할 수 있다.
  - 소장의 배설/흡수장애를 부분적으로 보상한다.
  - 주된 기전 : 세포막을 통한 Na 흡수
  - 다양한 신경전달물질의 영향을 받는다.

(3) 소장의 운동성

① 금식 시

- 주기적인 장운동(Migrating Motor Complex, MMC)
- 60~90분마다 발생, 평균 4분 지속

② 식후

- 음식물을 섞는 불규칙적인 수축운동, 상대적으로 작은 크기의 운동
- 원위부 회장에서는 좀 더 강한 운동으로 음식물을 대장으로 전달

(4) 회맹부의 저장과 보관(ileocolonic storage and salvage)

① 원위부 회장

- 저장 기능 및 간헐적 수축을 통한 음식물 전달 기능 수행
- 소장에서 흡수하지 못한 수분, 전해질과 영양분을 추가적으로 흡수

② 대장

- 팽대(Haustra) 단위의 수축을 통해 음식물이 쉽게 나아가지 않고 섞이면서 수분이 흡수되어 대변을 형성한다.
- 건강한 성인에서 상행/횡 결장은 저장소 역할을 하고(transit time; 15hr) 하행결장은 대장으로의 배출로 역할을 한다(transit time; 3hr).
- 근위부 대장의 저장기능 저하 or 원위부 대장의 배설기능 저하로 인해 설사 및 변비가 나타날 수 있음

(5) 대장의 운동성과 긴장도

① 소장의 주기적 운동은 대장까지 거의 전달되지 않는다.

② Phasic contraction : 혼합에 관여, 대장 수축의 대부분

③ High-Amplitude Propagated Contractions(HAPCs) : 하루 5회(e.g. 아침이나 식사 후), 설사 시에 그 빈도가 증가

④ 대장 긴장도 : 짧은 지속시간의 수축강도의 기저 수축강도를 일컫는 개념 대장의 수용능력을 결정

(6) 식후 대장 운동성

① 식후에 대장의 긴장도와 일과성 수축력이 증가한다.

② 2시간 정도의 시간 동안 지속된다.

- 초기 10분 : 위장의 팽만에 따른 미주신경 자극에 의한다.
- 이후 2시간 : 열자극, 호르몬 관련(e.g. gastrin, serotonin)

(7) 배변

① 배변 자제(continence)

- 핵심 근육 : puborectalis muscle
- Rectoanal angle의 유지
- 정상적인 직장의 감각수용/괄약근의 정상적인 수축

② 배변 운동

- Puborectalis muscle의 이완 : sacral parasympathetic plexus
- Rectoanal angle의 straightening
- 괄약근의 정상적인 이완/Valsalva maneuver를 통한 복압의 증가

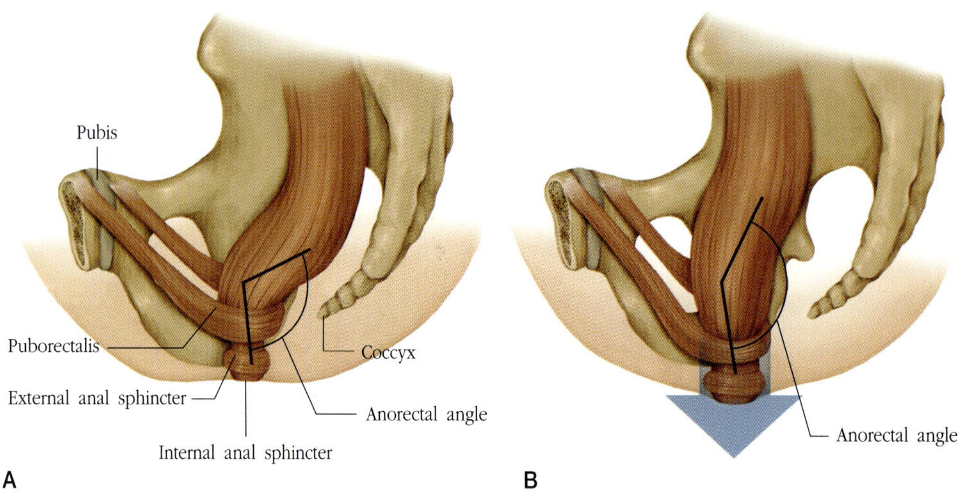

그림 1-22 **배변시의 anorectum 모식도. A,** Resting state : puborectalis과 internal anal sphincter의 수축으로 continence 유지. **B,** Straining : 배변 시에는 puborectalis muscle이 이완되면서 anorectal angle이 15도 이상 펴지고 perineum이 아래쪽으로 1~3.5cm 정도 하강하며, external anal sphincter도 이완되면서 배변이 일어남

3) 설사

(1) 정의

① 비정상적으로 액체성분이 많고 모양이 형성되지 않은 변의 배설을 말한다.

② 성인 : 대변 질량 >200g/d

③ 급성과 만성의 구분이 진단에 중요

<2주 : 급성, 2~4주 : 지속성, >4주 : 만성

④ 감별진단(대변 질량<200g/d)

- 가성 설사 : 작은 양의 변을 자주 보는 것
  (원인 : 대변절박증, 과민성 장증후군, 직장항문염 등)
- 대변실금 : 불수의적으로 직장 내용물이 배설되는 것
  (원인 : 신경근육질환, 직장항문의 구조적병변 등)

(2) 급성 설사(acute diarrhea) : 2주 이내

① 감염성 원인 : ≥90%(구토, 발열, 복통 등의 동반증상)

- 흔한 감염경로
  - 오염된 음식이나 물의 섭취 : 가장 흔하다.
  - Fecal-to-oral via direct personal contact
  - 숙주의 정상 균무리(normal flora) : 면역 저하된 환자
- 고위험군
  - 여행자 : Enterotoxigenic *E. coli* (ETEC)
  - 특정 음식물 섭취자
  - 면역결핍 환자
  - 탁아소 종사자 및 종사자의 가족
  - 입원환자 : 보통 C. difficile
- 감염원의 특징적인 임상양상을 통해 진단을 좁힐 수 있다.
- 증상의 시간에 따른 변화, 동반증상, 설사의 양상 등이 감별에 도움이 된다.

② 비감염성 원인(약물, 독소섭취, 허혈 등) : ~10%

- 약물(감염을 제외한 가장 흔한 원인) : 항생제, 항부정맥제, 항고혈압제, NSAID, 항우울제, 항암제, 등
- 허혈성 장염(50세 이상에서 흔한 원인) : 하복부 복통에 이은 장액성, 혈성 설사 발생
- 대장게실염, 이식편대숙주병(GVHD), 독성물질(유기인산, 버섯 등)

표 1-7 급성 감염성 설사 원인균의 pathobiology(병리생물학)와 임상 양상과의 연관성

Pathobiology/Agents			잠복기	구토	복통	발열	설사
독소 생성	미리 생성된 독소(preformed toxin)	Bacillus cereus, Staphylococcus aureus	1~8h	3~4+	1~2+	0~1+	3~4+ 수양성
		Clostridium perfringens	8~24h				
	장독소(enterotoxin)	Vibrio cholerae, enterotoxigenic Escherichia coli, Klebsiella pneumoniae, Aeromonas species	8~72h	2~4+	1~2+	0~1+	3~4+ 수양성
	Enteroadherent	Enteropathogenic and enteroadherent, E. coli, Giardia organism, cryptosporidiosis, helminths	1~8d	0~1+	1~3+	0~2+	1~2+ 수양성 죽같은 양상
	세포독소 생성(cytotoxin)	Clostridium difficile	1~3d	0~1+	3~4+	1~2+	1~3+ 보통 수양성 때때로 혈성
		Hemorrhagic E. coli	12~72h	0~1+	3~4+	1~2+	1~3+ 처음에 수양성 빠르게 혈성으로
침습 균주	미세 염증	Rotavirus and Norwalk agent	1~3d	1~3+	2~3+	3~4+	1~3+ 수양성
	다양한 염증	Salmonella, Campylobacter, and Aeromonas species, Vibrio parahaemolyticus, Yersinia	12h~11d	0~3+	2~4+	3~4+	1~4+ 수양성 혹은 혈성
	심한 염증	Shigella species, enteroinvasive E. coli, Entamoeba histolytica	12h~8d	0~1+	3~4+	3~4+	1~2+ 혈성

③ 급성 설사를 호소하는 환자에의 접근

- 추가적 검사(further evaluation)가 필요한 경우
  - 탈수를 동반한 심한 설사
  - 육안으로 보이는 혈변
  - 38.5℃ 이상의 고열을 동반
  - 대증적 치료에도 48시간 이상 호전이 없을 때
  - 지역사회에 갑작스런 유행(New community outbreak)
  - 50세 이상에서 심한 복통 동반
  - 70세 이상의 노인/면역저하환자
- 미생물 검사
  - 병력을 통해 의심하는 미생물의 범위를 좁힌 후 적절한 검사 시행
  - 배양/기생충란 검사/면역분석

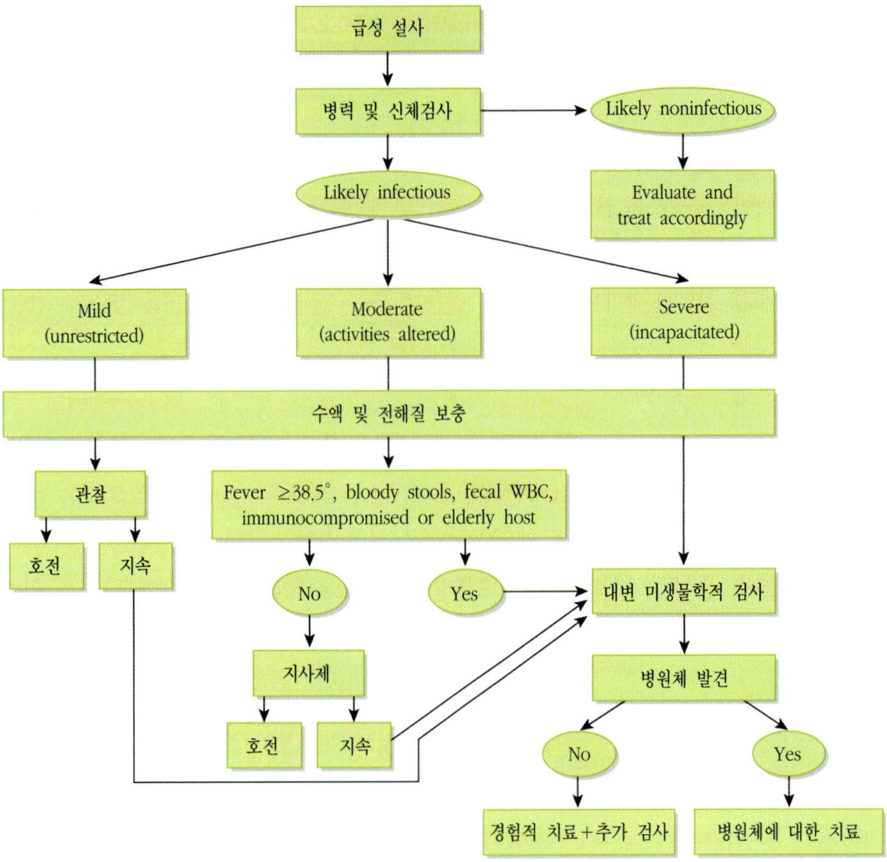

그림 1-23 급성 설사 환자의 치료 알고리즘

- 구조적 검사(내시경/CT)의 적응증
  - 특징지어지지 않은 지속성 설사(2~4주)
  - 대변 검사로 진단에 필요한 정보가 부족할 때
  - 허혈성 장염, 게실염, 장폐색 의심되는 환자

⑥ 치료

- **수액 및 전해질 보충** : 가장 중요(경구 투여, 심한 경우에만 경정맥)
- 지사제 : 발열을 동반한 이질성 설사 : 지사제 사용 금기
- **항생제**
  - **적절히 사용하면 설사의 강도와 기간 줄임**
  - **발열을 동반한 이질성 설사에서 경험적 항생제로 ciprofloxacin 500mg bid for 3~5days 사용**
  - 감염의 증거가 없더라도 면역저하자, 인공심장판막, 최근의 인조혈관수술, 고령 환자의 경우 항생제 치료를 해야 함

(3) 만성설사(chronic diarrhea) : 4주 이상 지속
대부분 비감염성 원인, 기저 질환을 찾기 위한 검사 필요

① 분비성 설사(secretory diarrhea)

- 위장 점막을 통한 수분 및 전해질 흡수의 이상에 기인
- 대량(≥500mL)의 수양성 설사, 통증 없음, 금식으로 호전되지 않음
- stool osmotic gap : 정상

표 1-8 병태생리학적 기전에 따른 만성설사의 주요 원인

분비성 원인	• Exogenous stimulant laxatives • Chronic ethanol ingestion • Other drugs and toxins • Endogenous laxatives(dihydroxy bile acids) • Idiopathic secretory diarrhea • Certain bacterial infections • Bowel resection, disease, or fistula(↓absorption) • Partial bowel obstruction or fecal impaction • Hormone-producing tumors(carcinoid, VIPoma, medullary cancer of thyroid, mastocytosis, gastrinoma, colorectal villous adenoma) • Addison's disease • Congenital electrolyte absorption defects
삼투성 원인	• Osmotic laxatives(Mg^{2+}, PO_4^{3-}, SO_4^{2-}) • Lactase and other disaccharide deficiencies • Nonabsorbable carbohydrates(sorbitol, lactulose, polyethylene glycol)
지방변성 원인	• Intraluminal maldigestion(pancreatic exocrine insufficiency, bacterial overgrowth, liver disease) • Mucosal malabsorption(celiac disease, Whipple's disease, infections, abetalipoproteinemia, ischemia) • Postmucosal obstruction(1° or 2° lymphatic obstruction)
염증성 원인	• Idiopathic inflammatory bowel disease(Crohn's dis, chronic ulcerative colitis) • Lymphocytic and collagenous colitis • Immune-related mucosal disease(1° or 2° immunodeficiencies, food allergy, eosinophilic gastroenteritis, graft-vs-host disease) • Infections(invasive bacteria, viruses, and parasites, Brainerd diarrhea) • Radiation injury • Gastrointestinal malignancies
Dysmotile 원인	• Irritable bowel syndrome(including post-infectious IBS) • Visceral neuromyopathies • Hyperthyroidism • Drugs(prokinetic agents) • Postvagotomy
인공적 원인	• Munchausen • Eating disorders
Iatrogenic 원인	• Cholecystectomy • Ileal resection • Bariatric surgery • Vagotomy, fundoplication

② 삼투성 설사(osmotic diarrhea)

- 흡수되지 않은 삼투질이 끌고 나간 수분이 대장에서 재흡수할 수 있는 양을 넘어설 경우 발생
- 경련성 복통을 동반, 금식 시 호전됨
- stool osmotic gap : 증가(≥50)

③ 지방변(steatorrhea) : 지방 배설량 >7g/d

- 지방 흡수 장애에 기인
- 냄새가 지독하고 기름지고 끈적끈적함
- 체중 감소 및 영양결핍(아미노산, 비타민)을 흔히 동반
- 대변의 양이 느는 것은 흡수되지 못한 지방산이 박테리아에 의해 산화되어 생긴 대사산물에 의한 삼투압 때문이다.

④ 염증성 설사(inflammatory diarrhea)

- 일반적으로 **통증, 발열, 출혈 등 염증의 다른 증상을 동반**
- 삼출(exudation)뿐 아니라 상기된 다른 기전도 설사에 기여할 수 있다.
- 대변에서 백혈구/백혈구 생성 단백질이 관찰된다.
- 중년환자의 만성 염증성 설사 : 대장이나 소장의 종양을 반드시 배제

⑤ 운동이상성 설사(dysmotile diarrhea)

- 다른 설사의 원인에 이차적으로 동반되거나 기여한다.
- 갑상선 기능 항진증, 칼시노이드 종양에 의한 hypermobility 가능
- 과민성 장 증후군(Irritable bowel syndrome)
  - 매우 흔한 질병(유병률 10%)
  - 다양한 자극에 대한 소장 및 대장의 감각/운동 반응의 이상
  - 증상이 수면 시에 나타나지 않는다.
  - 설사가 변비와 교대로 나타난다.
  - 복통이 동반되나 배변과 함께 호전된다.
  - 진성 설사/체중감소를 나타내는 경우는 매우 드물다.

⑥ 의인성 설사(factitious diarrhea)

- 원인을 찾을 수 없는 설사의 15%를 차지
- 스스로 하제를 사용하는 경우 : 뮌하우젠 증후군, 폭식증 등
- 대변에 물이나 소변을 첨가한 경우
- 정신과적 평가 및 치료가 필요

⑦ 만성설사를 호소하는 환자에의 접근

- 자세한 병력청취와 신체검진을 통해 불필요한 검사를 줄여야 한다.
  - 설사의 기전 감별/전해질 및 수분 상태 평가
  - 병력청취 : 증상의 시간적 특성, 악화요인, 변의 성상, 동반증상
  - 신체검진
  - 검사실 검사 : 전해질, 간 기능이상, 대사이상
- 검사를 하기 전에 치료를 시험적으로 행할 수 있다.

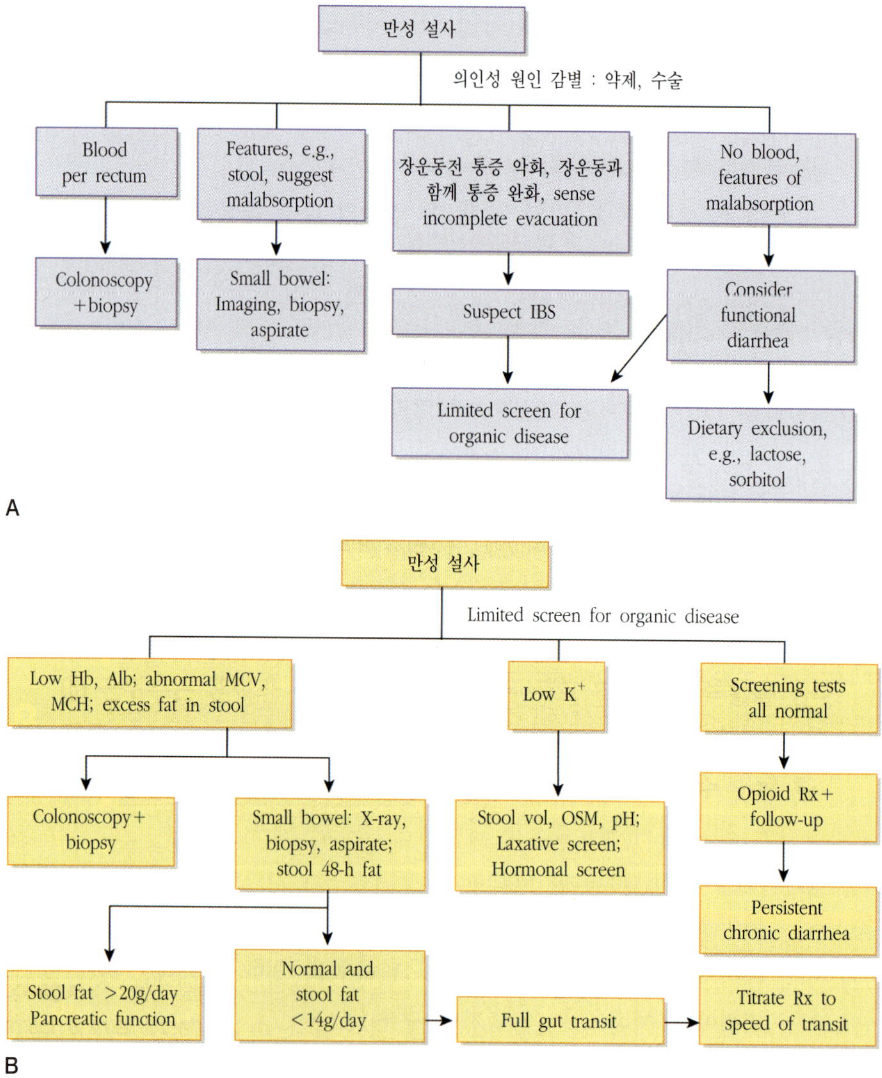

그림 1-24 만성 설사의 진단 및 치료

4) 변비

(1) 정의 : 명확하게 정의 내리기 쉽지 않다.

① 지속적으로 변을 자주 보지 않고, 변을 볼 때 어려움을 느끼는 것

② 대변의 성상 및 경도와 상관관계(단단하고 작게 뭉쳐진 대변)

③ 임상적으로는 관장이 필요한 환자

(2) 변비의 원인

① 급성 변비의 원인 : 대부분 기질적 원인(종양/협착)

② 만성 변비의 원인

- 식이섬유 섭취 부족
- 위장관 신경계의 이상으로 인한 대장 통과 및 직장－항문 기능의 이상
- 정신 질환, 약물, 전신질환 등의 원인

③ 특발성 변비

- 상행 및 횡결장의 대변 통과 시간의 증가, HAPCs 감소(delayed transit)
- 대변 배출을 담당하는 직장－항문 부위의 이상(outlet obstruction)

④ 기타 : 정신이상이나 immobility를 초래하는 모든 질환에서 악화

(3) 변비를 호소하는 환자에의 접근

① 병력청취를 통해 변비 여부를 확인

- 배변 빈도(일주일에 3회 미만)

표 1-9 Causes of constipation in adults

Types of constipation and causes		Examples
최근 발현	대장폐쇄	Neoplasm : stricture : ischemic, diverticular, inflammatory
	항문조임근 연축(spasm)	Anal fissure, painful hemorrhoids
	약제	
만성	과민성 장 증후군	Constipation–predominant, alternating
	약제	Ca^{2+} blockers, antidepressants
	대장 거짓 막힘 (pseudo–obstruction)	Slow transit constipation, megacolon(rare Hirschsprung's, Chagas)
	직장의 배설 장애	Pelvic floor dysfunction, anismus, descending perineum syndrome, rectal mucosal prolapse, rectocele
	내분비 질환	Hypothyroidism, hypercalcemia, pregnancy
	정신 질환	Depression, eating disorders, drugs
	신경 질환	Parkinsonism, multiple sclerosis, spinal cord injury
	전신 근 질환	Progressive systemic sclerosis

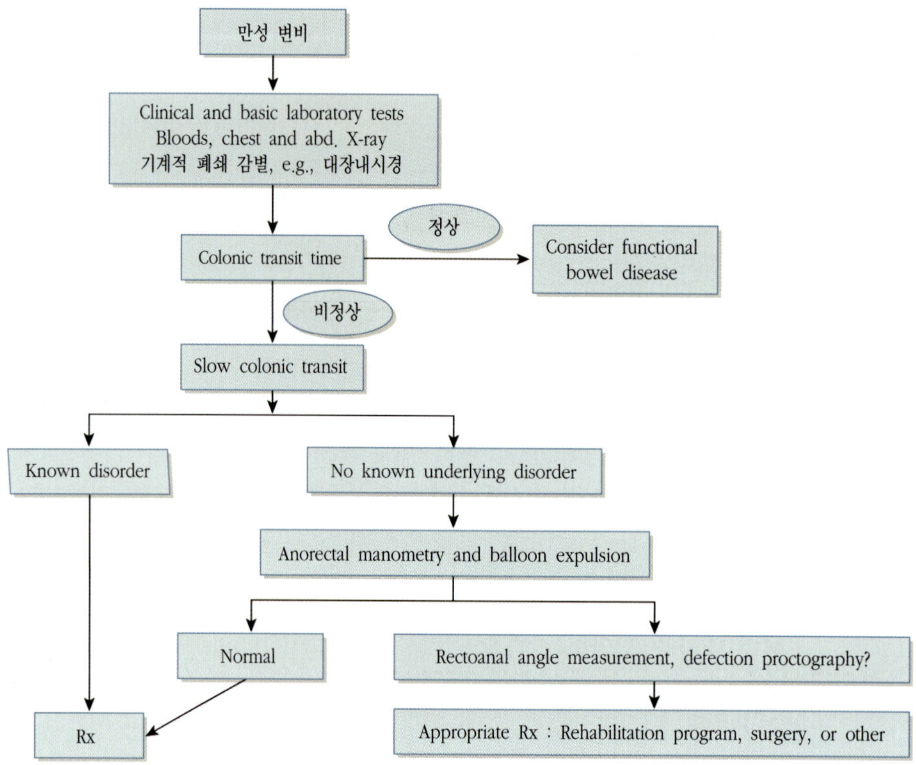

그림 1-25 **변비 환자의 진단 및 치료**

- 변의 경도(단단하고 덩어리진 형태)
- 배변 시 과도하게 힘주기
- 배변 시간의 증가
- 배변 시 아랫배를 누르거나 항문에 손을 넣은 적이 있는지 확인

② 체중감소, 항문을 통한 출혈, 빈혈 동반 : 기질적 원인에 대한 평가 필요
→ 영상검사/대장내시경 시행

③ 대부분 기저 원인을 찾을 수 없음
→ 수분 및 고식이섬유 섭취, 운동 등의 대증적 치료

④ 대증적 치료에 반응하지 않는 경우
- 하제와 관장을 사용
- 식사 후 15~20분간 배변훈련

⑤ 배변훈련, 하제 및 관장에도 반응하지 않는 경우
- 전체 변비 환자의 5% 이하
- 대장의 생리기능 평가 : 대장통과시간 측정

- 직장항문, 골반기능검사
  - 직장수지검사
  - 회음하강(perineal descent) 측정
  - Balloon expulsion test : screening test for anorectal dysfunction
  - Anorectal manometry
  - Defecography
  - Dynamic imaging study
  - Neurologic testing(electromyography)
- 정신과적 상태 평가

(4) 치료

① 대장통과시간 지연 : 적극적인 약물 치료 및 수술적 치료

- 팽창성 하제(Fiber, Psyllium), 삼투성 하제(MgO, lactulose, PEG), 자극성 하제(Bisacodyl) 순서로 약물 치료
- 3~6개월 내에 변화가 없다면 colectomy with ileorectostomy 시행 고려

② 골반저군실조증(pelvic floor dysfunction, anismus) : biofeedback

4 구역, 구토, 소화불량

1) 정의

(1) 구역(nausea) : 토할 것 같은 주관적 기분

(2) 구토(vomiting) : 위와 흉복벽의 수축으로 인한 상부위장관 내용물의 분출

(3) 소화불량증(indigestion) : 오심, 구토, 흉부작열감, 역류, 소화불량 등을 모두 포함하는 비특이적인 용어

2) 구역 및 구토

(1) 기전

① 구토의 조절

- Nucleus tractus solitarius, dorsal vagal and phrenic nuclei, medullary nuclei : 인두, 안면, 혀의 움직임을 조절하는 신경핵에 의해 구토가 일어남
- NK1, serotonin, vasopressin pathway가 관련
- 흡기 시 흉부와 복부의 근육 수축으로 인한 압력 증가, 가로막 위로 위분문 탈장(cardiac herniation), 후두가 위로 움직여 구토 촉진
- Slow wave → propagating spike activity로 변하여 역행성의 수축

② 구토의 자극

- 유해성 냄새 및 생각 : 대뇌피질에 작용
- 구토 반사 : 뇌신경
- 멀미, 내이(inner ear) 장애
- 위 자극제, 항암제 : gastroduodenal vagal afferent nerves
- 소장/대장의 폐쇄, 허혈성 장질환 : nongastric visceral afferent nerves
- 구토제 : area postrema(medullary nucleus)에 작용

(2) 감별 질환

① 복강 내 질환

- 장폐색, 내장의 염증
- 상장간맥동맥 증후군(SMA syndrome)
- 복강내 방사선 치료
- 담석 산통
- 췌장염, 담낭염
- 세균 감염(S.aureus, B.cereus), 기회 감염(CMV, HSV)
- 장운동 기능 장애
- 가성 폐쇄, 기능성 소화불량, 과민성 장증후군
- 만성 특발성 구역, 기능성 구토, 주기적 구토 증후군

② 복강 외 질환

- 심근 경색, 울혈성 심부전
- 외과적 수술(개복술 및 정형외과 수술) 후 25%에서 발생
- 멀미, 미로염(내이염), 메니에르병
- 주기적 구토 증후군
- 정신과적 질환(신경성 식욕부진증, 대식증, 불안장애, 우울증 등)

③ 약제 및 대사성 질환

- 약제 : 항생제, 항부정맥제, 항고혈압제, 혈당강하제, 피임약, 항암제
- 대사성 질환 : 임신, 임신오조(hyperemesis gravidarum), 요독증, 케토산증, 부신기능부전, 부갑상선/갑상선 질환

(3) 구역/구토 환자에 대한 접근

① 병력

- 기간 : 급성과 만성을 구분(급성 구토 : 약제, 독성물질, 감염성 원인)
- 발생시점 : 식후 1시간 이내 발생시 유문부 폐쇄, 이후는 장관폐쇄 시사
- 구토물질에 따른 감별진단

- 토혈 : 궤양, 종양, Mallory-Weiss tear
- 혼탁한 구토 : 원위 장폐쇄
- 담즙 구토 : 위장폐쇄를 배제
- 소화 안 된 음식을 포함 : Zenker's diverticulum, 식도이완불능증

• 동반증상
- 구토 후 완화되는 복통 : 소장폐쇄
- 구토 후에도 지속되는 복통 : 췌장염, 담낭염 등
- 체중 감소 : 암, 폐쇄
- 발열 : 염증성 질환
- 현기증, 이명 : 내이 질환

② 신체검사
• 기립성 저혈압, 피부긴장도 저하 : 탈수 소견
• 폐의 이상 : 기도흡인의 가능성
• 장음 소실 : 장폐색증(ileus)
• 압통, 복벽근육수축 : 염증소견
• 대변 내 혈액 : 궤양, 허혈, 종양에 의한 점막 손상
• 유두부종, 시야손상, 국소적 신경증상 : 신경질환
• 종괴, 림프절 촉진 : 종양

③ 검사실 검사
• 철결핍 빈혈 : 점막손상을 확인해야 함
• 췌장 효소 혹은 간수치 이상 : 담췌질환 의심

④ 영상검사
• 복부 단순촬영
- Air-fluid level, 대장내 가스 감소 : 기계적 장폐쇄
- Diffusely dilated air-filled bowel loops : 마비성 장폐색증

• 위내시경 : 궤양, 종양, 위마비 시 음식물이 위에 남아 있음
• 복부 CT/초음파 : 복강내 염증 확인
• 두부 CT/MRI : 두개내 병변 확인
• 장관운동성 검사
- Gastric scintigraphy, electrogastrography : 장마비 진단 시
- Barium transit on small bowel contrast radiography : 가성장폐쇄

(4) 치료

표 1-10 Treatment of nausea and vomiting

Treatment	Mechanism	Examples	Clinical indications
항구토제	Antihistaminergic	Dimenhydrinate, meclizine	Motion sickness, inner ear disease
	Anticholinergic	Scopolamine	Motion sickness, inner ear disease
	Antidopaminergic	Prochlorperazine, thiethylperazine	Medication –, toxin –, or metabolic–induced emesis
	5–HT$_3$ antagonist	Ondansetron, granisetron	Chemotherapy – and radiation–induced emesis, postoperative emesis
	NK$_1$ antagonist	Aprepitant	Chemotherapy–induced nausea and vomiting
	Tricyclic antidepressant	Amitriptyline, nortriptyline	Chronic idiopathic nausea, functional vomiting, cyclic vomiting syndrome
위장관 운동 촉진제	5–HT$_4$ agonist and antidopaminergic	Metoclopramide	Gastroparesis
	Motilin agonist	Erythromycin	Gastroparesis, intestinal pseudoobstruction
	Peripheral antidopaminergic	Domperidone	Gastroparesis
	Somatostatin analogue	Octreotide	Intestinal pseudoobstruction
	Acetylcholinesterase inhibitor	Pyridostigmine	Small–intestinal dysmotility/ pseudoobstruction
Special settings	Benzodiazepines	Lorazepam	Anticipatory nausea and vomiting with chemotherapy
	Glucocorticoids	Methylprednisolone, dexamethasone	Chemotherapy–induced emesis
	Cannabinoids	Tetrahydrocannabinol	Chemotherapy–induced emesis

3) 소화불량

(1) 기전

① 위산역류 : 가장 흔함

② 기능성 소화불량 : 내장구심성 신경과민

③ 위장운동장애

④ *H. pylori*

(2) 감별진단

① 위식도역류질환(GastroEsophageal Reflux Disease, GERD)

② 기능성 소화불량(Functional Dyspepsia)

③ 소화성 궤양(Peptic Ulcer)

④ 악성 종양

⑤ 기타 : 수술후 합병증, 식도감염, 담석 산통 등

(3) 소화불량 환자에 대한 접근

① 병력

- 갉아먹는 듯한/타는듯한 상복부 통증, 흉부작열감 동반, 식사나 제산제에 의해 완화 : 위식도역류질환 의심
- 연하통 : 식도 감염 의심

② 신체검진

- 주로 정상 소견을 보임
- 비전형적 위식도역류질환 : 인두홍반, 천명음이 나타날 수 있음
- 기능성 소화불량 : 상복부 압통, 복부팽만이 나타날 수 있음

③ 진단

- 전형적 위식도역류질환 : 더 이상의 검사 없이 경험적으로 치료
- 비전형적 위식도역류질환(경고 증상을 동반한 경우) : 상부 위장관 내시경, 보행성 식도 pH 검사 시행

꼭 알아둡시다!!

비전형적 위식도역류질환의 경고증상

- 연하통
- 반복되는 구토
- 황달
- 잠재성 또는 육안으로 보이는 위장관 출혈
- 갑작스러운 체중감소
- 위장관종양의 가족력
- 촉진되는 덩이/샘병증

- 식도내압검사 : GERD의 수술적 치료를 고려할 경우 시행
- Bernstein 검사 : 설명되지 않는 흉통을 설명하기 위해 시행
- *H. pylori* 감염여부 확인 : 요소호기검사, 대변항원측정, 혈청학적검사
- 추가적 검사
  - CBC : 출혈 시
  - 갑상선 기능검사, 칼슘 농도 : 대사성 질환 선별
  - 간기능검사, 췌장효소검사, 복부 초음파/CT : 담췌질환 의심
  - gastric scintigraphy : 위장마비 의심
  - 탄수화물 섭취 후 호기 검사 : lactase deficiency 의심

(4) 치료

① 생활습관 교정 : 경미한 소화불량

- 산의 역류 혹은 소화불량 일으키는 약제 중단
- 알코올, 카페인, 초콜렛, 흡연, 지방섭취, 수면 전 간식 줄이기
- 수면 시 침대 머리를 올려준다.

② 약물치료

- H_2 receptor antagonists : cimetidine, ranitidine, famotidine, nizatidine
  : 경도~중등도의 위식도역류질환
- Proton Pump Inhibitors : omeprazole, lansoprazole, rabeprazole, pantoprazole, esomeprazole, dexlansoprazole
  : 중증의 위식도역류질환이나 미만성/궤양성 식도염
- Liquid antacid → 경도의 위식도역류질환에서 사용 가능

③ *H. pylori* 제균치료

- 적응증 : 소화성 궤양, MALT gastric lymphoma
- 10~14일간 PPI와 bismuth subsalicylate에 두 가지 항생제(Metronidazole, Tetracycline)를 포함한 4제 병합요법

④ 위장관운동 촉진제(잘 안 씀) : metoclopramide, erythromycin, domperidone

- buspirone, acotiamide → gastric accomodation 촉진

⑤ 기타 : 역류방지수술, 내시경시술, 항우울제(TCA, SSRI) 등

5 삼킴곤란(연하곤란)

1) 정의

(1) 삼킴곤란(Dysphagia) : 입, 인두, 식도를 통한 음식물의 진행이 막힌 느낌

(2) 삼킴불능(Aphagia) : 식도가 완전히 막힘

(3) 삼킴통증(Odynophagia) : 통증을 동반한 연하

(4) 인두이물감(Globus pharyngeous) : 목에 덩어리가 끼어있는 느낌

(5) 이동 삼킴곤란(Transfer dysphagia) : 삼킴곤란으로 코 역류 또는 폐흡인 발생

(6) 식공포증(Phagophobia) : 삼키는 것에 대한 두려움

2) 연하의 정상생리

(1) 혀의 수축으로 인해 인두로 음식물이 밀려들어감(=voluntary phase)

(2) 구강인두신경 수용체가 자극되어 후두가 앞으로 이동하고 UES가 열려 기도가 아닌 식도로 음식물이 들어감(=involuntary phase)

(3) 연동수축이 일어나고 LES가 열려 음식물이 위로 들어감

① 일차연동운동 : 삼킴에 의해 생기는 연동수축

② 이차연동운동 : 음식물에 의한 식도의 국소팽창으로 근육내반사 활성화

③ 삼차수축 : 비연동성 수축

3) 삼킴곤란의 병태생리

(1) 기계적 삼킴곤란 : 초기에는 고형식, 심해지면 유동식까지 삼킴곤란

① 음식덩이가 크거나, 내강이 좁아지거나, 외부에서 식도를 압박하는 경우

② 내경이 2.5cm 이상 늘어나지 않을 경우 고형식에 대한 삼킴곤란

③ 내경이 1.3cm 이상 늘어나지 않을 경우 항상 삼킴곤란

④ 내경을 둘러싼 병변이 있는 경우 더 지속적인 증상

⑤ 흔한 원인 : carcinoma, peptic strictures, lower esophageal ring

(2) 운동성 삼킴곤란 : 처음부터 고형식 & 유동식 모두 연하곤란

① 횡문근(Pharynx, UES, cervical esophagus)

- 신경근육계 이상질환에 의한 muscle paralysis, simultaneous nonperistaltic contraction, loss of opening of UES
- Motor neuron의 unilateral lesion은 unilateral pharyngeal paralysis 일으킨다.

② 평활근(Thoracic part of esophagus, LES)

- Inhibitory vagal innervation에 문제가 있을 경우 연동수축운동이 약하거나 없어지고, LES가 이완되지 못하여 dysphagia 생긴다.
- Scleroderma에서는 muscle weakness에 의한 수축력 소실

4) 삼킴곤란 환자에의 접근

(1) 병력 : 80% 이상의 환자에서 추정진단 가능

① 음식물 종류

- 진행된 기계적 삼킴곤란 시 고형식뿐 아니라 액체에서도 문제된다.
- 운동성 삼킴곤란은 자세에 관계없이 고체에서 문제되고, 누운 자세에서는 액체에서도 문제된다.
- scleroderma 환자에서 peptic stricture 있는 경우 지속적인 문제

② 기간 및 경과

- 일시적 삼킴곤란 : 염증성
- **점차 진행하는 삼킴곤란 : 식도암**
- 간헐적 삼킴곤란 : lower esophageal ring과 같은 양성질환

③ 위치 : 식도 폐쇄의 위치 시사

④ 관련 증상

- 삼킬 때 코를 통한 역류, 기관-기관지흡인 : 인두마비, 기관-식도누공
- 삼킴과 상관없는 기관-기관지흡인 : 식도이완불능증, Zenker's diverticulum, 위식도역류질환
- 심한 체중감소 : 종양
- 쉰소리 : 후두의 병변
- 딸꾹질 : 식도 원위부의 병변
- 일측성 천명음 : 종격동 종괴가 식도와 기관지 침범
- 흉통 : 미만성 식도경련
- 흉부 작열감, 위산역류 : peptic stricture
- 연하통 : 식도염

(2) 신체검진

① 구음장애, 발성장애, 안검하수, 혀의 위축, 하악반사 항진 등 확인

② 경부 : 갑상선비대, 척추 이상

③ 입, 인두

④ 피부, 사지 : scleroderma, pemphigoid, epidermolysis bullosa의 식도 침범

⑤ 림프선, 간 : 종양

⑥ 폐 합병증 : 흡인성 폐렴

5) 진단

(1) 비디오 연하영상 조영술

(2) 기계적 연하곤란 의심 시 : 바륨식도조영술, 식도위내시경검사 및 조직검사

(3) 운동성 연하곤란 의심 시 : 바륨식도조영술, 식도운동검사

02 Chapter

식도 질환

Disease of the esophagus

이 장은 암을 제외한 식도의 질환을 다루고 있으며, 위식도 역류질환과 운동질환이 중요합니다. 위식도 역류질환(GERD)은 위험인자, 증상, 진단, 치료(PPI의 중요성) 및 바렛 식도를 중심으로 공부하시는 것이 좋겠습니다. 운동 질환에서는 식도 내압 검사의 그림을 중점으로 공부하시고, 특히 식도이완불능증(Achalasia)이 시험에 많이 나오므로 잘 알아두시면 좋겠습니다.

개 요

1 식도의 구조와 기능

1) 구조

(1) Hypopharynx부터 stomach을 잇는 근육으로 된 관의 형태

(2) 양 끝은 괄약근으로 되어있어 위장관 내용물의 역류를 방지함

① 상부식도괄약근(Upper esophageal sphincter, UES)

- 구성 : cricopharyngeus m., inferior pharyngeal constrictor m.(횡문근)
- 신경지배 : excitatory somatic lower motor neurons
- 평상시에는 닫혀 있는 상태
- 식도에서 인두로의 역류 방지

② **하부식도괄약근(Lower esophageal sphincter, LES)**

- 구성 : 평활근으로 구성
- 신경지배 : parasympathetic excitatory and inhibitory pathways
- 평상시에는 닫혀있다(normal tone : 10~20mmHg).
- 가로막의 crura의 횡문근의 도움을 받아 위에서 식도로의 역류 방지
- 혈관미주신경반사 : Transient LES relaxation(tLESR)

표 2-1 LES pressure에 영향을 주는 요인

	LES pr.를 증가시키는 것	LES pr.를 감소시키는 것
Hormone	Gastrin Motilin Substance P Pancreatic polypeptide Bombesin	Secretin CCK Somatostatin Glucagon Neurotensin GIP,VIP Progesterone
Neural agent	α-adrenergic agonist β-adrenergic antagonist cholinergic muscarinic receptor agonist	β-adrenergic agonist α-adrenergic antagonist Anticholinergic agents
Foods & habit	Protein meals	Fatty meal Tea, coffee, cola high xanthine content Chocolate Ethanol Smoking
Other	Histamine Antacid PGF2α Metoclopramide Domperidone Met-enkephalin Migrating motor complex Raised intraabdominal pr.	Serotonin Gastric acidification PGE1, E2 Meperidine, morphine Dopamine Ca blocking agent Diazepam, barbiturates Nitric oxide Theophylline Pregnancy

2) 기능

구강에서 위로 음식물을 보냄 : 연동운동+LES, UES의 조화로운 이완

2 식도 질환의 증상

1) 삼킴곤란(Dysphagia) → 1장 참조

2) 상복부통증(Epigastric pain) : 가장 흔한 원인은 역류성 식도염

(1) 흉부 작열감(Heartburn, pyrosis)

① 역류성 식도염의 특징적 증상

② 방사통 : 가슴 양 옆, 목, 턱으로

③ 악화인자 : 구부린 자세, 누운 자세, 식사 후

④ 완화인자 : 바로선 자세, 침이나 물을 삼킬 때, 제산제 복용

(2) 연하 시 통증(Odynophagia)

① 비역류성 식도염의 특징적인 증상

② 가능한 질환

- 식도의 소화성 궤양(Barrett's ulcer)
- 식도주변을 침범한 종양
- Caustic damage of the esophagus, esophageal perforation

(3) 비전형적 흉통(Atypical chest pain or non-cardiac chest pain)

① 역류성 식도염과 식도운동질환에서 나타날 수 있음

② 반드시 coronary artery disease를 먼저 감별해야 함

3) 역류(Regurgitation) : 만성기침, 후두염, 기도흡인 동반

(1) 식도 원위부 폐쇄/정체

① 식도이완불능증, 식도게실 등

② 무미의 점액성 액체나 소화되지 않은 음식물이 역류함

(2) 식도 역류성 질환

① UES와 LES의 문제로 인한 경우

② 신 맛, 쓴 맛의 내용물이 역류함

3 진단 검사

1) 방사선학적 검사

(1) 바륨식도조영술

① 구조적, 기능적 질환을 모두 확인 가능

② 비디오연하영상조영검사(Videofluoroscopic swallow study)
: 삼킴 과정 중 구강 단계와 인두 단계의 생리를 확인

③ 식도이중조영(Double-contrast(Air, Barium) esophagogram)
: 점막 종양, 조기 종양을 확인할 수 있다.

(2) CT : 식도벽과 주위 구조물 확인

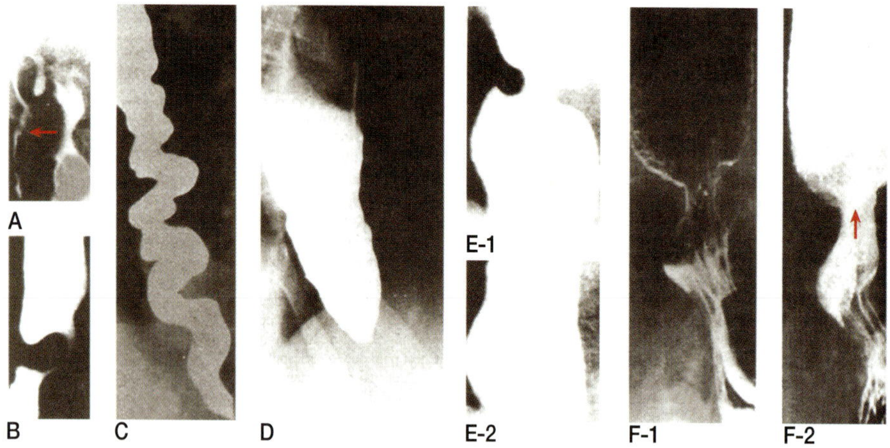

그림 2-1 Radiographic appearance of some motor disorders. **A,** Pharyngeal paralysis with tracheal aspiration(arrow). **B,** Cricopharyngeal achalasia. **C,** Diffuse esophageal spasm. **D,** Achalasia. **E,** Muscular(contractile) lower esophageal ring. **F,** Scleroderma esophagus, dilated esophagus with a stricture(**F-1**), reflux of barium from the stomach into the esophagus(**F-2**)

2) 상부위장관 내시경(Esophagoscopy)

(1) 근위부 위장관계 질환 감별에 가장 유용한 검사

(2) 바륨조영검사로 잘 보이지 않는 점막병변을 관찰 가능

(3) 조직 생검과 세포진 검사, 다양한 시술을 동시에 시행 가능

: 종양, 역류성 식도염, 기타 점막질환 진단 시 이용

(4) 내시경 초음파(Endoscopic ultrasonography)

: 점막 하 병변의 확인, 식도암의 병기 설정, 바렛 식도의 이형화 평가

3) 식도운동검사(Esophageal motility test)

(1) 식도내압검사(Esophageal manometry)

① 식도의 압력을 5cm 간격으로 동시에 측정

② 식도 기능을 정량적으로 측정

예 역류성 식도염 환자에서 lower esophageal competence를 정량 가능

③ 식도 운동 질환 진단 시 유용하지만, 기계적 원인은 알아내기 힘들다

④ High-resolution esophageal pressure topography

(2) 식도임피던스검사(Esophageal impedance test)

① 식도에 특수한 catheter를 위치시켜 각 구간별 impedance를 측정

② 성질(액체 or 가스)과 움직임의 방향(입쪽 or 위쪽)을 파악할 수 있다.

4) 역류 검사(Reflux testing)

(1) 보행성 식도 pH 측정(Ambulatory 24~48h esophageal pH recording)

① 식도 점막에 산도 측정기를 부착하여 pH가 4 미만이 되는 비율을 계산

② 5% 이상인 경우 GERD를 시사

③ 비특이적 증상을 보이거나 치료에 좋지 않은 반응을 보일 때 시행

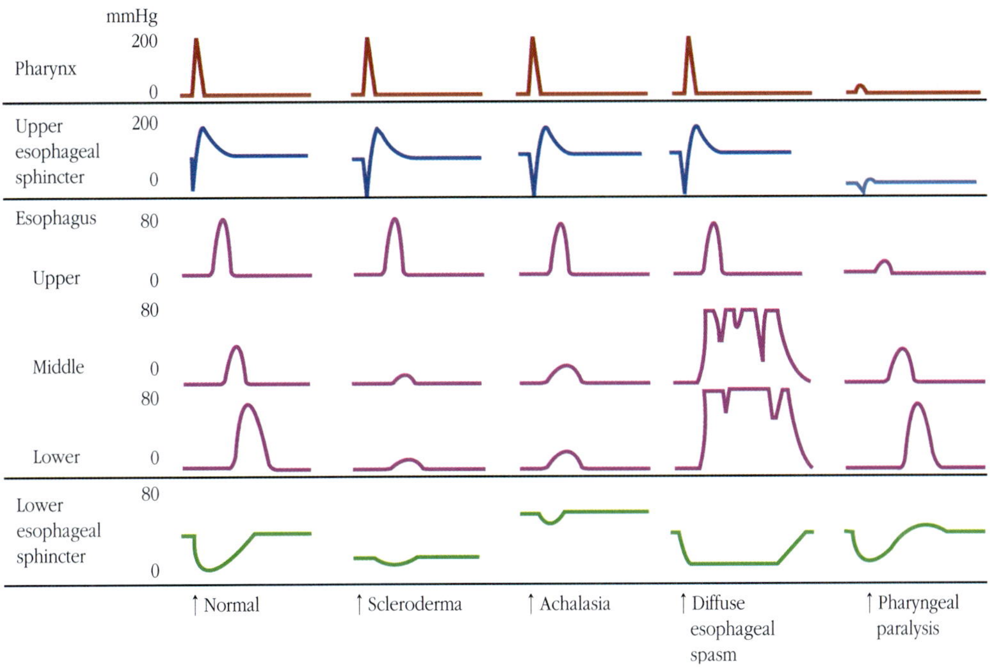

그림 2-2 **식도내압검사.** ① 정상 : UES와 LES가 높은 압력을 보인다. swallowing이 시작되면 괄약근압이 떨어지고 식도의 수축이 인두부에서 아래쪽으로 진행한다. ② Scleroderma : 식도의 평활근 부위(흉부 식도-smooth muscle로 이루어짐)의 수축강도가 낮고, LES 압력이 낮다. ③ Achalasia : 하부식도의 수축시 amplitude 감소와 식도의 연동운동이 없이 수축이 동시에 이루어짐, LES 압력이 높고, swallowing에 따른 LES의 relax가 없다. ④ Diffuse esophageal spasm : 하부식도가 동시에, 반복적으로, large-amplitude 수축이 이루어짐 ⑤ 경부식도 운동질환 : 흉부식도의 수축은 정상이나 경부 식도(횡문근)의 수축은 약하다. 인두부 수축이 약하고 UES 압력이 낮다.

식도운동질환(Esophageal Motility Disorders)

1 식도이완불능증(Achalasia)

1) 병태생리

(1) Esophageal myenteric plexus 내 ganglion cell의 소실(주로 inhibitory neuron)

(2) 식도평활근 연동운동의 소실 : 연하 시 LES 이완 불능

(3) Primary achalasia : 대부분

(4) Secondary achalasia : gastric carcinoma, lymphoma, Chagas' disease, viral infection, eosinophilic gastroenteritis, neurodegenerative disorders

2) 임상양상

(1) 삼킴곤란

① 처음부터 고체, 액체 모두 삼키기 힘들다.

② 스트레스, 급한 식사의 경우 악화, valsalva maneuver로 완화

(2) 흉통

(3) 역류 및 폐흡인 : 침과 음식이 식도 내에 고이면서 잘 발생한다.

(4) 수개월 내지 수년에 걸쳐 진행되고 체중감소가 동반될 수 있다.

3) 진단

(1) 바륨식도조영술(Barium swallow esophagography)

① 근위부 식도의 심한 확장

② 식도의 하부 2/3에서 정상 연동 소실

③ 식도 최하부가 새부리 모양(Bird beak-like narrowing) : LES 이완불능

(2) 식도내압검사(Manometry) : 가장 민감한 검사

① LES의 기저압력이 정상이거나 올라간 상태(≥40mmHg)

② 연하 시 LES의 이완 감소/소실

③ 연하 시 연동운동이 소실되고 식도근육의 동시수축이 일어남

(3) 상부위장관 내시경 : 이차적 원인을 배제

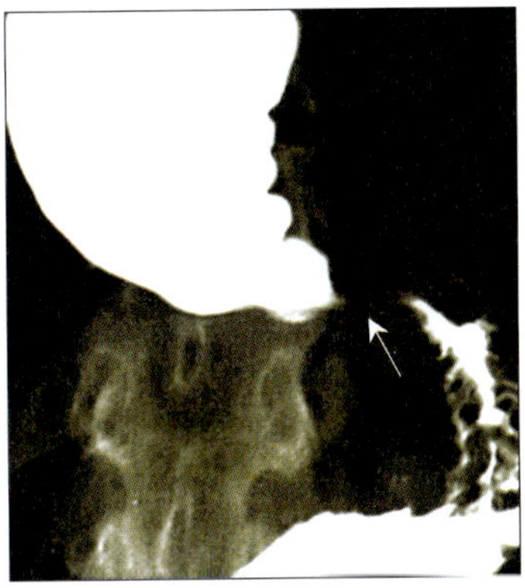

그림 2-3 Achalasia의 Barium esophagography

4) 치료

식도이완불능증은 근본적 교정이 불가능한 질환으로 증상 완화와 합병증 예방을 목적으로 치료합니다. 하부식도와 위 사이의 압력을 낮춰 음식물의 통과를 촉진시켜주는 것으로 TOC는 풍선확장술(balloon dilatation)이고 botulinum toxin 역시 중요한 치료법입니다.

(1) 약물치료 : 효과가 크지 않지만 일시적으로 사용

① Nitrates, Calcium channel blocker : 평활근 이완
식전에 사용, 일시적 호전을 보이지만, 부작용으로 인해 제한적

② Sildenafil(Viagra) : cGMP를 증가시켜 LES 압력을 감소

③ Botulinum toxin : 콜린성 흥분성 신경섬유를 억제

- 노인이나 고위험 환자에서 내시경을 통해 주사하면 일시적 효과
- 부작용 : 자주 사용할 경우 fibrosis 가능성 ↑

(2) 비약물치료 : 근본적 치료

① 풍선 확장술(Balloon dilatation) : 32~98%에서 효과적

- LES에 ballon dilator를 위치시키고 직경 3~4cm 크기로 확장시킴
- 부작용 : 천공, 출혈
- 단점 : 연동운동이 회복되지는 않는다.

② Heller's extramucosal myotomy of LES

- 환상근을 잘라줌 : 62~100%에서 효과적
- 부작용 : peptic stricture, GERD(풍선 확장술보다 부작용 확률↑)
- 합병증 : 역류(합병증 방지를 위해 fundoplication 병행)
- 대부분 Laparoscopic myotomy를 시행

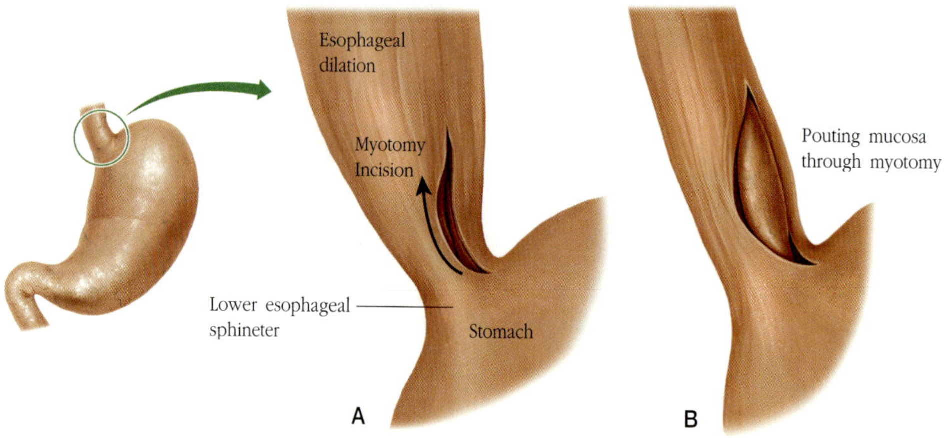

그림 2-4 Heller's myotomy

2 미만성 식도경련(Diffuse esophageal spasm, DES)

1) 정의

연하 시에는 정상적으로 LES가 이완되지만 간헐적으로 비정상적인 식도근육 수축이 일어나 흉통과 연하곤란이 나타나는 질환

cf. Nutcracker esophagus : 하부식도 수축압이 상승하지만 연동운동이 정상
Hypercontracting LES : 정상 LES 이완 후 hypertensive contraction이 뒤따름
Hypertensive LES : 기저 LES 압력은 높지만 LES의 이완과 수축이 정상

2) 병태생리

(1) 억제성 신경섬유의 기능 이상으로 인한 비연동성 수축
(2) 인두 수축이 일어난 뒤 짧은 잠복기 후 하부 식도의 경련이 발생
(3) 식도이완불능증으로 진행할 수 있다.

3) 임상양상

(1) 흉통
① 휴식 시, 음식물을 삼킬 때, 심리적 스트레스 시 유발됨
② 흉골 뒤에서 등, 양쪽 흉부, 팔, 턱으로 방사 수초~수분간 지속
※ 급성심근경색의 흉통 양상과 유사하므로 심장질환에 대한 평가가 우선시 되어야 한다(DES로 인한 흉통이더라도 반드시 감별 필요).

(2) 삼킴곤란 : 액체와 고체 모두에서 나타난다.

4) 진단

(1) 바륨조영검사(barium swallow) : "Corkscrew" esophagus

(2) 식도내압검사(manometry) : 진단에 주로 이용

① 식도하부의 prolonged, large amplitude, repetitive contraction

② 간헐적으로 증상이 나타나므로 약물유발검사를 하기도 함(제한적)

5) 치료

(1) Nitrates, Calcium channel blocker, Hydralazine, Botulinum toxin

(2) Anxiolytics : controlled study에서 유일하게 효과를 보임

위식도역류질환(Gastroesophageal Reflux Disease, GERD)

1 역학

1) 미국 성인의 15%가 GERD 증상을 경험

2) GERD 발생과 식도의 adenocarcinoma 발생률이 나란히 증가 중

2 병태생리

1) 발병기전 : 위와 LES 사이의 pressure gradient 소실

(1) **LES tone의 감소 : 가장 중요**

① 지속적인 LES 압력 감소

- 일차적 원인 : 뚜렷한 원인 없는 근육 약화
- 이차적 원인 : scleroderma, 임신, 흡연, 근육이완제, 외과적 손상, 식도염

② 식도 수축과 관련 없는 LES의 일과성 이완

③ 식도-위 접합부의 해부학적 변형 : Hiatus hernia

(2) Gastric factor

① Gastric volume 증가 : 식사 후, 유문부 폐쇄

② Gastric content가 GE junction에 가까이 있을 때 : 누운 자세, 상체를 앞으로 구부린 자세, hiatal hernia

③ Gastric pressure 증가 : 비만, 임신, 복수, 조이는 옷

(3) Reflux clearing mechanism의 기능 감소
   ① 연동운동의 감소
   ② 침에 의한 중화작용 감소
   ③ 식도점막의 점막 방어기전 감소

2) 식도가 산에 노출되는 정도를 결정하는 요인

(1) 역류된 물질의 양
(2) 역류 빈도
(3) 중력과 연동운동에 의한 식도의 청소율
(4) 침에 의한 산의 중화 : 침분비 장애 시 노출시간 증가

3) 위식도 역류로 인한 다양한 병변

(1) Reflux esophagitis : acid, pepsin, bile에 의한 손상으로 점막 방어 기능이 복구되지 못하는 상태
(2) Mild esophagitis : 현미경적인 변화
(3) Nonerosive reflux disease(NERD) : 정상 점막 or mildly erythematous
(4) Erosive esophagitis : 내시경으로 점막 이상, 발적(redness), 유약(friability), 출혈(bleeding), 선상 궤양(superficial linear ulcers), 삼출(exudate) 확인된다.
(5) Peptic stricture
   ① 식도 점막의 섬유화가 일어난 상태
   ② 치료받지 않은 GERD의 10%에서 생긴다.
(6) Barrett's esophagus
   ① 미란성 식도염(erosive esophagitis)이 치유과정에서 intestinal metaplasia를 일으키며 발생
   ② Adenocarcinoma의 위험인자로 작용

3 임상양상

1) 가슴쓰림(heartburn)
   (1) 가장 흔한 증상
   (2) 흉골 뒤쪽의 타는듯한 통증 : 역류물이 식도점막과 접촉하며 발생
2) 위산역류(regurgitation)
   (1) 다량의 식사 후 누운 자세에서 호발
   (2) 시고 쓴맛을 호소

3) 인두, 후두, 기관, 기관지로의 역류
→ 만성기침, 기관지수축, 인두염, 후두염, 기관지염, 폐섬유화, 흡인성 폐렴 등
4) 흉통 : angina-like or atypical chest pain
5) 애성 : 아침에 주로 심하다.
6) 삼킴곤란
   (1) Peptic stricture : heartburn이 있던 환자에서 연하곤란 발생 시 의심한다. 그러나 1/3은 GERD의 처음 증상일 수 있다.
   (2) Adenocarcinoma : 연하곤란의 빠른 진행 및 체중감소 동반 시 의심
7) 출혈 : mucosal erosion, Barrett's ulcer

4 진단

1) 진단 방법

(1) 전형적 증상이 있는 경우 검사 없이 임상적으로 진단하고 치료 시작(PPI)
(2) 치료에 반응하지 않거나, 경고 증상이 동반된 경우, 합병증이 의심되는 경우 : 추가적으로 진단적 검사를 시행함
(3) 흉통이 동반된 경우 심장질환을 반드시 감별해야 함

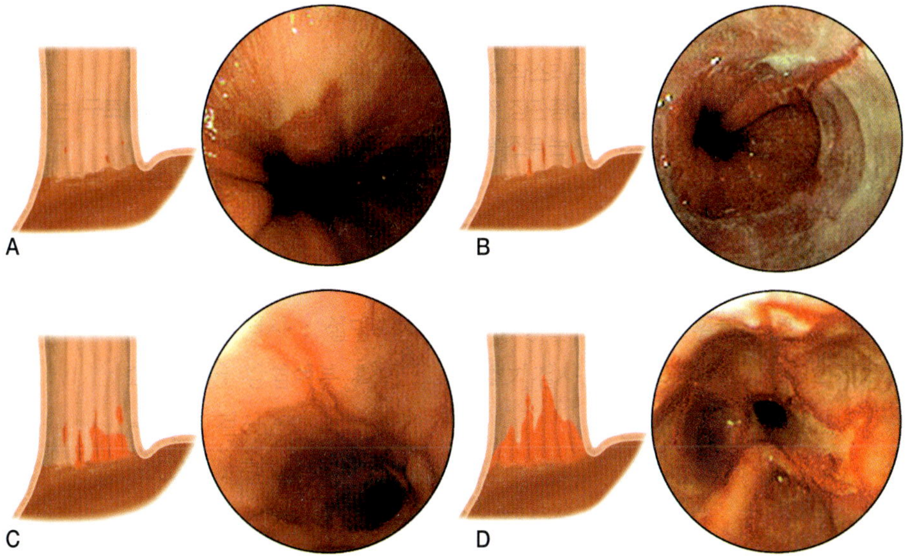

그림 2-5 LA classification. **A,** LA grade A : Mucosal break <5mm. **B,** LA grade B : Mucosal break >5mm. **C,** LA grade C : Mucosal break bridging(전체 반지름의 75% 이하). **D,** LA grade D : Mucosal break bridging(전체 반지름의 75% 이상)

2) 진단적 검사의 3가지 카테고리

(1) 점막 손상의 증명

① 상부 위장관 내시경 : 가장 먼저 시행

- 식도 내의 육안적 병변을 확인(erosion, stricture, metaplasia 등)
- Nonerosive esophagitis(NERD) : 식도점막 손상 소견이 없는 GERD
  → 내시경 검사 상 정상이어도 GERD를 배제할 수 없음

② 바륨 식도조영술

③ 점막 생검 : LES 상방 5cm 이상에서 시행

(2) 위산 역류의 증명

① Bernstein 검사 : 내시경 소견이 정상일 경우 진단에 도움

- 위산 역류로 손상된 식도점막의 산에 대한 예민도를 측정
- 0.1N HCl infusion시 가슴쓰림이 유발됨

② 24시간 보행성 식도 pH 측정 : 확진검사

- 위산역류와 임상증상의 연관성 평가
- 정량적 정보를 얻을 수 있음

(3) 병태생리의 진단

식도내압검사 : 진단에 큰 도움은 되지 않음, 수술 전 식도 연동운동 평가 위해 시행 가능

5 치료

1) 생활습관 교정

(1) 식이조절 : **고지방식이, 카페인, 알코올, 민트, 토마토, 산성음식, 과식 피함**

(2) 체중조절

(3) 금연, 약물(항콜린제, 칼슘채널차단제, 근육이완제 등) 중단

(4) 수면습관 : 베개나 침대머리 높이기, 식후 3시간 내에 수면하지 않기

(5) 복압을 높이는 요인(꽉 조이는 옷 등) 제거

2) 약물치료

(1) 제산제, 위장운동촉진제

(2) H_2-수용체 차단제 : cimetidine, ranitidine, famotidine, nizatidine

(3) 프로톤펌프 억제제(PPIs) : **가장 핵심적인 치료**

① Omeprazole, lansoprazole, rabeprazole, pantoprazole, esomeprazole

② 8주간 사용 시 90%의 erosive esophagitis 환자가 치료됨

③ 아침 식사 15~30분 전 복용, 효과 없을 경우 double dose

④ GERD는 만성적인 질환이므로 **장기간의 유지요법이 필요**

- 치료를 중단할 경우 80%에서 1년 내에 재발
- PPI가 재발 예방에 가장 효과적

⑤ 부작용 : hypergastrinemia, Vit. B_{12}, 칼슘 흡수 장애, hip fracture 발생↑

⑥ Barrett's metaplasia가 호전되거나 암이 예방되는 효과는 없음

3) 수술적 치료

(1) 적응증 : 내과적 치료에 반응이 없거나, 오랜 기간 약물 치료를 하는 것이 불가능한 환자

(2) Laparoscopic Nissen's fundoplication

① 위의 기저부(fundus)를 식도 주변으로 감는 방법으로 치료

② Barrett's esophagus의 재발 예방

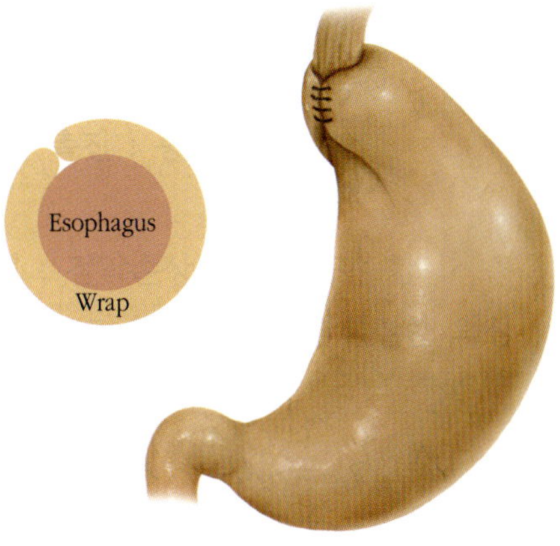

그림 2-6 Fundoplication

6 바렛 식도(Barrett's esophagus)

1) 병태생리

(1) 계속되는 위산 역류 → erosive esophagitis → healing의 반복

(2) squamous epithelium이 위산에 강한 columnar epithelium으로 대치(metaplasia)

(3) Barrett's metaplasia → Low-grade dysplasia → High-grade dysplasia → Esophageal adenocarcinoma로 진행

2) 진단

(1) 내시경

① 소견 : salmon-pink appearance(위 점막이 식도 하부에서 보임)

② multiple Bx. 통해 concurrent dysplasia, carcinoma와 감별해야 함

(2) 조직생검 : 확진검사

소견 : 술잔세포(goblet cell)를 포함하는 intestinal metaplasia

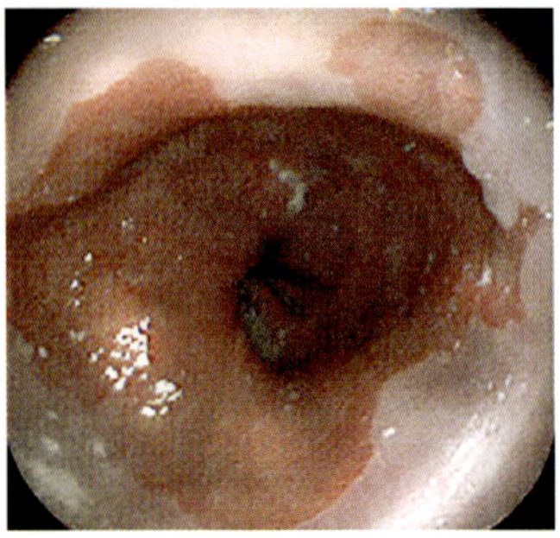

그림 2-7 Barrett's esophagus 내시경 사진

3) 분류

(1) Long segment(>2~3cm) : GERD의 1.5%

1년 당 0.5%에서 식도암으로 진행(일반인의 30~125배)

(2) Short segment(<2~3cm) : GERD 인구의 10~15%

식도암으로 진행 가능하나 actual risk는 알려지지 않음

4) 치료

(1) 활동성 erosive esophagitis 단계에서 적극적 치료가 필요

① Acid suppression & fundoplication

② Metaplasia가 확인되면 PPI, H_2 blocker 치료 효과 없음

(2) Dysplasia가 없을 경우 : 1년 내에 2회, 그 후 3년마다 follow up

(3) Low Grade Dysplasia(LGD)

① 처음 6개월 & 12개월에 내시경 검사 시행

② 그 후에도 LGD 유지될 경우 1년마다 추적 검사

(4) High Grade Dysplasia(HGD)

① 식도암이 동반되어 있을 가능성, 암으로 진행할 가능성↑

② 식도절제술, 내시경점막절제술, 광역학치료 가능

③ 3개월마다 추적 검사

감염성 식도염 (Infectious Esophagitis)

1 바이러스 식도염

1) HSV(Herpes Simplex Virus) : 면역억제자에서 주로 발생

(1) 증상

① 급성 흉통, 연하통, 연하장애, 출혈

② 오심, 구토, 발열, 오한, 백혈구증가증

③ 피부병변(코나 입술의 herpetic vesicles)이 진단에 도움

(2) 진단

① 내시경

- 초기 : vesicles, volcano-like superficial ulcerations
- 후기 : diffuse erosive esophagitis

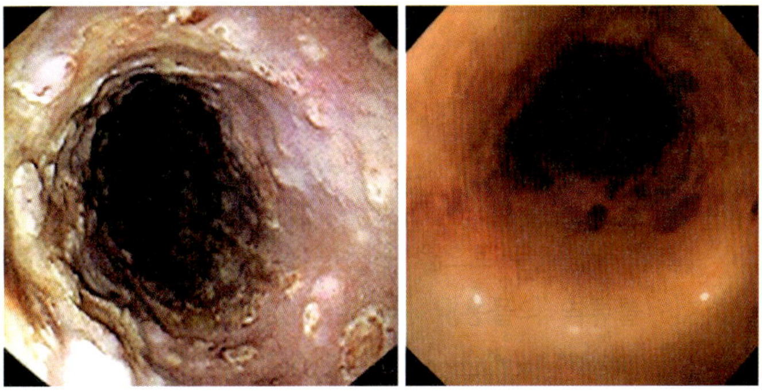

그림 2-8 Herpetic esophagitis

② 점막 생검(ulcer edge에서) : ballooning degeneration, Cowdry type A inclusions (ground-glass changes in the nuclei with eosinophilic intranuclear inclusions), giant cell formation

③ 배양검사 : acyclovir resistant strain 판별

④ PCR assay

(3) 치료

① 경구 acyclovir로 치료, 삼킴곤란 심한 경우 IV acyclovir 사용

② 면역저하자 : acyclovir, famciclovir, valacyclovir

2) VZV(Varicella Zoster Virus) : 수두를 앓는 소아, 대상포진을 가진 성인

(1) 증상

① 피부병변 없이도 disseminated VZV 감염 가능

② 정상면역환자 : vesicle, ulcer 보이다가 자연치유

③ 면역저하 환자 : 심한 경우 necrotizing esophagitis

(2) 진단 : 면역조직검사 혹은 배양

(3) 치료 : 경구 acyclovir, valacyclovir

3) CMV(Cytomegalovirus) : 면역저하 환자에서만 발생

(1) 증상 : 연하통, 흉통, 토혈, 오심, 구토

(2) 진단

① 내시경 : 사행성 궤양(serpiginous ulcer), 거대궤양(giant ulcer)

② 점막 생검(ulcer base에서) : intranuclear and small intracytoplasmic inclusion in large fibroblasts and endothelial cells

(3) 치료

① 치유될 때까지(3～6주) Ganciclovir, Foscarnet 정맥주사

② 경구용 Valganciclovir로 대체 가능

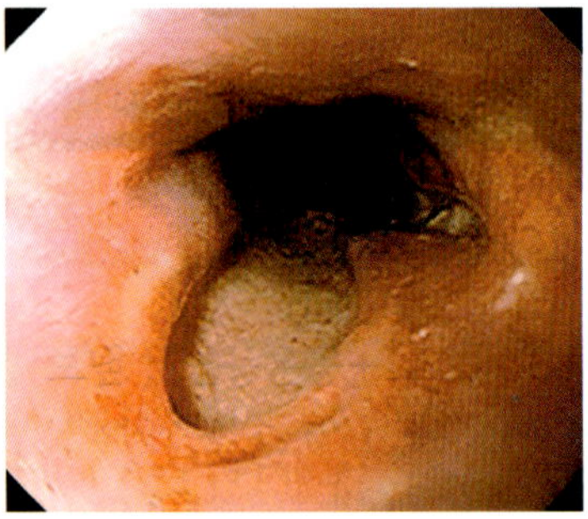

그림 2-9 CMV esophagitis

4) HIV : seroconversion 시

(1) 증상 : 급성의 식도 궤양, 구강 궤양, maculopapular skin rash 동반

(2) 치료 : 경구 glucocorticoid, thalidomide, 국소 스테로이드 주사

2 세균성 식도염 : 매우 드물다

1) 면역저하환자

Lactobacillus, β-hemolytic streptococci

2) AIDS 환자

(1) Cryptosporidium or pneumocystis carinii : 비특이적 염증

(2) M. tuberculosis : 원위부 식도에 깊은 궤양 형성

3 캔디다 식도염 : 면역억제환자에서 발생

식도 진균증의 가장 흔한 원인(C.albicans)

1) 위험인자

AIDS, 장기이식, 악성종양, 면역억제제/스테로이드 복용, 당뇨 등

2) 증상

무증상, 연하곤란, 연하통

3) 합병증

궤양, 출혈, 협착, systemic invasion

4) 진단

(1) 바륨조영술 : multiple nodular filling defects

(2) 내시경 : linear & nodular yellow-white raised plaque

(3) PAS/Gomori silver stain smear : yeast or hyphal form(확진검사)

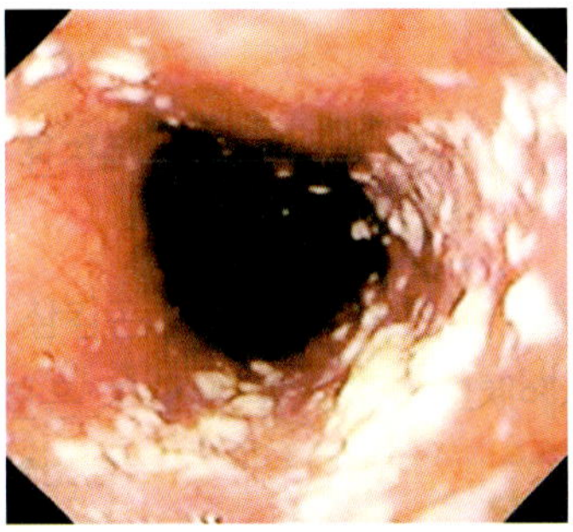

그림 2-10 Candida esophagitis

5) 치료

(1) 경구 **fluconazole**(14~21일), 효과 없을 경우 itraconazole, voriconazole

(2) 경구 치료로 효과 없을 경우 caspofungin, amphotericin B 정맥주사

기타 염증성 식도질환

1 호산구성 식도염(Eosinophilic esophagitis) : 어린이, 남성

1) 증상

(1) Younger children : 성장부진, 삼킴 거부

(2) Older children : 역류, 구토, 통증

(3) 청소년 : 가슴쓰림, 삼킴곤란

(4) 성인 : 삼킴곤란, 음식물 막힘

2) 진단

(1) 알레르기 질환의 과거력

(2) 말초혈액의 호산구증가증 등이 절반에서 보인다.

(3) 바륨조영술 : 좁아진 식도 내강

(4) 내시경 : longitudinal fissures, fixed or transient concentric rings, proximal strictures, focal white specks(abscess)

(5) 내시경초음파 : 식도벽의 비후

(6) 점막 생검(확진) : >15 Eosinophils/HPF 또는 eosinophilic microabscesses

3) 감별질환

역류성 식도염, 호산구성 위장관염, esophageal rings & stricture

4) 치료

(1) 식이요법 : 유발 음식을 알고 피한다.

(2) Swallowed topical glucocorticoid(Fluticasone propionate, Budesonide)

(3) Systemic glucocorticoid : 치료에 반응이 없는 경우

(4) Esophageal dilatation : 천공의 위험이 높으므로 조심스럽게 시행

2 방사선 식도염(Radiation esophagitis) : 흉부 종양 치료 중 발생

1) 증상

수주~수개월간 지속되는 연하곤란, 연하통

2) 진단

내시경 소견 : erythematous, edematous, friable mucosa, superficial erosion

3) 치료

(1) Supportive care

(2) Chronic stricture : Esophageal dilation 고려

3 부식성 식도염(Corrosive esophagitis) : 강산/강염기(양잿물)

1) 응급 치료

(1) 후두경, 흉부/복부 방사선 검사로 자세히 검사

(2) 초기 치료 : 수액, 진통제로 지지적 치료(fluids, analgesics)

(3) 비위관 세척, 경구 해독제 투여는 금기

(4) 응급 내시경 시행 : 식도 손상 정도를 유추

(5) 심한 경우 수술 시행(esophagogastrectomy)

2) 합병증

(1) 대부분 식도 협착 발생 : dilation하거나 수술

(2) 식도 천공, 출혈, 사망까지 가능

(3) 식도암 발생 증가, 위암 발생은 증가하지 않음

4 약물 유발 식도염(Pill-induced esophagitis)

1) 원인 : 노인, 부적절한 약물 복용, bed-ridden, 기저질환

(1) 항생제 : doxycycline, tetracycline, minocycline, penicillin, clindamycin

(2) NSAID : aspirin, indomethacin, ibuprofen

(3) Potassium chloride, ferrous sulfate or succinate, quinidine, alprenolol, theophylline, ascorbic acid, pinaverium bromide, Bisphosphonates

2) 증상

삼킴 시 통증, 삼킴곤란

3) 진단

감염성 식도염을 배제하기 위해 내시경 시행

4) 예방

가능한 유발약제를 피하고, 불가피한 경우 바로 선 자세로 다량의 물과 함께 복용

식도의 구조적 질환

1 식도게실(Diverticula) : Outpouchings of the wall of the esophagus

1) Zenker's diverticulum

(1) Posterior hypopharyngeal wall(Killian's triangle) 부위에서 발생
(2) 구취, 침과 음식의 역류
(3) 음식물로 채워져 커지면 식도를 눌러 연하곤란 또는 완전 폐쇄를 일으킨다.
(4) 비위관 삽입 또는 내시경 시행 시 천공의 위험
(5) 치료 : Surgical diverticulectomy, Cricopharyngeal myotomy

2) Midesophageal diverticulum

Adhesion에 의해 당겨지거나 식도 운동 이상에 의해 발생, 대부분 무증상

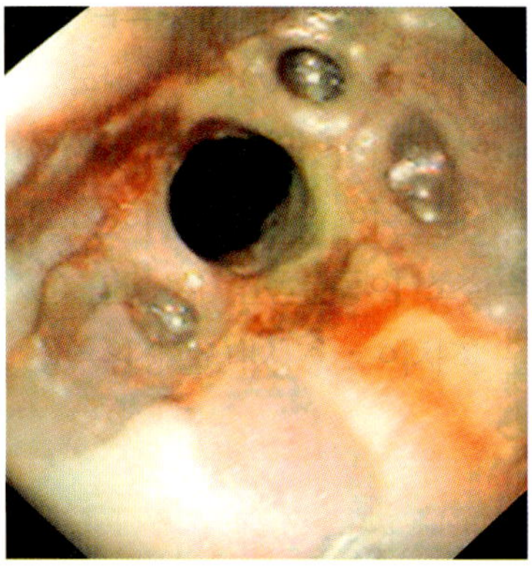

그림 2-11 Esophageal diverticulum의 내시경 소견

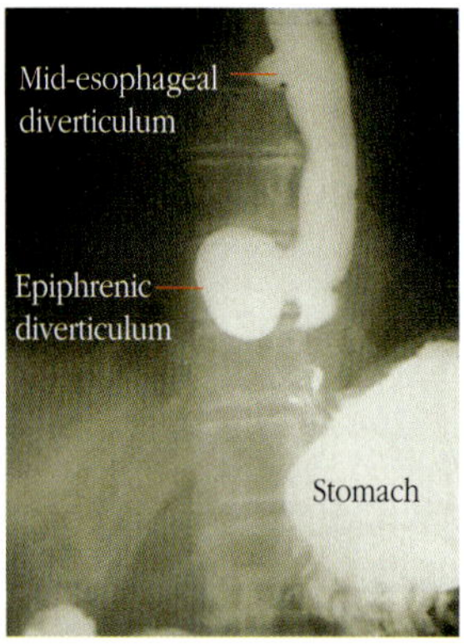

그림 2-12 Diverticulum의 barium swallow

3) Epiphrenic diverticulum

Achalasia 또는 distal esophageal stricture와 관련, 대부분 무증상

4) Diffuse intramural esophageal diverticulosis

Deep esophageal gland의 확장, Chronic candidiasis, stricture가 생길 수 있음

2 Rings and webs

1) 원인

대개 선천성 또는 염증성

2) 증상

(1) 무증상

(2) 간헐적 연하곤란(고체)

3) Plummer–Vinson Syndrome

(1) symptomatic hypopharyngeal webs + IDA

(2) 중년 여성에서 호발

(3) 임상적 의의는 확실하지 않다.

4) Lower esophageal mucosal ring(Schatzki ring)

(1) Thin, web-like constriction

(2) Squamocolumnar mucosal junction 또는 LES의 경계에 위치

(3) GERD의 결과 혹은 선천적으로 발생

(4) 연하곤란(고체) : 유일한 증상, 대개 간헐적(식도 내경 <1.3cm일 경우 발생)

(5) 정상인의 10% 이하에서도 무증상의 ring이 관찰된다.

(6) 증상이 있을 경우 Dilatation으로 쉽게 치료

5) Lower esophageal muscular ring(contractile ring)

(1) Mucosal rings보다 근위부에 위치

(2) 증상 : 연하곤란

(3) 크기와 모양이 다양

(4) 감별 : peptic strictures, achalasia, and lower esophageal mucosal ring

(5) Dilatation에 잘 반응하지 않는다.

3 식도열공 헤르니아(Hiatal hernia)

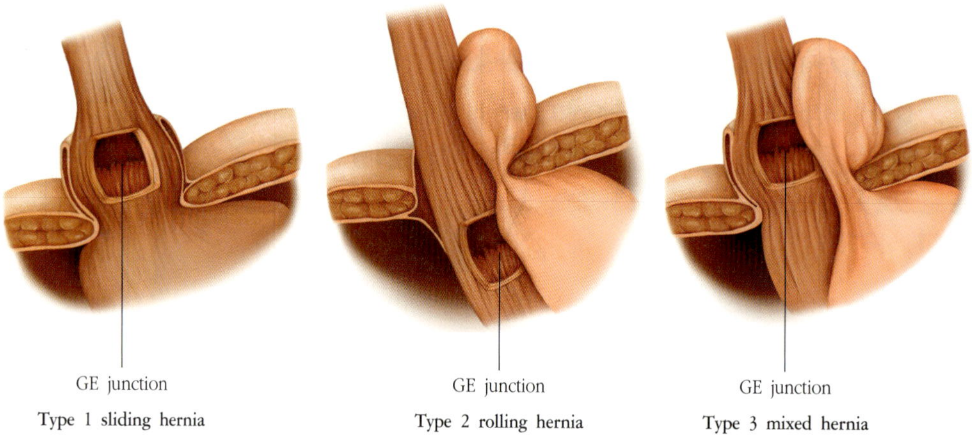

그림 2-13 Hiatal hernia

1) 정의

위의 일부분이 가로막의 식도열공을 통해 흉강으로 탈장되는 것

2) 활주 열공 헤르니아(Sliding hiatal hernia) – 95% 이상

(1) GE junction과 gastric fundus가 위로 전위된 경우

(2) 연령에 따라 발생증가

(3) 원인

① 가로막과 GE junction의 연결 부위 약화

② 식도의 Longitudinal contraction

③ 복압 증가

(4) 증상은 없지만 역류성 식도염을 일으킬 수 있다.

3) 식도 주위 열공 헤르니아(Paraesophageal hernia)

(1) GE junction이 정상 위치에 존재

(2) Pouch of stomach herniated beside GE junction through esophageal hiatus

(3) 크기 큰 경우, 수술적 치료가 필요하다.

4) 감돈과 교액(Incarceration and Strangulation)

(1) 증상 : 급성 흉통, 연하곤란, 종격동 종괴

(2) 수술적 치료가 필요하다.

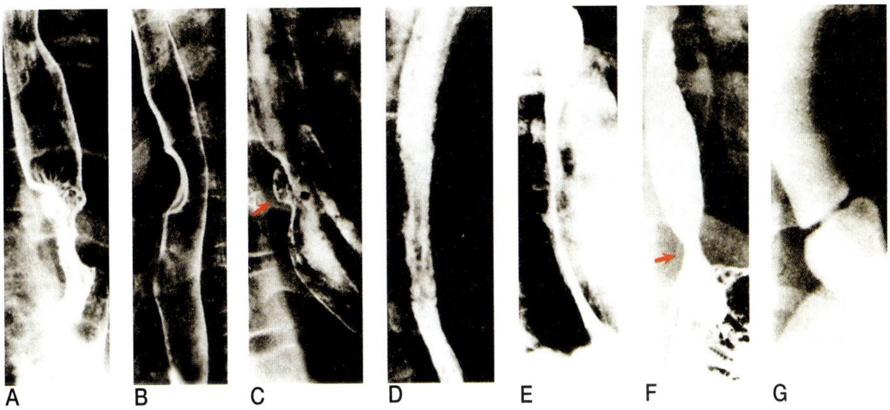

그림 2-14 **A,** Carcinoma of esophagus. **B,** Leiomyoma of esophagus. **C,** Barrett's esophagus. **D,** Monilial esophagitis. **E,** Long stricture to lye ingestion. **F,** Peptic stricture with associated hernia. **G,** Schatzki ring

기타 식도 병변

1 식도 외상(Mechanical trauma)

1) 식도 파열(Esophageal rupture)

(1) 원인

① 의인성 손상

② 강력한 구토 혹은 구역질로 인한 식도 내 압력 상승(Boerhaave's syndrome)

③ 부식성 식도염, 식도 궤양, 악성 종양

(2) 증상과 징후

① 심한 흉골 뒤쪽 동통 : 연하, 호흡 시 악화

② 경부에 촉지되는 피하 폐기종

③ 청진 시 종격동에서 악설음(crackle)이 들린다(Hamman's sign).

④ 기흉, 기종격, 종격동 농양 등 합병증 가능

(3) 진단

① 흉부단순촬영, 흉부 CT(더 민감함)

② 비투과성 조영물질(확진) : gastrograffin 사용 후 누출 없으면 barium 사용

(4) 치료

① Esophageal and gastric suction with parenteral broad-spectrum antibiotics

② 가능한 빨리 Surgical drainage & repair of the laceration

③ Endoscopic clipping or stent placement

④ Esophageal diversion + excision of the damaged portion(Extensive)

여기서 잠깐 !!

• 구토에 의한 rupture에서는 위의 내용물이 종격동으로 들어가면서 심각한 합병증을 유발할 수 있지만, 기구 사용에 의한 rupture는 증상과 합병증이 심하지 않다.

2) Mallory-Weiss syndrome

(1) 원인 : **심한 구토, 구역질,** 심한 기침에 의해

(2) 손상부위 : Squamocolumnar mucosal junction 주변의 위 점막까지 찢어진다.

(3) 대부분 저절로 지혈됨

(4) 진단 : 내시경(식도염이나 0.5~4cm의 선형 점막 tearing)

(5) 치료 : **대개의 경우, 자연히 멈추므로 보존적 치료 시행**

① **보존적 치료 : 대부분 저절로 좋아짐**

② **자연적으로 지혈되지 않을 경우 local epinephrine, cauterization, endoscopic clipping, angiographic embolization 시행**

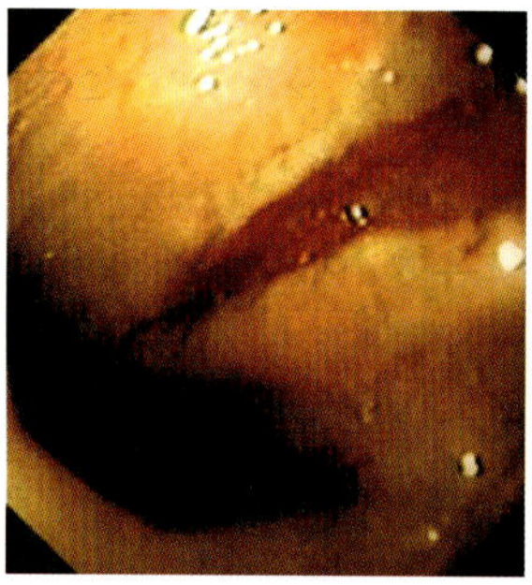

그림 2-15 Mallory-Weiss 파열

3) Intramural hematoma

(1) 구토로 인한 손상, 점막과 근육층 사이에서 출혈

(2) 증상 : 갑작스러운 연하곤란

(3) 진단 : barium study, CT

(4) 자연적으로 호전되는 경우가 많다.

2 이물질/음식물 막힘(Foreign bodies and food impaction)

1) 호발 부위

(1) Cervical esophagus(UES 바로 아래, aortic arch 부근)

(2) LES 바로 윗부분

2) 증상

연하곤란, 심한 흉통

3) 원인

좁은 식도 내경 : 협착, 악성종양, lower esophageal ring, eosinophilic esophagitis

4) 치료

(1) 내시경으로 제거

(2) 재발을 막기 위해 esophageal dilatation

P A C I F I C
INTERNAL MEDICINE

Chapter 03

위궤양 질환 및 관련질환

Peptic ulcer disease and related disorders

이 장에서는 위와 십이지장에 발생하는 궤양성 질환 및 위염에 대해 다루고 있습니다. 궤양성 질환의 병태생리를 이해하는 것이 전반적인 내용을 공부하는데 도움이 되므로 두 가지 공격인자(H.pylori와 NSAIDs)를 중심으로 궤양에 대해 공부해 봅시다. 궤양성 질환의 치료 중 외과적 치료는 외과와 중복되는 부분이 많으니 비교하면서 공부해 보세요.

소화성 궤양 질환(Peptic ulcer disease)

1 위의 정상생리

1) 위샘(Gastric gland) : 해부학적 위치에 따라 구성이 다르다.

(1) Cardiac gland : ＜5%, mucous, endocrine cell

(2) Pyloric gland : ～20%, mucous, endocrine cell(gastrin cell 포함)

(3) Oxyntic gland : mucous neck, parietal, chief, endocrine, enterochromaffin, ECL cell

2) 위점막의 방어기전(Gastroduodenal mucosal defense)

(1) Preepithelial element : Mucus-bicarbonate-phospholipid layer

① Mucus

- 상피세포에서 분비
- 수소이온과 펩신과 같은 물질들의 확산 방지

② Bicarbonate : 상피세포에서 점액층으로 분비되어 pH gradient를 형성

→ 위내강의 pH는 1～2이지만 위 상피에서는 pH가 6～7이 된다.

(2) Epithelial element

① 점액 생산

② 상피세포의 이온수송체 : 세포내 pH 유지

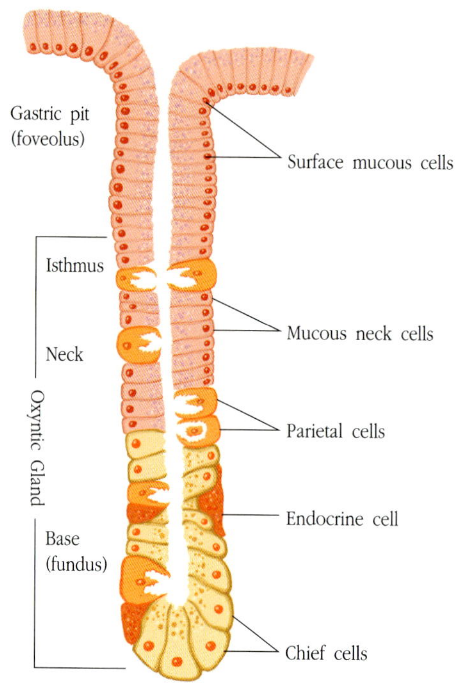

그림 3-1 Oxyntic gastric gland

③ Bicarbonate 생산

④ 세포내 부착연접(Intracellular tight junction)

⑤ 손상부위가 작을 경우 : 근처 상피세포들이 이동하여 손상부위를 치유(Restitution)

⑥ 손상부위가 클 경우 : 상피세포의 증식

(3) Subepithelial element : microvascular system within the gastric submucosal layer

① Bicarbonate(HCO_3^-) 제공

② 적절한 영양분과 산소 공급

(4) Prostaglandin : 점막 방어기전에서 가장 중요한 역할

① Mucus와 bicarbonate 분비 조절

② Parietal cell에서 acid 분비 억제

③ 점막의 혈류 및 상피세포의 restitution 조절

④ Cyclooxygenase(COX) : Prostaglandin 합성 과정의 속도결정단계를 조절

- COX-1
  - 위, 혈소판, 콩팥, 혈관내피세포에서 생성
  - 콩팥기능 유지, 혈소판 응집, 소화기 점막 유지에 중요한 역할
- COX-2
  - 염증에 의해 생성

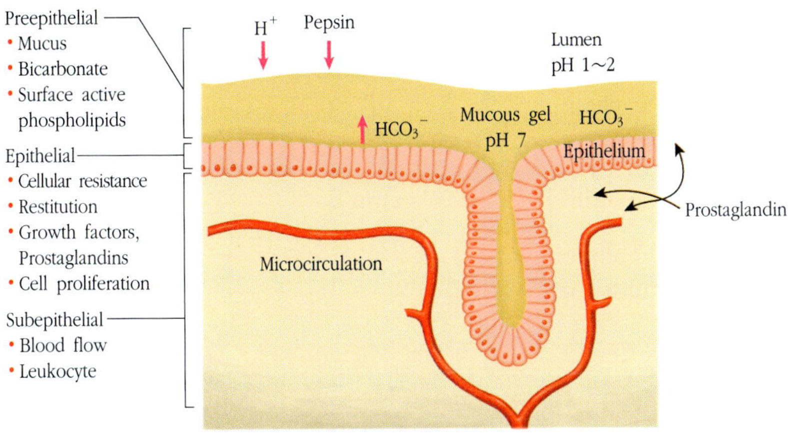

그림 3-2 위점막의 방어작용

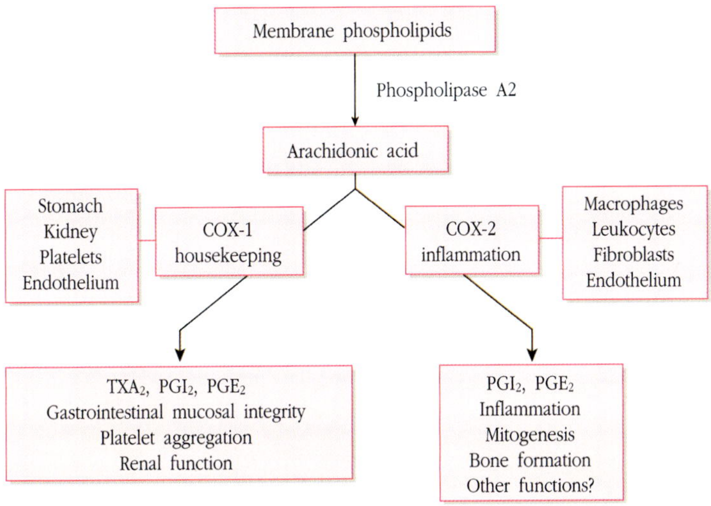

그림 3-3 Prostaglandin 합성과정

– macrophage, leukocyte, fibroblasts, synovial cell에서 생성

(5) NO(Nitric Oxide) : gastric mucosal integrity 유지에 중요

① NO synthase : 점막에서 생성

② 점액 생성 자극, 점막 혈류 증가, 상피세포의 방어 기능 유지

3) 위샘 분비의 정상생리(Physiology of gastric secretion)

(1) 위산 분비(gastric acid secretion)

① Basal acid production

- Circadian pattern : 밤에 가장 많이, 아침에 가장 적게 생성

- 미주 신경을 통한 콜린성 자극, 히스타민성 자극

② Phase of gastric secretion

- Cephalic phase : 시각, 후각, 미각이 미주신경을 통해 산분비 자극
- Gastric phase : 위에 들어간 음식물의 영양분 혹은 위의 팽창이 G cell을 자극해 gastrin이 분비되고 gastrin에 의해 산분비
- Intestinal phase : 소장에 들어간 음식물의 소화 및 장팽창으로 산분비

(2) 위산분비의 자극요인과 억제요인

자극요인	억제요인
• Gastrin • Histamine • 미주신경 자극 • 단백질 • 카페인, 알코올 • 칼슘	• somatostatin(D cell에서 분비) − Parietal cell의 산분비 억제 − ECL cell의 histamine 분비 억제 − G cell의 gastrin 분비 억제 • 혈당 증가 • 십이지장의 fat, hyperosm fluid • secretin, CCK

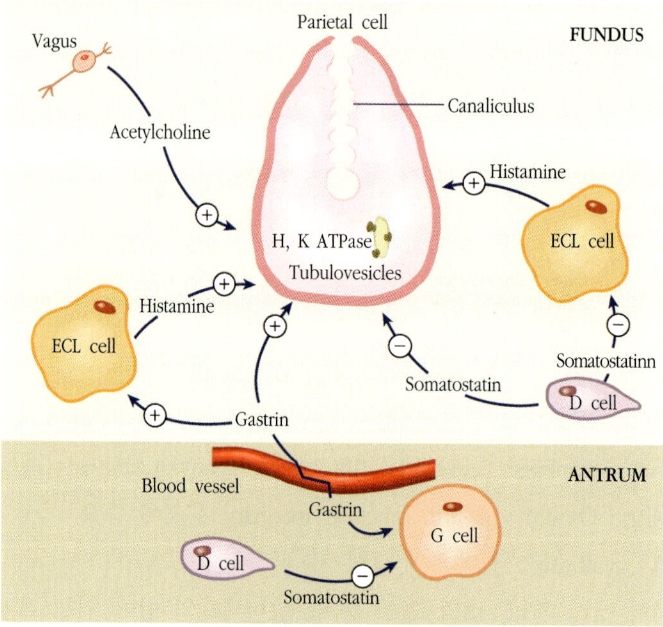

그림 3-4 위산분비의 조절

(3) 벽세포(Parietal cell) : HCl, intrinsic factor 분비

① 산분비를 촉진하는 물질(histamine, gastrin, acetylcholine)에 대한 수용체

② 산분비를 억제하는 물질(PG, somatostatin, EGF)에 대한 수용체

③ 자극에 의해 활성화되면 H^+, K^+-ATPase가 세포질내 H^+을 canaliculus로 내보냄 : Proton pump를 통한 **능동수송**

④ Intrinsic factor 분비

(4) 주세포(Chief cell) : pepsinogen 분비

① 주로 fundus에 존재

② Pepsinogen 합성 분비

③ pH<2에서 pepsinogen → pepsin으로 전환되고 pepsin이 활성화됨

2 역학

1) 십이지장 궤양

(1) 빈도 : 서구 인구의 6~15%에서 발생(1960~80년대에 감소, 이후로는 비슷함)

(2) 십이지장 궤양에 의한 사망률, 수술 빈도, 의사 방문횟수가 크게 감소함

(3) *H. pylori*의 유병률 감소와 관련

(4) *H. pylori* 제균치료가 시작된 후 십이지장 궤양의 재발률이 현저하게 감소

2) 위궤양

(1) 십이지장 궤양에 비해 호발 연령이 조금 높음(60대)

(2) 성별 : 남>여

(3) 십이지장 궤양에 비해 낮은 빈도(증상이 별로 없어 발견되지 않는 경우↑)

3 원인

1) Helicobacter pylori 감염

여기서 잠깐 !!

- *H. pylori* 감염 : PUD(Peptic Ulcer Disease)와 MALT(Mucosal-Associated Lymphoid Tissue) lymphoma, Gastric adenocarcinoma 발생과 밀접한 관련

(1) 균주

① G(−), microaerophilic rod

② Mucous gel의 깊은 부분이나, 점막층과 위상피 사이에 주로 존재 : 정상 시에는 위점막에 붙어 있으며 세포를 침범하지 않는다.

③ S-shaped(0.5 × 3min size), multiple sheathed flagella를 지닌다.

④ 초기에는 antrum에 존재, 점차 proximal stomach으로 이동

⑤ 생존에 유리한 Coccoid form(알균 모양)으로 전환할 수 있음

⑥ *H. pylori* 감염의 첫 단계는 균의 운동성과 urease 형성능력에 의해 결정

여기서 잠깐 !!

- Urease : urea를 분해하여 ammonia를 만들고, pH 상승시킴 → 상피 손상

(2) 역학

① Oral to oral, fecal to oral에 의한 사람간의 직접 전파

② 지역과 생활환경에 따라 차이가 크다.

- 개발도상국의 80%가 20대에 *H. pylori*에 감염되나, 산업화된 국가에서는 유병률이 20~50% 정도이다.
- 최근 수십 년간 산업국가에서 유병률의 감소

③ 낮은 사회경제적 상태와 낮은 교육수준이 균 집락률 높이는 가장 큰 원인

④ 그 이외의 위험요인

- 개발도상국의 출생, 거주
- 식구가 많은 경우
- 청결하지 못한 생활환경, 음식, 식수
- 감염된 사람의 위 내용물에 노출된 경우

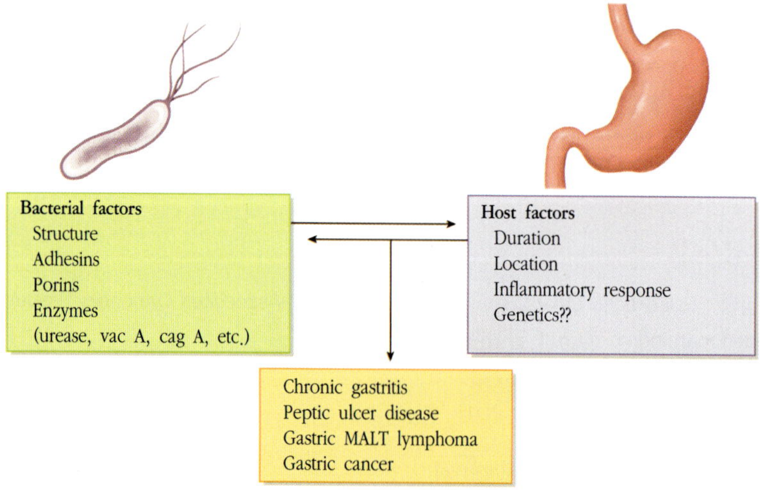

그림 3-5 *H. pylori* induced GI disease

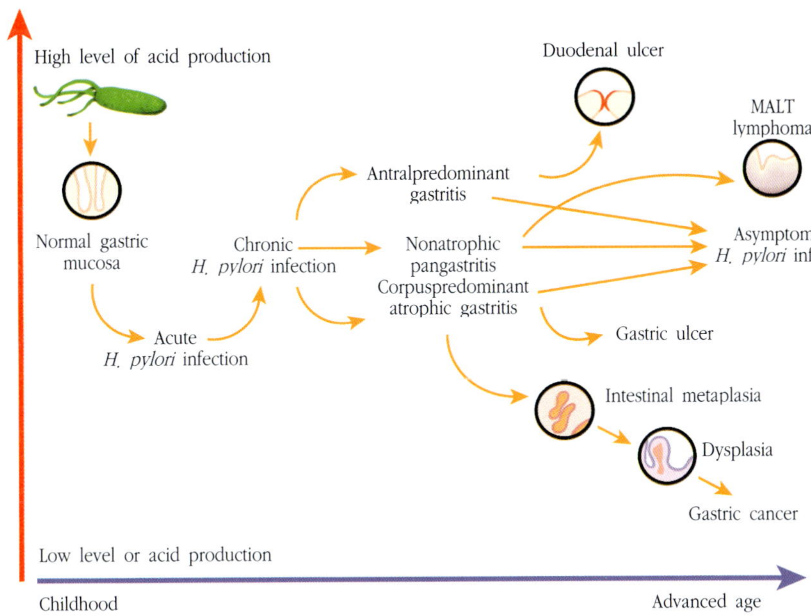

그림 3-6 *H. Pylori* 감염

(3) 병태생리

① 대부분의 만성 위축성 위염과 관련(~100%)

② 감염자의 10~15%에서 소화성 궤양 발생

③ 위궤양의 30~60%, 십이지장 궤양의 50~70%이 *H. pylori* 감염과 관련

④ *H. pylori*가 십이지장 궤양을 일으키는 기전

아직 정확히 알려지지 않았지만 몇 가지 가설이 있다.

- 십이지장의 gastric metaplasia : *H. pylori*가 붙어 점막 손상
- *H. pylori*이 antrum에 서식하여 위산 분비 증가 → 십이지장 점막 손상
  (G cell에서 gastrin 분비 증가, D cell에서 somatostatin 분비 감소)
- 십이지장의 bicarbonate의 분비 감소

꼭 알아둡시다!!

세균적 요인

- Virulent factor : Cag A, pic B, Vac A
- Urease : 위의 산성 환경 내에서 생존 가능하게 함
- Surface factor : chemotactic for neutrophils, monocyte
- Protease & phospholipase : 일차방어선인 점막 젤의 당단백 파괴
- Adhesins : 세균의 상피 부착에 도움
- LPS(Lippopolysaccharide) : 다른 균에 비해 그 역할이 작음

꼭 알아둡시다!!

숙주 인자

- 염증반응
  - neutrophils, lymphocytes(T and B), macrophages, plasma cells 등을 끌어 모은다.
- 위 상피세포의 MHC class Ⅱ 분자에 결합하여 apoptosis 유도
- cag-PAI를 암호화 한 균주
  - Cag A를 세포 내에 발현하여, 세포 손상과 관련된 cyto kine production pathway를 활성화시킨다.
- IL-1α/β, IL-2, IL-6, IL-8, TNFα, IFN-γ 등의 cytokine의 농도 증가
- 그 밖에 상피세포 손상을 일으키는 기전
  - activated neutrophil-mediated production of reactive oxygen or nitrogen species와 enhanced epithelial cell turnover
  - apoptosis related to interaction with T cells(T helper 1, or TH1, cells) & IFN-γ

2) NSAID 복용

(1) 역학

① NSAID 복용 인구의 50～60%에서 구역, 소화불량, 15～30%에서 소화성 궤양과 같은 심각한 위장관 합병증이 발생함

② Aspirin 75mg/d로도 심각한 소화성 궤양이 발생 가능

③ NSAID 관련 위장관 질환의 80%가 무증상

④ 위험인자

- **확인된 위험인자**
  - 고령, **궤양의 과거력**
  - 스테로이드 병용
  - 고용량의 NSAIDs 사용 & 여러 종류의 NSAIDs 사용
  - 항응고제 병용
  - 심각한 전신질환의 동반
- 가능성 있는 위험인자
  - *H. pylori* 감염
  - 흡연
  - 음주

(2) 병태생리

① 주기전 : prostaglandin 형성의 방해

② 기타 : 직접 상피세포 손상을 일으키거나 점액층의 변화를 일으켜 H^+와 pepsin의 확산으로 상피세포 손상이 일어난다.

③ NSAIDs와 *H. pylori*는 synergistic risk factor

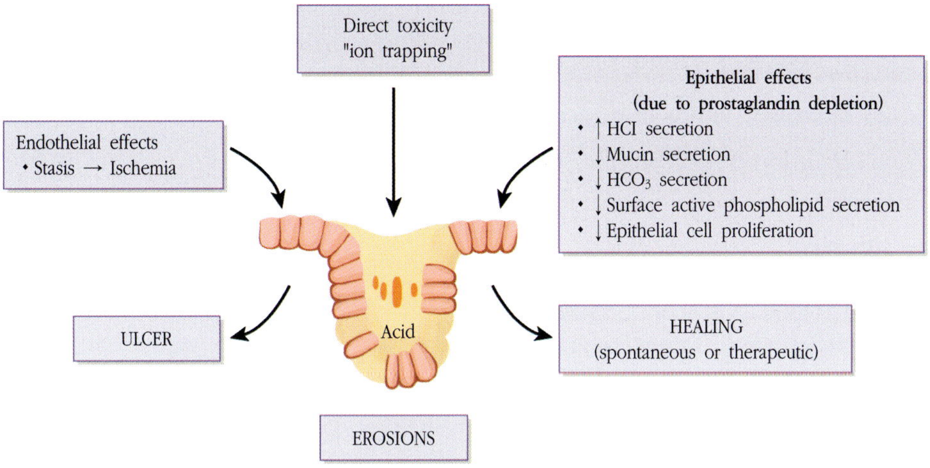

그림 3-7 NSAIDs의 위점막 손상 기전

3) 기타

(1) 흡연

① 소화성 궤양의 발생률 증가

② 자연회복 속도 느림, 치료에 대한 반응 느림

③ 궤양과 관련된 부작용(천공 등) 증가

④ 위산 분비는 정상적

(2) 유전적 요인, 심리적 스트레스, 식이 : 확실하게 알려진 바 없다.

(3) 전신 질환

① 연관성이 강한 질환

Systemic mastocytosis, chronic pulmonary disease, chronic renal failure, cirrhosis, nephrolithiasis, α_1-antitrypsin deficiency

② 연관되어 있을 가능성이 있는 질환

Hyperparathyroidism, coronary artery disease, polycythemia vera, chronic pancreatitis

4 병태생리

1) 십이지장 궤양

(1) Gastric acid hypersecretion

① 기저 분비량과 야간 분비량이 일반인에 비해 증가

② 원인은 정확히 모르나, *H. pylori*가 관련되었을 것이라 생각

(2) Decreased gastric emptying time
일관된 현상 아니며 의미 역시 확실하지 않다.

(3) Decreased bicarbonate secretion
*H. pylori*가 관련되었을 것이라 생각

2) 위궤양

(1) Pylorus 근처에 있는 궤양이나, body에 있으면서 십이지장 궤양과 동반된 궤양은 십이지장 궤양과 병태생리가 유사함

(2) 대부분의 위궤양 환자에서 acid hypersecretion은 관찰되지 않음

(3) 위 점막의 방어기전의 문제

(4) Pyloric sphincter의 압력 이상
① 담즙, lysolecithin, 췌효소 등이 위로 역류
② 위궤양 발생과 관련된 정확한 작용은 밝혀지지 않는다.

(5) Increased gastric emptying time : 일부에서 관찰

5 병리

1) 십이지장 궤양

(1) Duodenum 1st portion(=bulb, 구부)에서 95% 발생 : 이 중 90%가 pylorus 3cm 이내에서 발생

(2) 대부분 1cm 이하, 종종 3~6cm 이상

(3) 궤양의 변연은 뚜렷하고, 깊이는 종종 근육층까지 도달

(4) 악성 십이지장 궤양은 매우 드물다.

2) 위궤양

(1) 주로 antrum에서 발생

(2) 악성 가능성을 배제할 수 없어 반드시 조직검사 필요

(3) fundus에서 양성은 드물고 조직학적으로 십이지장궤양과 유사

(4) 양성 위궤양은 대부분 *H. pylori*와 관련, antral gastritis 동반
→ NSAID와 관련된 위궤양은 chemical gastropathy의 양상

6 임상양상

1) 병력

(1) 복통

① 가장 흔한 증상이나 진단적 가치 높지 않다.

② NSAID 유발 소화성궤양의 경우 증상 없이 약 10%에서 처음부터 심각한 합병증을 주소로 내원

(2) 심와부 통증

① 위궤양과 십이지장궤양 모두 발생 가능

② 부위가 명확하지 않은 공복 시의 통증으로 발현 가능

③ 십이지장 궤양

- 전형적으로 식후 90분에서 3시간 후에 발생하는 복통
- 제산제나 음식물 섭취에 의해 통증 완화
- 2/3에서 특히 자정이나 새벽 3시 사이에 잠에서 깨어날 정도의 통증 호소
  → 기능성 소화불량증 환자의 1/3에서도 위와 같은 증상 호소하므로 주의

④ 위궤양

- 음식물 섭취 시에 오히려 심해진다.
- 구역, 체중감소가 십이지장 궤양에 비해 더 많이 관찰됨

⑤ 소화불량을 호소하는 환자의 30%에서 내시경 상 궤양의 발견

(3) 통증의 정도, 양상의 변화, 구역/구토 증상이 새로 나타날 경우 합병증 의심

① 제산제에 반응이 없고, 등쪽으로 뻗치는 통증 동반 : 췌장 관통 궤양의 의심

② 갑자기 심한 복통 : 천공 의심

③ 음식물 섭취가 어렵고, 구토 증상 : 위배출구의 협착 의심

④ 흑색변 : 출혈 의심

2) 신체검진

(1) 심와부 압통

① 가장 흔하게 발견되는 소견, 그러나 진단적 가치는 없다.

② 20%의 환자에서 오른쪽으로 치우쳐 나타난다.

(2) 빈맥과 저혈압 : 심한 구토나 출혈로 인한 탈수 의미

(3) 심한 압통, boardlike abdomen : 천공

(4) 타진으로 느껴지는 액체의 진동 : 위배출구 협착

7 진단

1) 바륨조영검사

(1) 소화성 궤양 유무를 알아보기 위한 일차적 검사

(2) 이전 궤양의 흔적 있는 경우, 수술했던 환자, 5mm 이하 궤양에서 민감도↓

(3) 소화성 궤양 질환 소견

① 십이지장 궤양

- 이중조영 바륨조영술에서 90% 발견
- 주로 bulb 근처에서 경계가 명확한 분화구

② 위궤양

- 양성 : 경계가 명확한 분화구, 궤양의 경계부에서 시작되는 방사성 점막주름
- 악성 : 3cm 이상이거나 종괴를 동반하기도 한다. 하지만 육안적으로 명확하게 구분할 만한 소견은 없어서 방사선적 양성 궤양의 8%에서 내시경 또는 수술에 의해 악성으로 발견됨
  → 방사선적 검사로 진단된 위궤양은 반드시 조직검사 필요

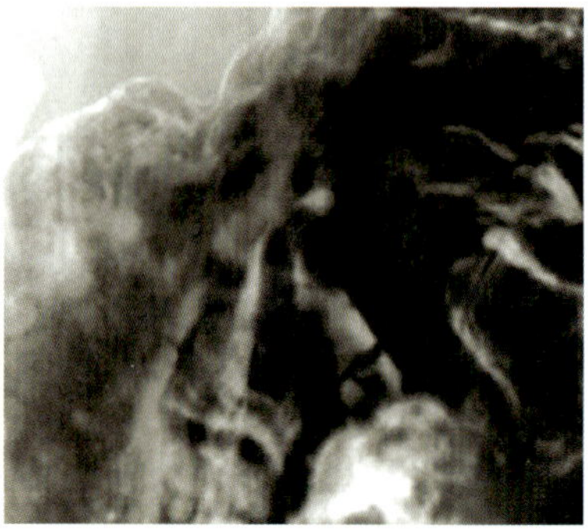

그림 3-8 양성 gastric ulcer. fold가 방사형으로 모아지며, 규칙적이다

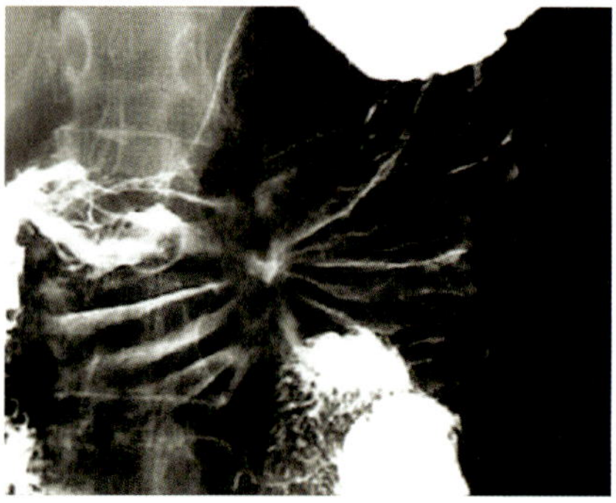

그림 3-9 Malignant gastric ulcer. fold가 불규칙적이다

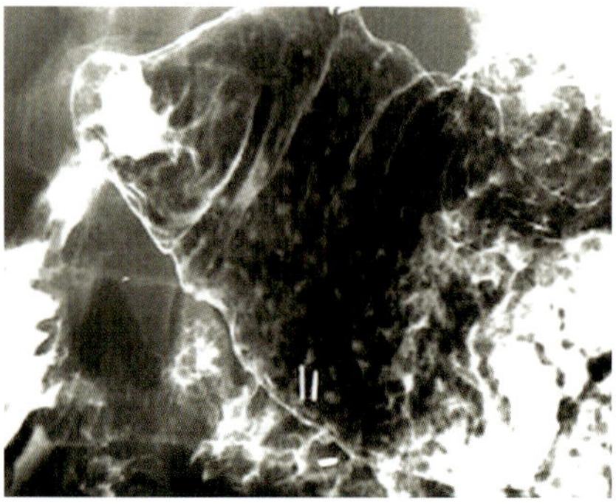

그림 3-10 NSAID induced ulcer 사진

2) 내시경

(1) 상부위장관 검사 중 민감도와 특이도가 가장 높다.

(2) 방사선학적으로 너무 작거나 불분명한 병변에 대한 검사에 유용

(3) 위궤양의 악성 종양 및 *H. pylori* 감염 감별 : 생검 가능

(4) 궤양 부위 출혈 확인

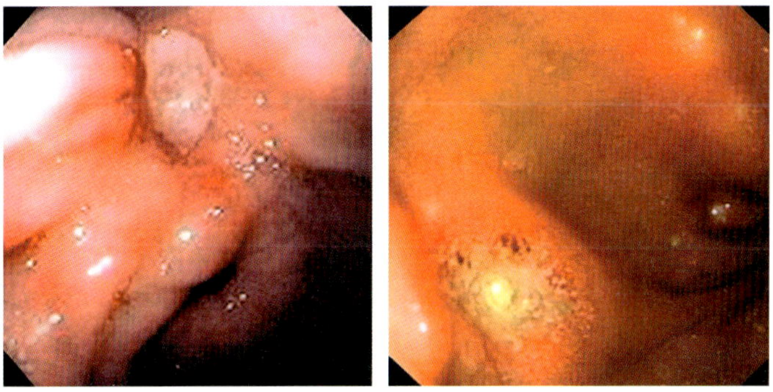

그림 3-11 Gastric ulcer와 duodenal ulcer

3) *H. pylori* 감염의 진단

표 3-1 Tests for detection of *H. Pylori*

검사		민감도/특이도(%)	Comments
침습적 (endoscopy /biopsy required)	급속요소분해효소검사 (rapid urease test)	80～95/95～100	간편, PPIs, antibiotics, or bismuth compounds를 최근 사용시 위음성
	조직검사	80～90/>95	병리학적 처리과정 및 염색과정이 필요 ; 조직학적 정보 제공
	배양	–/–	비싸고, 시간이 오래 걸림, 검사자의 경험 필요 ; 항생제의 감수성 정보 제공
비침습적	혈청학적 검사	>80/>90	값 싸고 편리, 초기 follow-up에 사용 못함
	요소호기검사 (urea breath test)	>90/>90	간편, 빠름 ; 초기 follow-up에 사용 ; 최근 치료에 위음성 결과 ; 저용량의 방사선에 노출(^{14}C test)
	대변내 항원	>90/>90	값싸고 편리

cf. 실제 임상에서 배양법은 잘 사용되지 않는다.

(1) Rapid urease test(CLO test)

kit에 phenol red가 있어 urease에 의해 pH가 올라가면 붉은색으로 변하는 것을 확인할 경우 진단

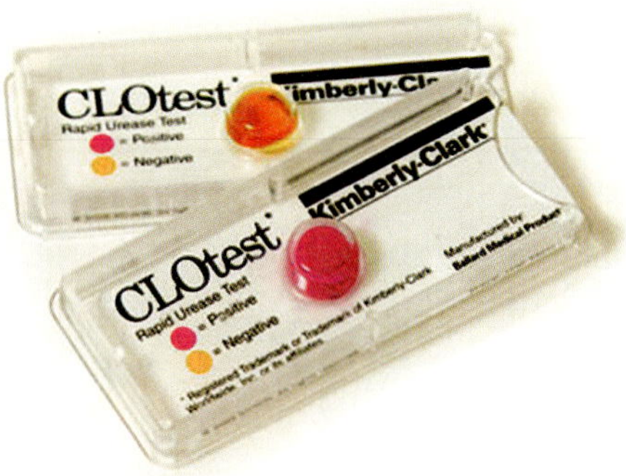

그림 3-12 CLO test

(2) 요소 호기 검사(Urea breath test)

① ^{14}C labelling urea를 먹으면 위에 있는 *H. pylori*의 urease가 ammonia와 CO_2로 분해하면 호기 시 $^{14}CO_2$를 측정하여 *H. pylori* 진단

② 제균 치료 4주 후 제균 여부 확인을 위해 주로 사용

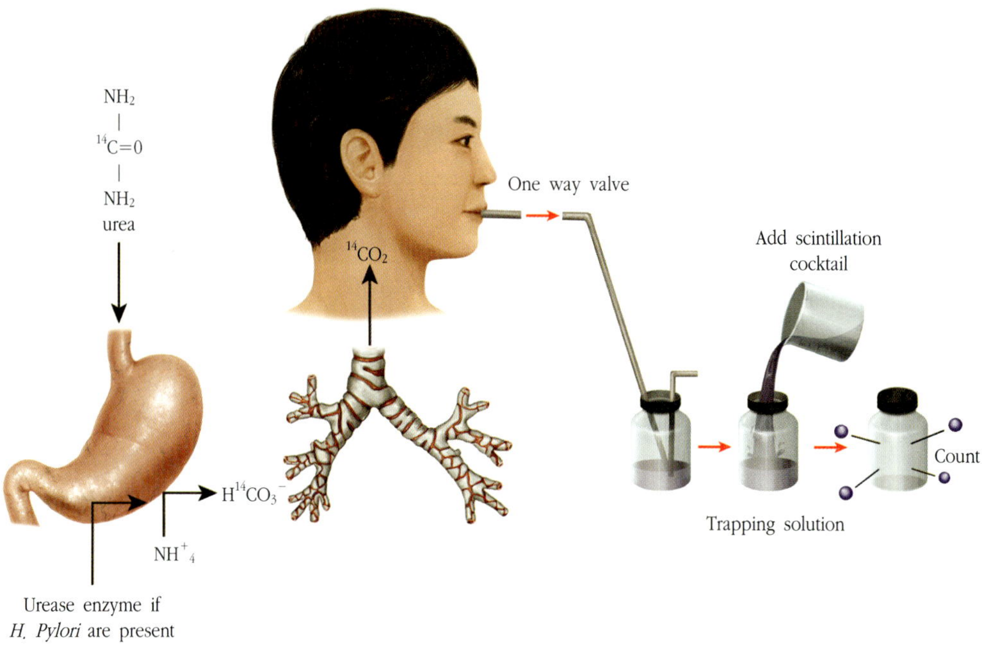

그림 3-13 Urea breath test

(3) 치료되지 않는 소화성 궤양은 Zollinger-Ellison disease를 반드시 감별해야 하며, aspirin이나 NSAID 복용 여부를 확인

여기서 잠깐!!

• 소화성 궤양 질환과 임상적으로 유사한 질환이 많아서 증상만으로 진단적 가치는 부족하며, 우선 방사선학적으로나 내시경적으로 궤양의 유무를 직접 확인하는 것이 중요하며, 위궤양이 있을 경우 반드시 조직검사를 시행하여 악성과 감별해야 한다. 45세 이하의 건강한 환자의 경우 확진 없이 경험적 치료를 먼저 실시하기도 한다.

4) 감별진단

(1) Non-ulcer dyspepsia(NUD, Functional dyspepsia)

① 상복부 불편감이 있을 경우 가장 흔히 진단하게 됨

② 상복부 동통을 호소하지만 내시경상 궤양이 발견되지 않은 경우

③ 기능성 소화불량증으로 알려져 있다.

(2) 그 밖에 근위 위종양, GERD, 혈관 질환, 췌담도 질환, 위십이지장 크론병이 소화성 궤양과 비슷한 증상을 나타낸다.

8 합병증

1) 출혈

(1) 가장 흔함, 환자의 15%에서 발생

(2) 60세 이상의 고령 환자에서 호발(NSAID 사용 증가 때문)

(3) 출혈 환자의 20% 이전에 별다른 증상을 느끼지 못한다.

2) 천공

(1) 두번째로 흔함, 환자의 6~7%에서 발생

(2) 고령에서 호발(NSAIDs 사용의 증가 때문)

(3) Penetration

① 천공의 일종, 궤양이 주변 장기로 터널을 형성한 것

② 십이지장 후벽 궤양 → 췌장 관통하여 췌장염을 일으킨다.

③ 위궤양 → 간좌엽 or gastrocolic fistula를 형성하기도 한다.

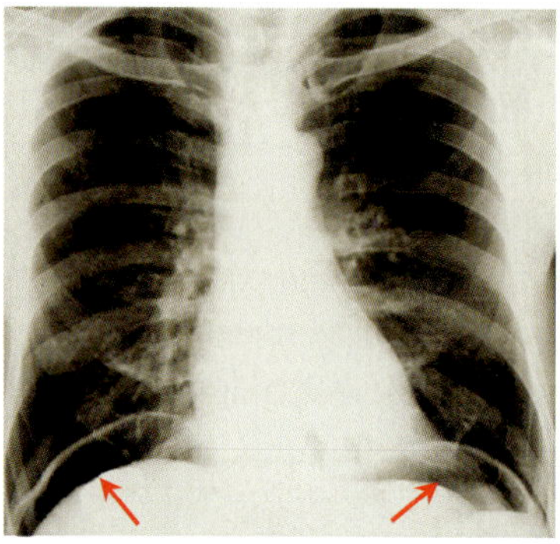

그림 3-14 천공 환자의 chest PA에서 보이는 free air

3) 위장관 협착/폐쇄

(1) 가장 낮게 보고되는 합병증, 환자의 1~2%에서 발생

(2) Pylorus 근처에서 염증과 부종에 의해 상대적 협착 가능 : 궤양 치유 시 호전

(3) Scar에 의해 물리적 협착 : 내시경적 풍선 확장술이나 수술적 치료 필요

(4) 이른 포만감, 구역, 구토, 식후 복통, 체중감소 등이 나타날 경우 의심

9 치료

1) 치료 원칙

(1) 소화성 궤양이 진단되면 *H. pylori* 감염 혹은 NSAIDs 복용 여부를 확인

(2) *H. pylori* 감염이 있다면 **NSAIDs 사용여부에 관계없이 3제 요법을 14일 동안 사용**하고 이후에도 산분비 억제제를 총 4~6주 사용

(3) **치료 종료 4주 후 Urea Breath test로 제균 여부 확인**(1주일 전 PPI 중단)
cf. 혈청학적 검사는 항체 역가가 천천히 떨어져 부적합

(4) **Refractory ulcer : 12주(위궤양), 8주(십이지장궤양)간의 치료에도 반응하지 않는 경우,** 다음과 같은 상황을 꼭 배제해야 한다.

① Poor compliance, 지속된 *H. pylori* 감염

② NSAIDs 사용 여부를 감별

③ 흡연

④ GU의 경우, 악성을 의심

⑤ Gastric hypersecretoty state를 고려(ZES에 대한 검사)

- 90% 이상의 Refractory ulcer의 경우 고용량의 PPI로 8주 치료 후 호전됨
- 드문 원인 : ischemia, Crohn's disease, amyloidosis, sarcoidosis, lymphoma, eosinophilic gastroenteritis, infection(CMV, Tb, syphilis)

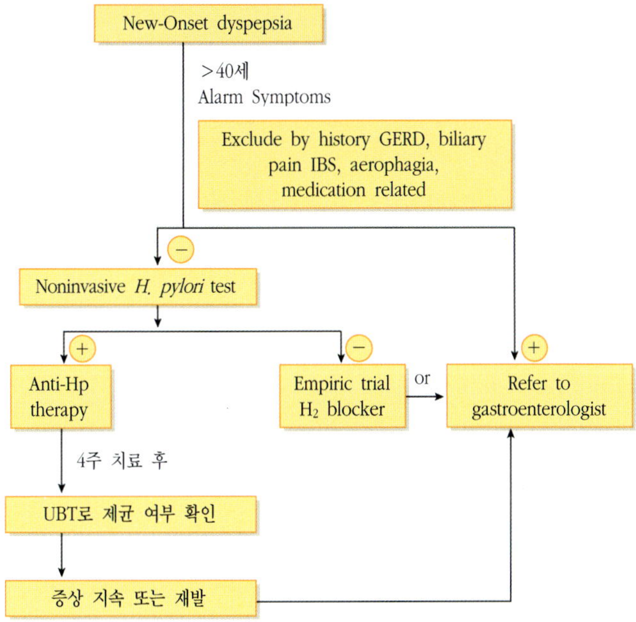

그림 3-15 New onset Dyspepsia의 치료

2) 내과적 치료

(1) 위산 중화, 억제제

① 제산제(antacid)

- 산분비 기전이 밝혀지기 전까지 주로 사용된 약제
- 주치료제로는 거의 사용되지 않으며, 현재 증상 완화를 위해서만 사용
- Aluminum hydroxide(Cx. 변비, 저인산혈증)과 magnesium hydroxide(Cx. 무른변)의 혼합제제가 가장 흔하게 사용

  cf. 만성 신부전환자에서 사용주의 : chronic neurotoxicity(aluminum의 독성)와 hypermagnesemia 있음
- Calcium carbonate(Cx. milk-alkali syndrome ; hypercalcemia, hyperphosphatemia with possible renal calcinosis and progression to renal insufficiency)
- Sodium bicarbonate(Cx. 전신적인 alkalosis)

② **H_2 receptor antagonist**

- 현재 사용되는 4가지 약 : cimetidine, ranitidine, famotidine, nizatidine
  - 정확한 용량을 사용할 때에는 비슷한 궤양 치료 효과를 보인다.
  - 현재 *H. pylori* 제균제와 더불어 활동성 궤양 치료용으로 주로 사용

- Cimetidine
  - 궤양 치료에 사용된 첫 H_2 수용체 길항제
  - 장기간 고용량 사용 시 남성 호르몬 억제에 의한 gynecomastia, impotence 등의 부작용
  - cytochrome P450의 억제 : warfarin, phenytoin, theophylline 사용 시 주의
  - 그 밖에 confusion, 간수치 상승, serum Cr과 prolactin의 상승
- Ranitidine, Famotidine, Nizatidine
  - Cimetidine보다 더욱 강력한 H_2 수용체 길항제
  - 궤양 예방 목적 : 매일 취침 전 1회 복용
- H_2 blockers에 대한 tolerance 발생할 수 있다(PPI에서는 rare).
- 이 외에도 가역적으로 pancytopenia, neutropenia, anemia, thrombocytopenia가 0.01~0.2%의 유병률로 발생할 수 있다.

③ **Proton pump inhibitors(PPI)**

- Omeprazole, esomeprazole, lansoprazole, rabeprazole, pantoprazole, dexlansoprazole
  - H^+, K^+-ATPase에 결합하여 비가역적으로 위산분비 억제
- 산분비의 모든 phase 억제 가능
- 투여 2~6시간 뒤에 최대 효과, 3~4일간 효과 지속
- 1주일 사용 시 95% 이상 산분비 억제
- 아침 식사 전에 투여하는 것이 효과적(펌프가 가장 활성화되기 때문)
- 부작용
  - 중등도의 hypergastrinemia : 위산분비 저하에 따른 negative feedback으로 발생 → serum gastrin level은 약 중단 1~2주 후에 정상화
  - 동물실험에서 carcinoid 발생, 사람에서는 증명되지 않았다.
  - Intrinsic factor 생성 억제, but Vit. B_{12} deficiency anemia는 드물다.
  - Ketoconazole, ampicillin, iron, digoxin의 흡수 방해
  - Omeprazole, lansoprazole에서만 cytochrome P450 억제, 그 임상적 의미에 대해서는 아직 밝혀지지 않았으나 theophylline, warfarin, diazepam, atazanavir, phenytoin 등의 약제사용 시 주의를 요한다.
  - 장기간 사용 시 지역사회획득폐렴, C. difficile infection 발생 증가 (아직 연관관계가 확실하지는 않지만 노인에서 장기간 사용 시 주의)

여기서 잠깐 !!

- 고용량 PPI 치료 시 blood clot 안정 및 재출혈 감소시키지만 mortality는 개선시키지 못함

④ 새로운 산분비 억제제

- Tenatoprazole
  - 화학구조에서 benzimidazole ring 대신에 imidazopyridine ring
  - 다른 PPI보다 반감기가 길어서 야간 산분비 억제에 효과
- Potassium-competitive acid pump antagonist(P-CABs)
  - potassium과 경쟁적으로 결합해서 산분비 억제

(2) 위점막 보호제

① Sucralfate

- Complex sucrose로써 hydroxyl groups이 aluminum hydroxide, sulfate로 치환된 것
- 작용 기전
  - 물리화학적 방벽
  - EGF 등의 성장인자와 결합하여 성장을 촉진, prostaglandin 합성 촉진, 점액과 중탄산염의 분비를 증가, 점막의 방어작용과 회복 촉진
- 심각한 부작용이 드물고, 2~3%에서 변비, 아주 드물게 bezoar나 저인산혈증 일으킨다.
- 만성 신부전 환자에서 aluminum에 의한 neuro-toxicity

② Bismuth

- Colloidal bismuth subcitrate(CBS), bismuth subsalicylate(BSS) 제제가 사용
- 작용 기전은 정확하지 않다.
- *H. pylori* 제균에 효과가 있다.
- 단기간 사용에 의한 부작용 : black stool, constipation, darkening of the tongue
- 장기간 사용 시 neuro-toxicity 유발 가능

③ Prostaglandin analogues

- 점막의 방어기전과 회복을 증가
  - 점막의 중탄산염 분비를 증가
  - 점막의 혈액 순환의 증가
  - 점막세포의 탈락 감소
- 10~30%에서 설사
- 자궁수축과 출혈 일으키므로 임신이 의심될 경우 사용하지 말 것

표 3-2 Regimens recommended for eradication of *H. pylori* infection

Drug	Dose	Drug	Dose
Triple Therapy		**Quadruple Therapy**	
1. Bismuth subsalicylate *plus*	2 tablets qid	Omeprazole(lansoprazole)	20mg(30mg) daily
Metronidazole *plus*	250mg qid	Bismuth subsalicylate	2 tablets qid
Tetracycline	500mg qid	Metronidazole	250mg qid
2. Ranitidine bismuth citrate *plus*	400mg bid	Tetracycline	500mg qid
Tetracycline *plus*	500mg bid		
Clarithromycin or metronidazole	500mg bid		
3. Omeprazole(lansoprazole) *plus*	20mg bid(30mg bid)		
Clarithromycin *plus*	250 or 500mg bid		
Metronidazole or	500mg bid		
Amoxicillin	1g bid		

(3) *H. pylori*의 제균 치료

① **H. pylori 제균 치료의 적응증**

- *H. pylori* 감염자 중 소화성 궤양을 진단 받은 사람
  - 궤양의 time of presentation이나 증상의 심한 정도, 궤양의 원인등과 무관
  - 궤양이 완치되었어도 치료하는 것을 권장!
- 과거의 확실하게 진단된 PUD와 더불어 혈청학적 혹은 호흡검사로 *H. pylori*가 증명된 경우
- Gastric MALT lymphoma의 반수에서 *H. pylori* 제균 만으로 완치 가능
- 조기위암을 내시경적으로 절제한 환자

② 치료 기간 : 병합요법 14일이 가장 효과적

③ *H. pylori* 제균의 가장 큰 목적은 궤양의 재발 방지에 있다.
재발성 궤양 출혈의 빈도도 낮추지만, 천공에 대한 효과는 확실치 않다.

④ 치료요법(3제 요법 & 4제 요법)

⑤ 내성균

- 순응도가 좋은 환자에서 치료 실패의 가장 중요한 원인
- Metronidazole, clarithromycin, amoxicillin, tetracycline에 대한 내성균 발견
- Amoxicillin, tetracycline의 내성균은 드물다.
- Metronidazole 내성 : 북아메리카는 30%, 개발도상국은 80%(내성은 높지만 3제 요법으로 50% 이상 치료)
- 배양 및 감수성 검사를 항상 하지는 않는다.

⑥ 3제 요법으로 치료 실패 : 대개 내성균 때문

- 다음단계로 4제 요법을 실시!
- Pantoprazole + Amoxicillin + Rifabutin × 10일 : 효과적(86% cure rate)

- 2nd line therapy
  - Levofloxacin + Amoxicillin + PPI×10일
  - Furazolidone + Amoxicillin + PPI×14일
- 2nd line 치료까지 실패한 경우 : 배양 및 감수성 검사 실시

⑦ 성공적인 제균 치료가 끝나고 6개월 이내에 다시 발생될 경우 재감염보다는 재발의 가능성이 높다.

(4) NSAID-related gastric or duodenal injury의 치료

① 원인 약제 중단, 산분비 억제제를 한 가지 사용(H_2 blocker or PPI)

② NSAID의 사용 여부와 관계없이 궤양을 치유하는 것은 PPI가 유일하다.

표 3-3 Recommendations for treatment of NSAID-related mucosal injury

Clinical setting		Recommendation
Active ulcer	NSAID 끊을 수 있을 때	H_2 receptor antagonist or PPI
	NSAID 계속 사용할 때	PPI
예방적 치료		Misoprostol PPI Selective COX-2 inhibitor
H. pylori 감염		Active ulcer가 있거나 PUD의 과거력이 있을 경우 제균치료

③ NSAID 유발 궤양의 예방
- 유발 약제 중단
- Misoprostol(200μg qid), PPI, High-dose H2 blockers(famotidine, 40mg bid)
- 선택적 COX-2 억제제
  - cardiovascular events 증가와 관련
  - COX-2 억제제와 저용량의 aspirin을 같이 사용하면 COX-2 억제제의 소화기 합병증 예방 이점이 감소 → gastric protection 필요

표 3-4 Guide to NSAID Therapy

	No/Low NSAID GI Risk	NSAID GI Risk
No CV risk (no aspirin)	Traditional NSAID	Coxib 또는 Traditional NSAID+PPI or misoprostol Non-NSAID therapy 고려
CV risk (aspirin 고려시)	Traditional NSAID+PPI or misoprostol Non-NSAID therapy 고려	Traditional NSAID 처방시에는 gastroprotective agent를 추가해야 함 Non-NSAID therapy 고려

3) 외과적 치료

(1) 외과적 치료의 적응증

① 내과적 치료에 반응하지 않는, 재발성 소화성 궤양 질환

② 궤양과 관련된 합병증이 있는 경우

- 출혈 : 일부에서 내시경적 치료 또는 수술 필요
- 천공 : 십이지장 궤양(bulb), 위궤양(lesser curvature)
- 협착/폐쇄 : 기계적 폐쇄의 경우 풍선 확장술 필요

(2) 십이지장 궤양의 수술

※ Elective setting에서는 highly selective vagotomy가 choice

※ Prepyloric ulcer, 내과적 치료에 반응이 없는 궤양은 재발위험이 높으므로 vagotomy with antrectomy가 더 좋다.

① Vagotomy and drainage

- 산분비 감소 및 cholinergic input 제거
- Gastric atony 초래하기 때문에 drainage가 필요 (pyloroplasty, gastroduodenostomy, gastrojejunostomy)

② Highly selective vagotomy

- Parietal cell이 위치한 부위로 가는 미주신경만 절단
- 시간이 지나면서 산분비는 회복된다.
- 궤양 재발률은 높지만 합병증은 가장 적다.

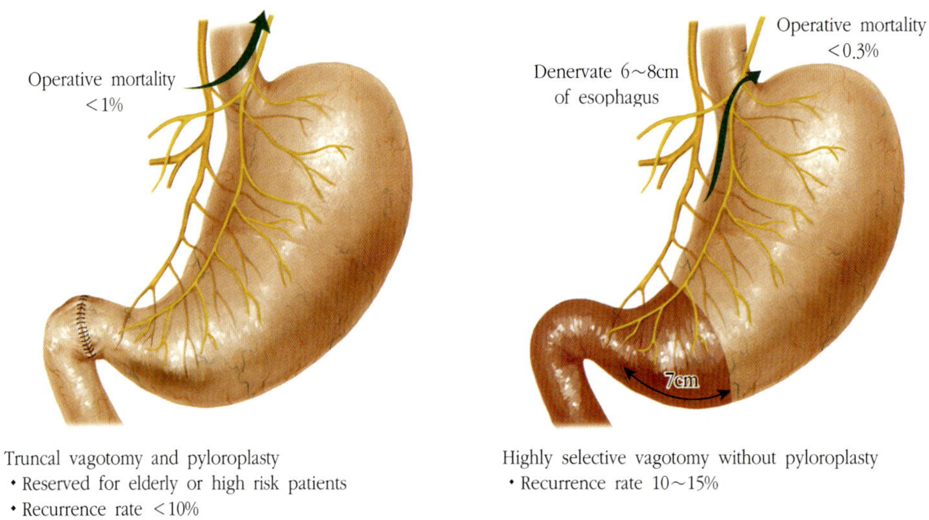

그림 3-16 Truncal vagotomy vs. Highly selective vagotomy

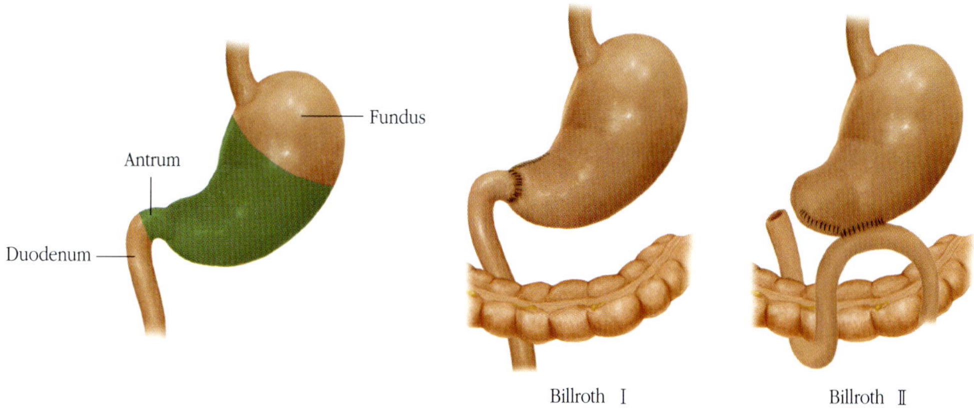

그림 3-17 Billroth Ⅰ, Billroth Ⅱ

③ Vagotomy(truncal or selective) with antrectomy

- 궤양 재발률은 가장 낮지만(1%) 수술 합병증이 가장 많다.
- Antrectomy : gastrin 분비 세포를 제거
- Gastroduodenostomy(Billroth Ⅰ), Gastrojejunostomy(Billroth Ⅱ), Billroth Ⅰ이 Ⅱ보다 선호됨

(3) 위궤양의 수술

① Antral ulcer : antrectomy(ulcer를 포함) with Billroth I anastomosis가 choice vagotomy는 DU가 있을 경우에만 한다.

② 궤양 절제+vagotomy+drainage : 궤양 재발률이 높아 선호되지 않는다.

③ E-G junction 부근

Subtotal gastrectomy with Roux-en-Y esophagogastrojejunostomy

표 3-5 Surgical option for gastric ulcer

Type	Location	Incidence	Treatment of choice	Comments
Ⅰ	Body(lesser curve)	55～60%	Antrectomy(Billroth Ⅰ)	Ulcer resected with specimen. Mortality/recurrence rate aof 2% Highly selective vagotomy & ulcer excision is a less optimal approach
Ⅱ	In association with duodenal ulcer	20～25%	Vagotomy and antrectomy	Acid reduction and ulcer excision accomplished
Ⅲ	Prepyloric	20%	Vagotomy and antrectomy	Behaves like duodenal ulcer
Ⅳ	High-lying near gastroesophageal junction	<5%	Resection and esophagogastrojejunostomy(Cse ndes)	More common in South America

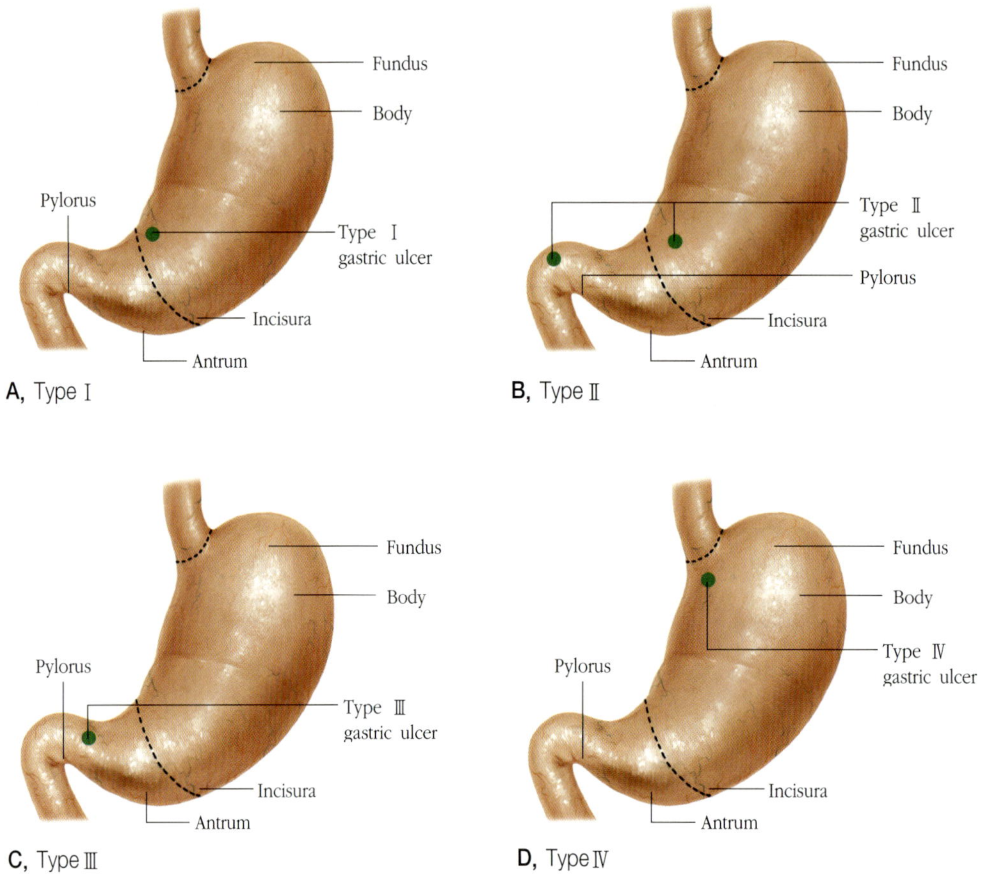

그림 3-18 위궤양의 Type

(4) 수술 후 합병증

① **궤양의 재발**

- 접합부위(anastomosis)에서 주로 재발
- 원인 : incomplete vagotomy, inadequate drainage, retained antrum, *H. pylori* infection, ZES, NSAIDs use
- *H. pylori* 감염과 NSAIDs 사용을 먼저 감별한 후 공복 gastrin 검사
  - gastrin level 상승 : retained antrum or ZES 의심
  - secretin 투여 : ZES는 gastrin 증가, retained antrum은 변화 없음
- Gastric acid analysis + sham feeding : incomplete vagotomy 감별검사
  - Cephalic phase가 vagus n. 통해 산분비가 되는 것을 이용
  - Sham feeding에서 산분비가 증가하거나 30분 내에 혈청 pancreatic polypeptide가 50% 이상 증가할 경우 vagus nerve가 intact 함을 의미

- 치료
  - H_2-blocker, PPI(내과적 치료에 70~90% 호전)
  - 재수술(내과적 치료에 반응이 없는 경우)

② 수입각증후군(**Afferent loop syndrome**) : Billroth Ⅱ 수술 후 발생

- Bacterial overgrowth
  - 음식물 저류에 의해 발생
  - 증상 : 식후 복통, 복부 팽만감, 설사(Vit. B_{12}, 지방 흡수 장애 동반)
  - 치료 : 항생제, 반응 없을 경우 수술
- 담즙 및 췌액의 불완전한 배출(부분적인 폐쇄로 인해 발생)
  - 증상 : 식후 20~60분에 발생하는 복통, 복부 팽만감, 담즙이 섞인 구토 후 복통 및 팽만감 완화
  - 치료 : 식이 조절, 반응 없을 때 수술

③ 덤핑 증후군(**Dumping syndrome**)

- **정의** : 위의 일정 부분이 절제되어 정상적인 pyloric sphincter mechanism이 소실된 후에 음식 섭취에 따라 일어나는 일련의 symptom
  - Vagotomy and drainage 후에 발생(특히 Billroth 수술 후)
  - GI symptom + vasomotor symptom
- 조기 덤핑증후군(**Early dumping syndrome**) : **식후 15~30분 이내**
  - 기전 : **소장으로 고삼투성의 음식물이 빠르게 내려가면서 혈장에서 소화관 내강으로 체액이 이동하면서 acute intestinal distension 및 plasma volume 감소에 의한 autonomic response 발생**
  - **증상**
    - GI Sx : 쥐어짜는 듯한 복통, 구역, 설사, 트림
    - Vasomotor Sx : 두근거림, 빈맥, 발한, 어지러움
- 후기 덤핑증후군(**Late dumping syndrome**) : **식후 90분~3시간 이후**
  - 기전 : 소장으로 당이 포함된 음식물이 빠르게 내려가면서 **갑작스런 인슐린 분비로 인해서 저혈당이 유발됨**
  - 증상

    Vasomotor Sx : 어지러움, 발한, 두근거림, 빈맥, 실신 등
- 치료
  - 식이조절
  - 소량씩 자주 먹기
  - 탄수화물을 줄이고, 단백질과 지방을 늘림

- 식사시 물 섭취 제한
- 지사제, 항콜린제 : 식이조절에 보조적으로 사용
- guar & pectin : 소화관내 점도 증가
- Acarbose(α-glucosidase inhibitor) : 탄수화물 소화를 지연
- Octreotide(somatostatin analogue)

④ 미주신경절제술 후 설사(**Postvagotomy diarrhea**)

- Truncal vagotomy 후 10% 정도에서 발생, 식후 1~2시간 내 발생
- 장의 운동성 이상으로 영양소 흡수 장애, 담즙산↑, luminal factor↑료
- 치료 : Diphenoxylate, loperamide, 심한 경우 cholestyramine

⑤ **Bile reflux gastropathy(alkaline reflux gastropathy)**

- 증상 : 복통, 조기 포만감, 구역/구토, **구토 후에도 증상 지속됨**

  cf. **Afferent loop syndrome** : **구토 후 증상 완화**
- 진단 : 내시경 하 점막조직검사, ^{99m}Tc-HIDA scintigraphy, alkaline challenge test(NaOH를 위내 주입하여 증상 유발)
- 치료 : 위장운동 촉진제(prokinetic agent), Cholestyramine, Sucralfate
- 치료에 반응하지 않을 경우 Roux-en-Y gastrojejunostomy

⑥ **Maldigestion & malabsorption**

- Vit. B_{12} 흡수장애
- 철결핍성 빈혈
- Vit. D, Ca의 흡수 장애

⑦ **Gastric adenocarcinoma**

관련 질환

1 Zollinger－Ellison syndrome(ZES)

1) 정의

Non-β cell endocrine tumor(gastrinoma)에 의한 unregulated gastrin에 의해 위산이 과다하게 분비됨에 따라 소화성 궤양이 발생하는 것

2) 역학

(1) 소화성 궤양을 주소로 내원하는 환자의 0.1～1%

(2) 남>여, 대부분 30～50대에 진단

(3) 산발적으로 발생하거나(더욱 흔함), 다발성 내분비 종양(MEN type Ⅰ)과 연계되어 나타난다.

3) 병태생리

(1) Gastrin의 과다분비

① Parietal cell의 gastrin receptor에 작용

② ECL세포로부터 histamine 분비를 유도

③ 위 상피세포를 비후시킨다.

(2) 위산분비증가는 궤양뿐만이 아니라, 미란성 식도염과 설사를 유발

4) 종양의 분포

(1) 대부분 췌장에 존재하지만, 췌장 외의 것들도 있다.

(2) 췌장 외 gastrinoma는 80%가 다음의 가상의 삼각형 안에 존재

① cystic duct와 common bile ducts가 만나는 곳 위쪽

② 십이지장의 2nd와 3rd portions의 연결부위 아래쪽

③ 췌장의 neck과 body의 연결부위 내측

(3) 췌장 외 gastrinoma의 50～75%가 십이지장에서 발생! m/c
췌장에서 발생하는 종양보다 작고, 천천히 자라고, 전이가 적다.

(4) 위, 뼈, 난소, 심장, 간, 림프절에도 생길 수 있다.

(5) 60% 이상이 악성, 30～50%가 발견 당시 다발성 or 전이된 상태

5) 임상양상

(1) Acid hypersecretion에 의한 증상

① **PUD : 가장 흔한 증상**(gastrinoma 환자의 >90%에서 보임)

② **Gastrinoma를 의심해야 하는 clinical situations**

- 임상적으로 흔하지 않은 부위의 궤양(십이지장의 2nd portion)
- 내과적 치료에 반응하지 않는 궤양
- 수술 후 재발성 궤양
- 출혈, 천공, 폐쇄 등의 합병증이 동반된 경우
- Ulcer 환자에서 *H. pylori* 감염이나 NSAID의 사용병력이 없는 경우

③ ZES의 2/3에서 다양한 형태의 식도질환 가능(식도염, 협착, 바렛식도 등)

(2) 설사 : gastrinoma 환자의 50%에서 발생(2번째로 흔함)

① 궤양과 동반되는 경우가 많으나, 그렇지 않을 수도 있다.

② 다양한 기전

- 소장에서의 부피 증가
- 췌장 효소의 산에 의한 불활성화
- 장 상피가 산에 의해 손상 받음(경한 흡수 및 소화장애 동반가능)

③ 분비성 설사도 가능

- Gastrin이 장세포에 직접적으로 자극을 가한다.
- Vasoactive interstitial peptide 등이 종양에서 분비되어 설사 일으킨다.

(3) MEN I 동반

① Gastrinoma의 약 25%에서 MEN I 증후군을 동반한다.

② 상염색체 우성질환으로 다음의 세 가지 기관을 침범한다(PPP).

- Parathyroid glands(80~90%)
- Pancreas(40~80%)
- Pituitary gland(30~60%)

③ 이 중 hyperparathyroidism에 의한 hypercalcemia는 위산 분비를 증가시키므로 부갑상선 기능이 정상으로 돌아오고 혈청 칼슘이 정상화되면 gastrin level과 위산분비 감소된다.

④ MEN I이 동반된 ZES의 경우

- 일반 gastrinoma환자보다 gastric carcinoid 발생이 증가
- Gastrinoma의 size가 작은 경향
- 다발성이며, 십이지장에 잘 생긴다.

⑤ 환자 가족의 유전 상담이 필요하며, 수술 여부를 결정하는 중요한 요인

6) 진단

(1) 공복 Gastrin level을 측정

① 다음과 같은 경우 ZES 의심

꼭 알아둡시다!!

공복 Serum gastrin level을 측정해야 할 때

- 다양한 부위의 궤양
- 흔하지 않은 부위의 궤양; 심각한 식도염과 관련 ; 잦은 재발로 치료에 잘 듣지 않음 ; NSAID 복용이나 *H. pylori* 감염없이 궤양이 발생하였을 경우
- 수술을 기다리는 궤양 환자
- Peptic ulcer disease의 광범위한 가족력
- 수술후 재발성 궤양
- Basal hyperchlorhydria
- 설명할 수 없는 설사나 지방변
- Hypercalcemia
- Pancreatic islet, pituitary 또는 parathyroid tumor의 가족력
- Gastric 또는 duodenal folds가 두드러져 있을 때

② Gastrin level의 정상치는 <150pg/mL!

Gastrin level이 >150~200pg/mL에서 gastrinoma를 의심할 수 있다. 임상적으로 의심될 경우 반복적으로 공복 gastrin level을 확인한다.

③ Hypergastrinemia를 일으키는 질환(감별진단)

- Gastric hypochlorhydria or achlorhydria(the most frequent), with or without pernicious anemia
- Retained gastric antrum
- G cell hyperplasia
- Gastric outlet obstruction
- Renal insufficiency
- Massive small-bowel obstruction
- Rheumatoid arthritis
- Vitiligo
- Diabetes mellitus
- Pheochromocytoma
- 궤양환자에서 antisecretory drug을 쓰는 경우
- *H. pylori* 감염

(2) 위산 분비 기능의 측정(생화학적 검사)

① 위산 분비의 감소가 확인되면 더 이상의 검사는 필요 없으나, 증가되거나 정상일 경우 추가적 검사를 요한다.

② 산분비 측정 방법

- Basal Acid Output(BAO) : ≥15mEq/h에서 의심(정상 <4mEq/h)
- Pentagastrin을 투여한 후(maximum acid output, MAO) BAO/MAO의 비가 0.6 이상인 경우에 ZES 강력하게 의심, 그러나 <0.6mEq/h도 배제할 수 없다.
- Gastiric pH>3일 경우 gastrinoma를 배제할 수 있다.

(3) Gastrin provocation test ; hypergastrinemia의 원인 감별하기 위해

① Secretin stimulation test(most sensitive & specific), calcium infusion study

② Secretin stimulation test : Secretin 주사 15분에 gastrin ≥120pg로 증가하면 ZES(>90% sensitivity and specificity)

③ Calcium infusion study : 민감도/특이도가 낮고 부작용 가능성 높아 시행 안함

7) 종양의 위치 확인

(1) 내시경초음파

① 5mm 이하 종양까지 볼 수 있다.

② 췌장내의 작은 종양 및 주위 림프절과 혈관 침범 관찰 가능하다.

③ 십이지장의 종양은 민감도가 떨어진다.

(2) Octreoscan

① 세포 표면에 somatostatin에 대한 receptor 발현하는 내분비 종양에 이용

② Somatostatin 유사체인 ^{111}In-pentreotide를 사용

③ 민감도와 특이도 >85%

(3) 50%의 환자가 진단 당시 전이로 확인 : 치료의 관심사는 위산감소가 아니라, 수술적 치료의 여부를 확인하는 것!

① 생화학적 검사로 gastrinoma를 진단

② CT, MRI, octreoscan 촬영하여 전이여부 판단

③ 전이가 배제될 경우에 진단적 개복술에서 수술중 초음파를 하거나 EUS 시행하여 localization(일부 환자에서 동맥 내 secretin 주입하여 종양의 위치확인)

8) 치료

내분비 종양의 치료는 호르몬 과다분비에 의한 증상 및 징후의 호전과 종양의 외과적 절제 그리고 종양의 성장을 막는 것!

(1) 내과적 치료

① PPI(TOC) : 가장 좋은 치료제로서 위전절제술의 필요성을 감소시킨다.
초기용량 : GERD나 PUD에서 쓰는 용량보다 고용량

② Octreotide : PPI의 보조치료제로 사용
somatostatin receptor 가진 환자에서 사용되며 고용량의 PPI로 조절되지 않는 peptic symptom에 이용

(2) 수술 : 수술의 궁극적 목표는 완치
산발성 gastrinoma에서는 10yr survival이 34%까지 향상되었으나 MEN Ⅰ이 동반된 경우 5yr survival이 6% 이하로 감소

(3) 전이성 내분비 종양의 치료

① Chemotherapy(streptozotocin, 5-fluorouracil, and doxorubicin), IFN-α 그리고 hepatic artery embolization 등이 있으나 효과는 좋지 않은 편이다.

② ^{111}In-pentetreotide가 치료에 사용되나 더 많은 연구 필요(내분비계 종양이 somatostatin receptor를 세포 표면에 발현하는 것을 이용)

③ 연구 중인 치료법 : radiofrequency or cryoablation of liver lesions, VEGF receptor pathway block(bevacizumab, sunitinib)

(4) 좋은 예후 인자

① Primary duodenal wall tumors

② Isolated lymph node tumor

③ Undetectable tumor upon surgical exploration

(5) 나쁜 예후 인자

① Shorter disease duration

② Higher gastrin levels($>$10,000pg/mL)

③ Large pancreatic primary tumors($>$3cm) : 십이지장이 원발병소일 때는 좋은 예후

④ 전이성 병변(림프절, 간, 뼈)

⑤ Cushing's syndrome

⑥ 간전이 병변의 빠른 성장

2 Stress related mucosal injury

1) 개요

(1) Shock, sepsis, 심한 화상, severe trauma, head injury와 같은 질환들은 acute erosive gastric mucosal changes 또는 frank ulceration with bleeding을 일으킨다.

(2) 주로 위산이 분비되는 부위 즉 fundus와 body에서 일어난다.

(3) 가장 흔한 증상은 G-I bleeding

① 그 양이 적은 편이나 간혹 생명을 위협할 정도의 양도 가능

② Mechanical ventilation이나 coagulopathy가 있을 경우 출혈 위험(48~72h 이내)

2) 발생기전

(1) 조직학적으로 염증이나 *H. pylori*가 검출되지 않는다.

: 'gastritis'이라는 단어는 잘못된 명칭

(2) Mucosal ischemia와 정상적 방어기전의 장애가 중요한 발생기전

(3) 위산 분비 증가되는 경우

① Head trauma 이후 stress ulceration : Cushing's ulcer

② Severe burn 이후 : Curling's ulcer

여기서 잠깐 !!

• Cushing's ulcer : 머리가 '쿵'하니 cushing, Curling's ulcer : 불에 그을리니 curl(곱슬)-ing

3) 치료

(1) 중환자 치료 기술의 발전으로 스트레스 관련 궤양으로 인한 출혈의 빈도는 의미 있게 감소함

(2) 예방적 치료에 대한 관심 증가

High risk patient에서 실시한다.

: 기계환기 환자, multi-organ failure, coagulopathy, severe burns 등

① H_2 blockers, liquid antacids, Sucralfate를 이용해 pH 3.5 이상으로 유지

- H_2 blocker(continuous infusion) : tolerance 발생
- Liquid antacids(2~3시간마다) : gastric tube 필요, 설사와 전해질 장애 유발할 수 있다.
- Sucralfate(4~6시간마다 1g) : gastric tube 필요, 변비나 aluminum toxicity, 흡인성 폐렴 가능성

② **PPI : 예방적 요법의 treatment of choice**

- 경구 PPI 혹은 IV pantoprazole

③ 그럼에도 출혈 지속될 경우 : 내시경적 치료, vasopressin 동맥투여, 혈관색전술

④ 모두 실패할 경우 : 수술(Total gastrectomy > antrectomy)

3 위염(Gastritis)

- 조직학적으로 위점막에 염증이 있는 상태
- 내시경상의 mucosal erythema를 의미하는 것이 아니며, 소화불량과 바꾸어 쓸 수 있는 말도 아니다.
- 조직 소견, 임상적인 복부증상, 내시경적 소견이 매우 다르다.
  → "위염의 전형적인 임상상은 없다!!"

표 3-6 Gastritis의 분류

Ⅰ. 급성 위염	Ⅱ. 만성 위축성 위염
A. 급성 *H. pylori* 감염	A. Type A: 자가면역, body-predominant
B. 그 외의 급성 감염성 위염	B. Type B: *H. pylori*-related, antral-predominant
1. Bacterial(other than *H. pylori*)	C. Indeterminant
2. Helicobacter helmanni	**Ⅲ. 드문 형태의 위염**
3. Phlegmonous	A. Lymphocytic
4. Mycobacterial	B. Eosinophilic
5. Syphilitic	C. Crohn's disease
6. Viral	D. Sarcoidosis
7. Parasitic	E. Isolated granulomatous gastritis
8. Fungal	F. Russell body gastritis

1) 급성 위염(Acute gastritis)

(1) 감염이 가장 큰 원인 : *H. pylori* 감염에 의해 급성 위염이 발생 가능

(2) *H. pylori* 감염

① 갑작스럽게 발생하는 상복부 통증과 구역, 구토

② 조직학적으로 호중구 침윤, 부종 및 hyperemia

③ 치료하지 않을 경우 만성 위염으로 진행

④ 급성 위염 후 1년까지는 산분비 감소

(3) 일반 세균성 감염

① 감염성 질환은 드문 편이다(높은 산도 때문이다).

② 위의 세균성 감염이나, phlegmonous gastritis는 드물지만 발생 시에 생명을 위협

③ 고령, 알코올 중독, AIDS 환자, India ink의 mucosal injection시 iatrogenic하게 발생

④ 원인균 : *Streptococci, Staphylococci, E. coli, Proteus, Haemophilus sp.*

⑤ 항생제와 대증적 치료에 실패하면 위전절제술을 시행해야 한다.

(4) 면역력이 떨어진 환자의 경우 : Herpes simplex나 CMV에 의한 gastritis 생길 수 있다.

2) 만성 위염(Chronic gastritis)

(1) 조직학적으로 lymphocyte와 plasma cell의 침윤 관찰(neutrophil은 적음)

(2) 초기에는 점막의 superficial portion과 glandular portion에 국한
진행시에 gland가 파괴되고 mucosal atrophy, 장상피의 metaplasia가 일어난다.

(3) 만성위염의 병기

① Superficial gastritis : lamina propria에 국한되며, 침윤된 gland가 정상적인 것들과 분리된다.

② Atrophic gastritis : 선 구조가 파괴되며, 더 깊숙하게 침윤된다.

③ Gastric atrophy : 선 구조가 파괴되어 사라지므로 염증세포의 침윤은 오히려 보이지 않음, 점막이 매우 얇아지므로 혈관이 보이게 된다.

④ 만성위염이 지속될 경우 intestinal metaplasia가 일어난다.

- Gastric gland가 소장의 mucosal gland와 비슷하게 변하여 goblet cell을 포함한다.
- 위암의 전구 병변

⑤ 만성위염은 염증의 주요부위에 따라 A, B형으로 나눌 수 있다.

- A형 : 자가면역성, body를 주로 침범
- B형 : *H. pylori* 관련, antrum을 주로 침범

여기서 잠깐 !!

- A형 : Body-predominant gastritis(AB)
- AB형 : Antral-predominant gastritis(BA)

→ AB－BA로 외우면 기억하기 좋아요.

(4) 만성 위염의 치료

① 목적 : 염증에 의한 부작용을 치료하는 것

② 악성 빈혈이 있을 경우에 Vit. B_{12}를 투여

③ *H. pylori* 제균은 일률적으로 시행하지 않음 → PUD 부분 참조
소화성 궤양이나 low-grade MALT lymphoma가 있을 경우에만 권장

꼭 알아둡시다!!

A형 Chronic gastritis

- B형에 비해 덜 흔하다. 주로 body와 fundus를 침범
- 전통적으로 pernicious anemia(악성빈혈)과 관련되어 있다.
  - parietal cell과 intrinsic factor에 대한 자가항체가 발견된다.
- *H. pylori* 감염에 의해서도 비슷한 위염분포를 보이기도 한다.
- Parietal cell 자가항체는 A형 위염에서 50%, 악성빈혈환자의 90%에서 발견
- 증상
  - 주로 parietal cell 손상에 의해 무산증 유발
  - Parietal cell에서 IF를 생산하므로, parietal cell 파괴 → IF 부족에 의한 Vit. B_{12} 결핍 → megaloblastic anemia, neurologic dysfunction
- 저산증에 의해 gastrin 분비가 증가된다(∵ feedback). 이 경우 gastrin에 의해 ECL cell의 hyperplasia가 일어나며, gastric carcinoid tumor가 생길 수 있다.

B형 Chronic gastritis

- 주로 antrum에서 발생, *H. pylori* 감염에 의한다.
- Antral-predominant가 있으나, 진행될 경우 body나 fundus로 퍼질 수 있다.
  (15～20년 정도 후에 위 전체로 염증이 퍼질 수 있음)
- 고령에서 흔함, 70세 이상에서 거의 100% 발견!
- *H. pylori* 제균 시에 위의 조직학적 소견이 호전된다.
- 초기 antrum에 국한될 경우 균수가 최대임(염증이 가장 심한 상태), gastric atrophy로 진행되면 *H. pylori* 균 수가 급격히 감소된다(∵ gland가 거의 소실, 균 수는 염증의 정도와 비례한다).
- 만성적인 *H. pylori* 감염에 의해 Multifocal atrophic gastritis 관찰!
  - 위선암의 전구병변
  - *H. pylori* 감염은 위 선암의 독립적인 위험인자로 볼 수 있다. 그러나 단순히 위선암을 예방할 목적으로 *H. pylori* 제균을 시행하지는 않는다.
- Gastric MALT lymphoma(low grade B cell lymphoma)
  - *H. pylori* 감염에 의한 만성적인 T세포 자극으로 cytokine이 생성되어 B세포 종양을 유발
  - 병기 결정 : CT, EUS
  - 종양의 성장은 *H. pylori* 감염과 관련되며 제균치료 시 관해가 가능
  - 2～3개월마다 EUS : 종양의 크기 변화 관찰 및 추가 치료 필요 여부 결정
  - 제균치료에도 크기가 성장하면 high grade B cell lymphoma

3) 기타 위염

(1) Lymphocytic gastritis

① 조직학적으로 상피에 lymphocyte가 심하게 침윤된 상태, 주로 body!

② 주로 mature T-cell과 plasmacyte가 주 염증세포이다.

③ 원인은 아직 알려지지 않았다. : celiac disease 환자에서 주로 나타나지만, 실제 병과의 관련성은 알려지지 않았다.

④ 림프구성 위염을 시사하는 특이 증상은 없다.

⑤ *H. pylori*와의 연관성은 없다.

⑥ Steroid나 sodium cromoglycate의 치료효과는 불확실하다.

(2) Eosinophilic gastritis

① 위의 여러 층(mucosa, muscularis propria, serosa)에 뚜렷한 호산구 침윤

② 혈중 호산구가 매우 증가, 전신적인 알레르기 증상 나타날 수도 있다.

③ 호산구성 위염에서부터 호산구성 위장질환까지 그 범주가 넓다.

④ 내시경소견 : 주로 antrum 침범
두드러진 주름비후 → outlet obstruction 일으킬 수 있다.

⑤ 증상 : nausea, vomiting, epigastric discomfort

⑥ Tx는 steroid!

(3) Granulomatous gastritis

① Crohn's disease, histoplasmosis, candidiasis, syphilis, tuberculosis, sarcoidosis, idiopathic granulomatous gastritis, eosinophilic granuloma 등에서 생긴다.

② 정확한 기저질환을 알아내기가 어려우며, 악성 종양과의 감별을 위해 Bx가 필요!

4 Ménétrier's disease

1) 개관

(1) 매우 드문 질환, 두껍고 꾸불꾸불한 위점막 주름이 특징적
위와 같은 주름이 발견될 경우 ZES, malignancy, infectious disease(CMV, histoplasmosis, syphilis) 그리고 sarcoidosis와 같은 침윤성 질환을 배제해야 한다.

(2) Body와 fundus에서 더 흔하다.

(3) 조직학적으로 foveolar hyperplasia(hyperplasia of surface and glandular mucous cells) : chief and parietal cells을 대치할 정도로 커진다.

(4) lamina propria에 염증이 발견되기도 한다.
그러나 gastritis의 한 형태라 생각되지 않는다.

(5) TGF-α의 증가로 인해 Epidermal growth factor receptor pathway의 과활성화가 발생

2) 증상

(1) 구역, 구토, 식욕부진, 체중감소가 동반된 epigastric pain

(2) Mucosal erosion에 의한 적은 양의 출혈은 있으나, 많은 양의 출혈은 드물다.

(3) Protein-losing gastropathy(저알부민혈증 & edema 동반) : 20～100% 발생

(4) Acid secretion : 감소하거나 없다(∵ parietal cell이 mucosal cell로 대치).

3) 진단

(1) 내시경이나 barium study를 통해 커다란 위점막 주름의 관찰

(2) Endoscopic Bx.(deep mucosal biopsy)가 필요! → 다른 질환의 감별, 배제

(3) 진단적 Bx.가 되지 않을 경우 악성 감별위해 수술적 full-thickness Bx.가 필요할 수도 있다.

4) 치료

(1) Anticholinergic agents, prostaglandins, PPIs, prednisone, H_2 receptor antagonists 치료의 결과는 다양하다.

(2) 궤양은 일반적인 치료 실시하면 된다.

(3) Cetuximab : 1차 치료제(EGFR pathway의 과활성을 막음)

(4) 증상이 심하고 심각한 저알부민혈증에서 total gastrectomy 실시하기도 한다.

PACIFIC
INTERNAL MEDICINE

PACIFIC INTERNAL MEDICINE

04 Chapter

흡수장애

Disorders of absorption

흡수장애는 그다지 흔하지 않은 질환으로, 소화기 부위에 따라 어떤 영양소가 흡수되는가를 알고 그 부위의 손상시 어떤 증상이 나타날지에 대해 공부하시면 되겠습니다. 흡수장애는 만성 설사와 연관이 깊으므로 총론의 설사 부분과 같이 보시고, 지방변을 일으킬 수 있는 여러 가지 원인들의 진단 및 치료에 대해서도 알아두세요.

개 요

1 Major site of absorption

표 4-1 소화기 부위별 흡수물질

Small intestine			Colon
Proximal	Middle	Distal(ileum)	
Fat, iron, calcium	Protein	Cobalamin(Vit. B_{12}), bile salts	Water & electrolytes (특히 cecum에서)
Carbohydrate, folate, 기타 수용성 vitamins			

2 창자간순환(Enterohepatic circulation)

1) Bile acid

(1) 생성

① Primary bile acids : 간에서 cholesterol 대사 과정에서 생성

② Secondary bile acids : 장에서 primary bile acids로부터 생성 (by bacterial enzyme)

(2) 기능

① 담즙 흐름 촉진

② 담낭에서 mixed micelle을 형성하면서 cholesterol과 인지질을 용해

③ 근위부 소장에서 mixed micelle을 형성하면서 지방 소화와 흡수를 도움

(3) 순환

① Conjugated bile acids가 간에서 매일 500mg 정도 형성되어 담즙을 통해 십이지장으로 분비

② Ileum에서 주로 흡수(active, Na^+ dependent process)

③ 대장으로 들어간 conjugated bile acids
대장 내 세균에 의해 unconjugated bile acids가 되어 흡수되거나 secondary bile acids로 바뀐다.

④ 장에서 흡수된 후 portal vein을 통해 간으로 들어가서 다시 분비
장에서 간으로 들어가는 bile acid가 줄면 간에서 bile acid 생성이 증가되어 bile acid pool을 일정하게 유지한다.

⑤ 일부 bile acids는 흡수되지 않고 대변을 통해 배설
대변으로 배설되는 만큼 간에서 생성된다.

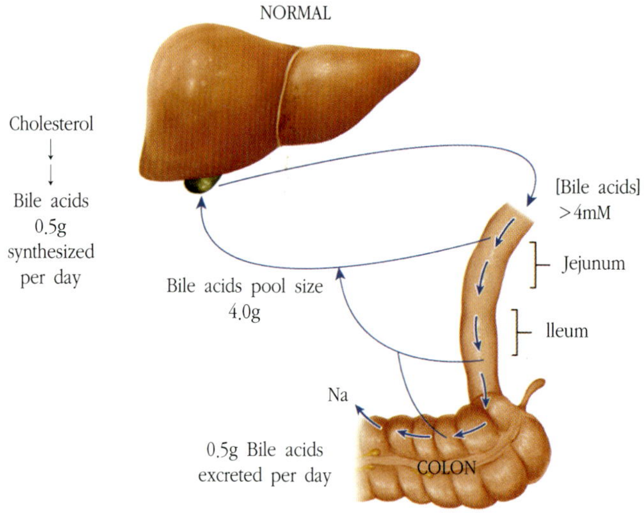

그림 4-1 담즙산의 enterohepatic circulation

2) Bile acid 순환에서 발생할 수 있는 흡수장애

(1) Secretion

① 담도폐쇄 환자에서 bile acid는 분비가 감소하지만 지방변은 거의 안 생긴다.

② PBC(Primary Biliary Cirrhosis) : 지방변, calcium과 Vit. D malabsorption

(2) Maintenance of conjugated bile acids

① 소장에서 colonic type 세균의 과다 증식

세균이 deconjugated bile acid로 전환시켜 conjugated bile acid 감소

② Unconjugated bile acids은 conjugated bile acids보다 micelle 형성이 비효율적

(3) Reabsorption : ileum의 기능 이상, Crohn's disease 혹은 수술적 절제

소장에서 bile acids 흡수 감소하고 대장으로 많이 전달되어 설사 유발

① Bile acid diarrhea(small ileal dysfunction)

- 대변으로 배설되는 만큼 간에서 bile acids를 만들어 bile acids pool과 십이지장 내 bile acids양을 유지시키므로 steatorrhea는 안 일으킨다.
- Cholestyramine이 효과적

② Fatty acid diarrhea(large ileal dysfunction)

- Ileum 기능 이상이 심할 경우 bile acids 손실이 더 많아지고 간에서의 생성이 보상해줄 수 없어 bile acids pool을 유지시키지 못한다.
- Steatorrhea가 생기고 cholestyramine에 반응 없다.
- low fat diet는 효과 있다.

표 4-2 담즙산의 창자간순환 장애

과정	병태생리	질환
합성	Decreased hepatic function	Cirrhosis
분비	Altered canalicular function	Primary biliary cirrhosis
결합담즙산(conjugated bile acids)의 유지	Bacterial overgrowth	Jejunal diverticulosis
재흡수	Abnormal ileal function	Crohn's disease

표 4-3 담즙산 설사와 지방산 설사의 비교

	담즙산 설사	지방산 설사
회장 질환의 정도	제한적	광범위
회장의 담즙산 흡수	감소	감소
대변의 담즙산 배설	증가	증가
간의 합성으로 대변내 담즙산 소실의 보상 여부	Yes	No
담즙산 pool 크기	정상	감소
십이지장 내 담즙산	정상	감소
지방변	None or mild	>20g
Cholestyramine에 대한 반응	Yes	No
저지방식에 대한 반응	No	Yes

3 지방 흡수 장애

지방은 다른 영양소와 다른 방식으로 소화와 흡수가 이루어지는데, 과정이 복잡할 뿐 아니라 하나의 과정이라도 결함이 있으면 흡수 장애(지방변)가 초래된다.

1) LCT(Long Chain Triglyceride) 흡수 과정

(1) 소화기(digestive phase) : Lipolysis and micellar formation

① Lipolysis : lipase가 triglyceride를 free fatty acid, monoglyceride, glycerol로 분해

Lipase : gastric, pancreatic

② Micelle formation : 비용해성인 지방분해산물을 용해성 물질인 mixed micelle을 만들어 흡수

구성 : fatty acid, monoglycerides, phospholipids, cholesterol, conjugated bile acids

(2) 흡수기(absorptive phase)

① Mucosal uptake : Passive diffusion

② Reesterification

장상피 세포에서 흡수된 fatty acid와 monoglyceride로 triglyceride를 만든다.

(3) 흡수후기(post-absorptive phase)

① Chylomicron 형성

- β-lipoprotein, triglyceride, cholesterol, cholesterol ester, phospholipid로 구성
- lymphatics를 통해 간으로 이동

② Delivery from intestine

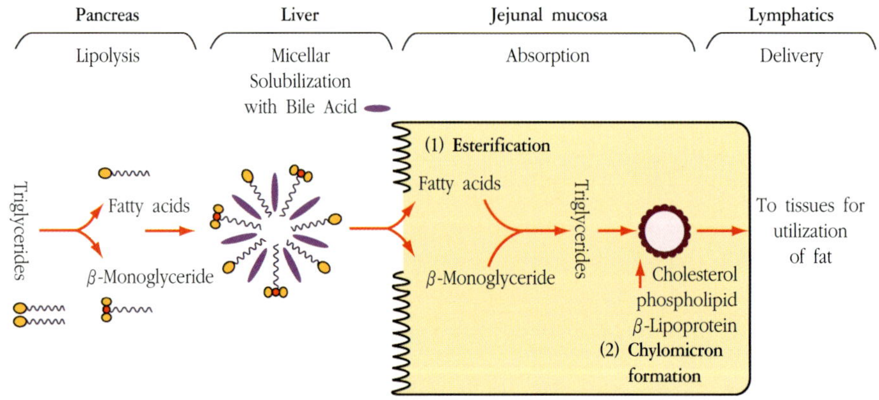

그림 4-2 지방 소화 및 흡수 과정

2) 지방흡수 장애 질환

(1) 소화기(digestive phase) 원인

① Lipolysis

- Pancreatic insufficiency : 만성 췌장염, cystic fibrosis
- 장관내 pH 감소 : gastrinoma, 만성 췌장염(췌장의 bicarbonate 분비감소)

② Micellar formation

- Bacterial overgrowth syndrome
- 십이지장 내 bile acid 농도 감소 : CMC(Critical Micellar Concentration) 이하

(2) 흡수후기(postabsorptive phase) 원인

① Abetaproteinemia : 상피세포에서 chylomicron을 못 만들기 때문에 triglyceride 가 상피세포 밖으로 나가지 못한다.

② Lymphatics 이상 : intestinal lymphangiectasia

3) MCT(Medium Chain Triglyceride)

(1) MCT는 lipolysis 필요 없이 그대로 상피세포로 흡수된다.

(2) LCT보다 효율적인 흡수

① Long chain fatty acid보다 흡수 속도가 빠르다.

② Medium chain fatty acid는 reesterification이 없다.

③ 흡수된 후 MCT는 medium chain fatty acid로 분해

④ MCT는 상피세포 밖으로 이동하기 위해 chylomicron을 만들 필요 없다.

⑤ Lymphatics가 아닌 portal vein을 통해 간으로 이동

(3) Steatorrhea의 치료로 이용될 수 있다.

표 4-4 지방변 환자에서 지방의 소화 및 흡수 장애

과정		병태생리	질환
소화기	Lipolysis formation	Lipase 분비 감소	만성 췌장염
	Micelle formation	십이지장내 담즙산 감소	표 4-2 참조
흡수기	Mucosal uptake and re-esterification	점막 기능장애	Celiac disease
흡수후기	Chylomicron formation	Betalipoproteins 결핍	Abetalipoproteinemia
	Delivery from intestine	Lymphatics 이상	Intestinal lymphangiectasia

4 탄수화물

1) 탄수화물 소화 및 흡수

(1) Diet carbohydrate : 녹말, 이당류(sucrose, lactose), glucose

(2) 소화 : pancreatic amylase, intestinal brush border disaccharidase

(3) 흡수 : Brush border transport protein SGLT1에 의한 Na-dependent process에 의해 소장에서 단당류를 흡수

2) 탄수화물 흡수 장애 질환

(1) Lactose malabsorption

① Lactose : milk의 disaccharide로 brush border lactase에 의해 소화되어 glucose와 galactose로 분해된다.

② 2가지 lactase deficiency

- Primary lactase deficiency : 유전적으로 lactase가 없거나 부족한 경우로 intestinal absorption과 brush border enzyme은 정상
- Secondary lactase deficiency : brush border enzyme과 transport process의 구조와 기능 이상 있는 소장점막질환.

(2) Glucose-galactose or monosaccharide malabsorption

① SGLT1의 선천적 결핍

② glucose, galactose를 포함한 탄수화물 섭취시 설사를 함

5 단백질

1) 단백 분해

(1) 위

① Chief cell에서 pepsinogen 분비

② pH<5에서 pepsin에 의해 pepsinogen이 pepsin으로 활성화

③ Pepsin에 의해 단백분해

(2) 소장

① Pancreatic acinar cell에서 trypsinogen 분비

② Brush border에 있는 enterokinase와 trypsin에 의해 trypsinogen이 trypsin으로 활성화

③ Trypsin에 의해 단백분해

2) 단백질 소화 – 흡수 장애 질환 : 드물다

(1) Enterokinase deficiency

(2) Hartnup syndrome

(3) Cystinuria

6 임상양상

표 4-5 Pathophysiology of clinical manifestation of malabsorption disorder

Symptom or sign	Mechanism
체중감소/영양실조	Anorexia, malabsorption of nutrients
설사	Impaired absorption or secretion of water and electrolytes; colonic fluid secretion secondary to unabsorbed dihydroxy bile acids and fatty acids
방귀(flatus)	Bacterial fermentation of unabsorbed carbohydrate
설염(glossitis), 구순염(cheilosis), 구내염(stomatitis)	Deficiency of iron, Vit. B_{12}, folate, and Vit. A
복통	Bowel distention or inflammation, pancreatitis
뼈의 통증(bone pain)	Calcium, Vit. D malabsorption, protein deficiency, osteoporosis
Tetany, paresthesia	Calcium and magnesium malabsorption
위약감(weakness)	Anemia, electrolyte depletion(particularly K^+)
고질소혈증(azotemia), 저혈압	Fluid and electrolyte depletion
무월경, 성욕감퇴(decreased libido)	Protein depletion, decreased calories, secondary hypopituitarism
빈혈	Impaired absorption of iron, folate, Vit. B_{12}
출혈	Vit. K malabsorption, hypoprothrombinmia
야맹증/안구건조증(xerophthalmia)	Vit. A malabsorption
말초신경염	Vit. B_{12} and thiamine deficiency
피부염	Deficiency of Vit. A, zinc, and essential fatty acid

7 진단 검사

1) Screening test(→ malabsorption 여부 평가)

(1) Qualitative **stool fat**(sudan Ⅲ 염색)

① Most simple & reliable screening test : steatorrhea의 확인

② 정성검사이기 때문에 흡수장애의 정도는 알 수 없다.

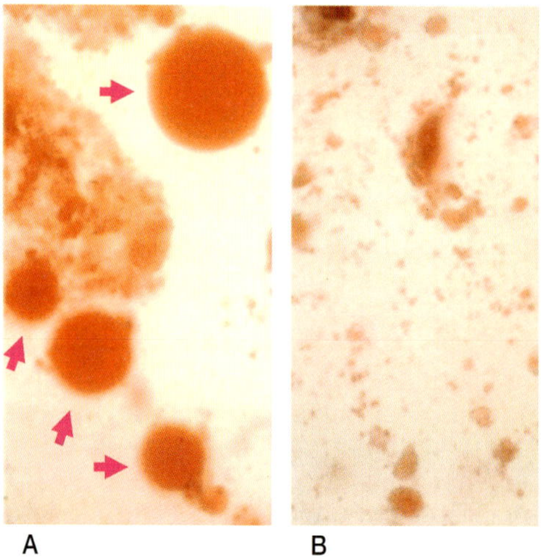

그림 4-3 Sudan stain of stool for fat. **A,** Positive. **B,** Negative

(2) Serum carotene

Vit. A의 전구물질로 체내 저장형태가 없으므로 영양흡수 장애의 정도를 손쉽게 알 수 있는 방법이다. malabsorption시 0.06mg/dL로 감소

2) D-xylose absorption(urinary D-xylose excretion) test

(1) 소장 흡수면적의 적정 여부 평가

: Proximal small-intestinal mucosal function 평가

(2) D-xylose는 근위부 소장에서 단순 확산에 의해 흡수되고, 콩팥을 통해 배설

(3) 검사방법 : 25g의 D-xylose 섭취 후 5시간 동안 소변을 모아 배설된 xylose 측정 → 4.5g 이하일 경우 malabsorption

(4) Malabsorption과 maldigestion감별에 유용

① Proximal small-intestinal mucosal damage(malabsorption) : ↓

② Pancreatic insufficiency(maldigestion) : normal

(5) 소장질환 외에 감소되는 경우

① 불충분한 urine collection : m/c

② blind loop syndrome(bacterial overgrowth)

③ renal insufficiency

④ third space fluid collection(복수, 흉수)

(6) 내시경 기술의 발달로 소장 점막 생검을 할 수 있게 되고, 검사의 위음성률 때문에 점차 이용이 감소(소장 점막 질환이 의심될 경우 어차피 생검을 해야한다.)

3) Small bowel 검사

(1) 방사선학적 검사(small bowel series) : 진단에 결정적 역할을 하지는 않는다.

① diffuse thickening of mucosal fold : amyloidosis, Whipple's disease, eosinophilic gastroenteritis, lymphoma 등 침윤성 질환, 림프관 확장증

② 크론병, 장결핵에 의한 궤양, 비후, 협착

③ 수술 후 또는 염증성 병변에 의한 장협착

④ 소장내 세균증식을 초래하는 여러 해부학적 이상

(2) Small intestinal mucosal biopsy : 지방변 또는 만성 설사환자의 필수 검사

① 적응증

- 지방변 혹은 만성 설사 환자
- Small bowel series에서 이상 소견 보인 환자

② 병변 범위에 따라 구분 가능

- Diffuse, Specific : Whipple's disease, Agammaglobulinemia, Abetalipoproteinemia
- Patchy, Specific : Intestinal lymphoma, Eosinophilic gastroenteritis, Crohn's disease
- Lymphangiectasia, Amyloidosis 등
- Diffuse, Nonspecific : Celiac disease, Bacterial overgrowth, Radiation enteritis 등

(3) Breath test for bacterial overgrowth

D-xylose 검사 이상 소견, 그러나 정상 조직 소견 시 소장내 세균 증식 의심

① bile salt : ^{14}C tagging된 담즙염을 경구투여 후 호기 내 $^{14}CO_2$ 측정

→ 소장 내 세균 증식 or 회장 말단부의 이상으로 담즙염이 흡수되지 않고 대장으로 내려가는 경우 모두에서 $^{14}CO_2$가 정상보다 10배 증가

② ^{14}C-xylose : ^{14}C tagging된 D-xylose를 경구 투여 후, bile salt 검사보다 위양성률이 낮아 선호

③ Lactulose-H_2 : 사람에서 H_2의 유일한 발생원은 세균의 발효 때문이다.

4) Pancreas 검사

(1) 외분비기능 검사

① Secretin test : secretin Ⅳ 투여 후 십이지장 내용물에서 HCO_3^- 측정

② Secretin-cholecystokinin(CCK) test : trypsin, amylase, lipase 등의 췌장효소도 함께 측정

③ Lundh test : liquid 음식물을 투여한 뒤 tube를 통해 췌장 분비물을 얻은 뒤 trypsin 농도 측정

(2) US, CT, ERCP

5) Schilling test : Vit. B12(cobalamin) malabsorption 검사

(1) Vit. B_{12}(Cobalamin) absorption 과정

① 위에서 R binder protein과 결합, R binder protein은 위와 침샘에서 분비

② 근위부 소장에서 췌장 소화효소에 의해 cobalamin과 R binder protein이 분리

③ 분리된 cobalamin은 위의 parietal cell에서 분비된 intrinsic factor와 결합되어 ileum에서 흡수

(2) Vit. B_{12} malabsorption의 원인

① Pernicious anemia → IF(Intrinsic Factor)의 분비↓

② Pancreatic insufficiency → R binder protein에서 cobalamin을 분리하지 못한다.

③ Achlorhydria → 음식물에 있는 cobalamin 분리가 안 된다.

④ Bacterial overgrowth → 세균이 cobalamin 섭취

⑤ Ileal disease → cobalamin 흡수면적 감소

(2) 방법 : 콩팥 및 방광 기능이 정상 상태에서 58Co을 표지한 cobalamin을 경구 투여후 24시간 소변을 수집. 흡수된 cobalamin이 소변으로 배설되기 위해서는 먼저 간내 cobalamin의 결합부위를 포화시켜야 하므로 경구 복용 1시간 전에 1mg의 cobalamin 근육 주사

(3) 양성 : 24시간에 10% 미만이 배설되는 경우 : 악성 빈혈, 만성 췌장염, 맹관 증후군, 회장 질환에서 나타난다.

Intrinsic factor, 췌장 효소, 항생제 복용 후 다시 Schilling test 시행해봄

(4) Cobalamin 결핍뿐만 아니라 회장, 췌장 및 소장 기능을 알 수 있어 지방변의 병리적 기전을 밝히는데 유용

표 4-6 Shilling test associated with Cobalamin(Cbl) malabsorption

	^{58}Co-Cbl	With intrinsic factor	With Pancreatic enzymes	After 5days of antibiotics
악성 빈혈	감소	**정상**	감소	감소
만성 췌장염	감소	감소	**정상**	감소
세균 과다 증식증	감소	감소	감소	**정상**
회장 질환	감소	감소	감소	감소

표 4-7 지방변을 일으키는 원인에 따른 진단검사 결과

	D-xylose test	Schilling test	Duodenal mucosal biopsy
만성 췌장염	정상	50% 비정상; 비정상일 경우 췌장 효소 주면 정상화	정상
세균 과다 증식증	정상 혹은 비정상시 심하지 않음	흔히 비정상; 비정상인 경우 항생제 치료 후 정상	보통 정상
회장 질환	정상	비정상	정상
Celiac disease	감소	정상	비정상 : probably "flat"
Intestinal lymphangiectasia	정상	정상	비정상 : "dilated lymphatics"

Celiac disease (gluten sensitive enteropathy)

1 발병기전

유럽 백인에서 주로 발생하는데, 뚜렷한 원인은 알려져 있지 않다.

1) 환경요인 : 밀, 보리, 쌀 및 귀리에 존재하는 gluten(글루텐)의 주성분인 "글리아딘(gliadin)"이 원인물질로 추정

2) 면역학적 요인

(1) 자가 항체의 존재

① 혈액 내 IgA antigliadin, IgA antiendomysial, IgA anti-tissue transglutaminase (tTG) Ab

② anti-endomysial Ab : 90~95%의 민감도와 특이도를 갖는다.

③ 자가항체가 발병기전과는 연관이 없다.

(2) Gluten을 계속 섭취하면서 4주간 prednisolone로 치료하는 경우 십이지장의 위축된 점막 병변이 정상화

(3) $CD4^+$ T cell에 의한 세포성 면역 반응 : gliadin-specific T cell

3) 유전 요인

(1) 인종에 따른 발생률의 차이(백인에서 흔하고, 흑인/동양인에는 드물다)

(2) 가족 내 발병 빈도가 높다(환자의 직계 가족의 10%에서 병발).

(3) 모든 환자에서 HLA-DQ2 또는 HLA-DQ8 조직항원 발현

(4) HLA-DQ2/DQ8이 없을 경우 진단을 배제할 수 있다.

2 동반 질환

1) DH(Dermatitis Herpetiformis)
   (1) 구진수포성(papulovesicular)의 병변 : dapson에 반응
   (2) DH를 보이는 대부분의 환자가 소장에서 celiac disease의 조직학적 소견을 보인다. 증상은 경미하거나 거의 없고 조직학적 소견도 더 경미하다.
   (3) 반면 celiac disease 환자의 극히 일부에서만 DH를 보인다.
2) Type I DM
3) IgA deficiency, Down Syndrome, Turner Syndrome

3 임상양상

대다수에서 호전과 재발 반복

1) 설사, 지방변, 체중감소
2) 영양소 결핍 현상 : 빈혈, 대사성 골질환, 부종, 철분 or 엽산 결핍
3) 소화기 증상이 없이 영양소 결핍 증상만 나타나기도 한다.

4 진단

1) 흡수장애가 의심되는 증상과 혈액 검사소견이 있을 경우 소장 점막 생검을 한다.
   (1) 상피내 lymphocyte의 증가
   (2) Villi의 높이가 낮아지거나 없어짐 : Crypt hyperplasia, villous atrophy
   (3) 상피세포 : 입방형 세포 모양, 핵이 기저에서 벗어남(정상 : columnar epithelium, 핵이 기저부에 가까이 위치).
   (4) Lymphocyte, plasma cell 증가
2) gluten-free diet를 하면서 임상증상, 조직학적 소견의 호전이 있어야 한다.
3) 혈청 검사에서 IgA anti-endomysial 혹은 tTG가 양성이었다면 역시 gluten-free diet 후 소실되어야 한다.

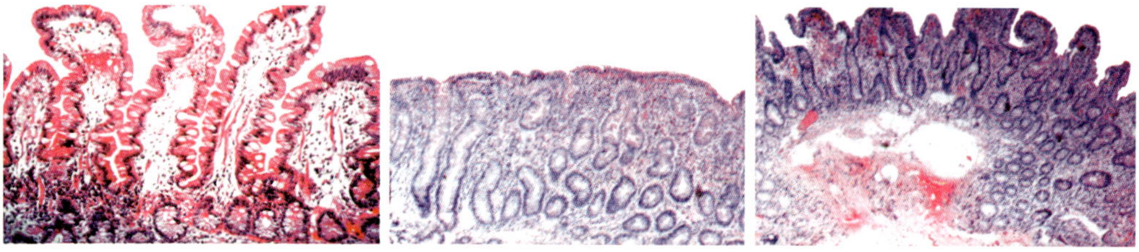

그림 4-4 소장 점막

5 치료

1) Gluten-free diet : 90% 이상에서 반응
2) Refractory celiac disease
   (1) 다른 단백성분 제한에 반응하는 경우(e.g. soy)
   (2) Glucocorticoid에 반응하는 경우
   (3) 일시적이며 수개월 혹은 수년 후에 호전되기도 한다.
   (4) 모든 방법에도 호전되지 않는 경우도 있다.

6 합병증

1) Cancer
   (1) GI, Non-GI, Lymphoma의 빈도 증가
   (2) Lymphoma를 의심해볼 수 있는 상황
       Gluten-free diet에 반응을 보이지 않는 환자
2) Intestinal ulceration
3) Refractory sprue
4) Collagenous sprue : poor prognosis

Tropical sprue

1 유병률

열대 지방 전체 주민의 약 5～10%

2 원인

확실하지 않으나 1가지 이상의 감염에 의해 발생하는 것으로 생각

3 임상양상

1) 지역에 따라 다양
2) 만성설사, 지방변, 체중감소, 영양소결핍(엽산, cobalamin)
3) 소장점막 자체의 감소에 의한 영양흡수 장애뿐 아니라 심한 식욕부진에 의한 영양분의 섭취 감소로 심한 영양장애

4 진단

1) 열대 지방에 거주하고, 만성 설사와 흡수 장애 호소 시 소장 점막 조직 검사로 확진
2) 조직 소견 : celiac sprue와 비슷, 소장 융모의 길이가 감소되고, 점막 고유층의 심한 단핵구 침윤이 특징적

5 치료

1) 광범위 항생제 : tetracycline 6개월 사용 후 대개 1~2주내에 호전
2) 엽산보충 : 식욕증가, 체중증가, 소장 점막 조직 소견의 호전 및 혈액학적 소견 기대
→ 1)+2)를 함께 투여

짧은창자증후군(Short bowel syndrome)

1 정의

다양한 원인(mesenteric vascular dz, primary mucosal/submucosal dz, trauma, jejunoileal bypass surgery 등)에 의한 small bowel resection시 발생하는 임상증상

1) **Proximal duodenum(iron, calcium, fat 흡수)**, **distal ileum(Vit. B_{12}, bile acid 흡수)**, ileocecal valve만 보존되면 small bowel의 40~50%를 절제해도 well tolerated
2) Ileum과 ileocecal valve를 절제하는 경우 small bowel의 30% 미만이 절제되어도 여러 합병증 초래

2 증상의 종류와 정도를 결정하는 요소

1) 절제된 부위(jejunum vs. ileum)
   (1) Jejunum 절제보다 ileum 절제, 특히 ileocecal valve 절제 동반시 설사 심함
   (2) Ileum 절제가 없는데도 설사가 발생하는 것은 대장으로 들어가는 bile acid가 증가되어 대장에서 fluid와 전해질 분비를 유발하기 때문
2) 절제 길이
3) Ileocecal valve 보존 여부
   transit time 감소, bacterial overgrowth로 인해 증상 발현
4) 대장 절제 여부
   소장이 100cm 이하만 남았을 때 대장에서 세균이 소화되지 않은 탄수화물을 short chain fatty acid로 소화시켜 대장에서 흡수
5) 남아 있는 부위의 residual disease(e.g., Crohn's disease, mesenteric artery disease)
6) 남은 장의 적응 정도
   (1) 장 절제 후 6~12개월에 걸쳐 구조적으로나 기능적으로 적응을 한다.
   (2) 섭취한 영양소나 열량이 직접 장점막과 접촉하면서 적응을 촉진한다.

3 증상

1) 소화기 증상 : 설사, 지방변
2) 소화기 외 증상 : 일부 환자에서 관찰
   (1) renal calcium oxalate calculi(enteric hyperoxaluria) : colon에서 oxalate 흡수↑
   (2) cholesterol gallstone : bile acid pool size↓ → GB bile의 cholesterol supersaturation에 의해 생성
   (3) gastric acid hypersecretion : hormonal inhibition↓ or 소장의 gastrin 대사↓
   설사/지방변의 발생에 기여하는 factor로도 작용

4 치료

1) 식이 : 저지방 고탄수화물, MCTs, low-lactose, fiber 함유 식이
2) Opiates(Codeine) : stool output 감소와 effective diet에 기여
3) Ileocecal valve가 없을 경우 : bacterial overgrowth를 고려하여 치료
4) 위산과다분비에 의한 경우 : proton pump inhibitor

5) Cholestyramine(anion binding resin) : bile salts가 colon에서 수분과 전해질 분비를 촉진시키는 작용을 막고, hyperoxaluria를 감소
6) 비타민과 미네랄 보충(특히 지용성 비타민, folate, cobalamin, Ca, iron, Mg, Zn) → 충분치 않을 경우 home TPN
7) 이식 : 광범위한 절제술로 인해 TPN없이는 유지하기 힘든 경우
8) Trophic hormones(e.g. GLP-2)

Bacterial overgrowth(=stagnant bowel, blind loop) syndrome

1 발병기전 및 임상양상

소장 내 colon-type bacterial flora의 증식(e.g. *E. coli*, Bacteroides)의 결과

1) 세균이 증식에 필요한 Vit. B_{12} 섭취 → Vit. B_{12} malabsorption, deficiency : megaloblastic anemia
2) Conjugated bile acids의 deconjugation(by Bacteroides) → conjugated bile acid↓/unconjugated bile acid↑→ micelle 형성 장애 : fat malabsorption, steatorrhea
   (1) Unconjugated bile acids는 conjugated bile acids보다 빠르게 흡수되므로 intraduodenal bile acids의 농도↓
   (2) Unconjugated bile acids는 conjugated bile acids보다 CMC(Critical micellar concentration)가 높다.
3) 설사
   (1) With steatorrhea
   (2) Without steatorrhea 경우 bacterial enterotoxin에 의해

꼭 알아둡시다!!

Proximal small intestine에 세균이 적은 원인

- 위산 분비
- 소장의 연동운동
- 면역글로불린의 분비

2 원인

1) 구조적 이상(anatomical stasis)

(1) Diverticula(duodenal and jejunal)

(2) Fistula, stricture : Crohn's disease

(3) Blind loop : subtotal gastrectomy and gastrojejunostomy 후 afferent loop

(4) Bypass : 비만 환자에서 jejunoileal bypass

(5) 이전에 anastomosis 했던 곳의 dilatation

2) 운동장애(functional stasis)

Scleroderma, amyloidosis, DM

3 진단

1) Serum Vit. B_{12}↓ & folate↑(세균에 의해 만들어진 후 십이지장에서 흡수)

2) Jejunal aspirate에서 colonic type bacteria 증명 : 확진, but rarely available

3) Abnormal Schilling test : 5일간 항생제(tetracycline) 투여 후 정상으로 교정시 확진

4) Abnormal breath hydrogen test

4 치료

1) Anatomical blind loop : 수술적 교정

2) functional 혹은 일부 anatomical stasis(multiple jejunal diverticula) : 광범위 항생제

(1) tetracycline(1st choice)

metronidazole, amoxicillin/clavulanic acid, rifaximin, cephalosporin

(2) 3주간 or 증상이 호전될 때까지 투여

(3) 증상이 재발하기 전에는 예방적 항생제를 투여할 필요가 없다.

(4) 자주 재발하는 경우에는 1개월에 1주일간 투여

3) 다른 만성질환(Crohn's disease, radiation enteritis, short bowel syndrome)에 의한 경우 치료 시에 기저질환의 호전에 도움이 된다.

Lactose intolerance (=lactase deficiency) syndrome

1 원인 및 분류

1) Primary

(1) 유전적으로 lactase activity 감소되어 있다.

(2) Lactase 외의 다른 영양소의 흡수나 효소의 활성도는 정상

(3) 동양인에 많다.

2) Secondary

Celiac disease, Cronh's disease, Whipple's dz, eosinophilic enteritis, gastroenteritis, short bowel syndrome, radiation enteritis, AIDS enteropathy...

2 기전

lactose —(lactase)→ Glucose + Galactose

Lactase의 결핍으로 소장에서 흡수되지 않은 lactose가 장내세균에 의해 분해 → 가스와 유기산 생성 → lactose와 유기산에 의한 osmotic diarrhea

3 증상

1) 우유 또는 유제품 섭취 30~60분 후 복통, 설사, 방귀, 복부팽창

2) 그러나 대부분의 primary lactase deficiency 환자에서는 증상이 없다.

3) 증상에 영향을 주는 요소

(1) Lactose의 양

(2) 위배출 시간 : 위배출이 빠르면 증상이 더 심하다.

(3) 소장 통과 시간 : 소장 통과시간이 빠르면 증상이 더 심하다.

(4) 흡수되지 않은 lactose로부터 대장의 세균에 의한 SCFAs(Short Chain Fatty Acids) 생성 : 증상 감소

→ 항생제 사용에 의해 대장 내 세균총 감소는 증상을 증가시킴

4 진단

1) Oral lactose tolerance test

(1) 50g의 유당섭취 후 혈액 내의 혈당 증가 측정

(2) 정상에서는 20mg/dL 이상 상승하나 lactase 결핍시 혈당의 증가 없다.

2) Lactose H_2 breath test

(1) 흡수되지 않은 유당이 대장 세균에 의해 발효되어 수소가스가 발생되어, 혈액으로 이동하여 폐로 배출됨을 이용

(2) 유당분해효소 결핍 시 호기 내 수소 농도가 20ppm 이상 증가

3) Lactose-free diet

증상 호전되면 진단 → 증상이 지속된다면 IBS를 고려해야 한다.

4) 소장점막에서 lactase 측정

가장 정확한 검사이지만 임상에서 널리 시행되고 있지는 않는다.

5 치료

1) 우유 및 유제품 제한
2) 소량으로 나누어 섭취 시 lactase 보충 없이도 대부분에서 증상 없다.

Whipple's disease

1 원인

Tropheryma whipplei(small 그람 양성 간균)에 의한 multisystem disease

2 Steatorrhea의 발병기전

1) 소장 점막의 손상
2) lamina propria내 PAS 양성 macrophage의 증가로 인한 림프관 폐쇄

3 임상양상

1) 주로 중년 백인 남성에서 호발
2) Insidious onset
3) 설사, 지방변, 복통, 체중감소, 열, ophthalmologic & CNS 증상
   Migratory large-joint arthropathy(관절통), cardiac problem
4) 치매 : late Sx, 매우 불량한 예후 sign

4 진단

1) 환자의 증상에 기반
2) 조직 생검 : 소장 또는 다른 기관(e.g., 간, LN, 심장, 눈, CNS, synovial membrane)
   (1) *T. whipplei*의 배양 : macrophage밖의 균이 active disease의 indicator
   (2) PAS(+) macrophage containing *T. whipplei* : 진단에 도움을 주나, AIDS 환자에서 설사를 유발하는 M. avium complex와 감별이 필요

5 치료

1) 약 1년간의 항생제 요법
2) Double strength TMP-SMX(1st choice), chloramphenicol(2nd choice)

Protein losing enteropathy

1 개요

1) 단백뇨나 단백질 합성의 결핍이 없는 조건에서 hypoproteinemia와 edema를 나타내는 위장관과 비위장관의 질환군. GI tract를 통한 excess protein loss가 특징
2) 발병기전에 따른 분류
   (1) Mucosal ulceration : 손상된 점막을 통한 exudation으로 소실
   (e.g., ulcerative colitis, GI carcinoma, peptic ulcer)
   (2) Mucosal damage : 상피의 permeability의 증가로 소실
   (e.g., Celiac disease, Ménétrier's disease)

(3) Lymphatic dysfunction : 일차적 림프관 질환(기계적 폐쇄, lymphangiectasia..) 또는 이차적 원인(e.g., LN 비대, 심장질환)에 의한 림프관 부분폐쇄로 림프액 소실

3) 원인

표 4-8 Disorders associated with protein-losing enteropathy

Stomach	Colon
Gastric carcinoma Menetrier's disease Atrophic gastritis Postgastrectomy	Colonic neoplasm Ulcerative colitis Granulomatous Megacolon
Small intestine	**Heart**
Intestinal lymphangiectasia Celiac disease Tropical sprue Regional enteritis Whipple's disease Lymphoma Intestinal tuberculosis Acute infectious enteritis Scleroderma Jejunal diverticulosis Allergic gastroenteropathy Eosinophilic gastroenteritis Bacterial overgrowth	Congestive heart failure Constrictive pericarditis Interatrial septal defect Primary cardiomyopathy **Miscellaneous** Esophageal carcinoma Gastrocolic fistula Agammaglobulinemia Nephrosis

4) 진단

(1) Serum protein level↓ : albumin과 globulin 모두 감소(만약 선택적으로 하나만 감소한다면 다른 질환을 먼저 감별)

(2) Radiolabeled proteins Ⅳ scan : 투여 후 24 or 48시간 대변에서 정량

(3) 24시간 대변 α_1-antitrypsin clearance 증가
산성환경에서는 분해되므로 위에서의 단백 손실은 검사할 수 없다.

(4) Lymphopenia ← lymphatic dysfunction

(5) Steatorrhea, diarrhea : lymphatic obstruction에 의한 protein loss 시에 발생할 수 있다.

5) 치료 : 원인 질환의 치료

2 Intestinal lymphangiectasia(림프관 확장증)

1) 구조적 or 기계적 림프관 폐쇄가 없는 intrinsic lymphatic dysfunction
2) 발병기전 : Hypoplastic visceral lymphatic channels → lymph flow obstruction
   (1) Intestinal lymphatic pr. ↑ → rupture → 장내로 lymph(protein과 fat) 소실
   (2) Hypoproteinemia, steatorrhea
3) 증상 : 전신부종, 체중감소 설사, 지방변, chylous effusion 및 ascites
4) 진단 : 임상상과 소장점막의 생검 소견으로 진단
   (1) 장관내 단백, 즉 림프 소실 증명 : radiolabeled proteins IV scan, α_1-antitrypsin clearance 등
   (2) 조직소견 : 점막이나 점막 확장된 림프관과 크고 변형된 점막돌기(villi) 관찰
   (3) 탄수화물의 흡수 정상, D xylose 검사 정상
5) 치료
   (1) 근원적 치료는 불가능
   (2) Low-fat diet : lymph flow의 감소로 protein과 fat loss의 감소 효과
   (3) MCT(Medium-Chain TGs) : 소장의 상피세포에서 온 몸으로 림프관을 통해서가 아니라 portal vein을 통해서 운반

3 Eosinophilic gastroenteritis(호산구성 위장염)

1) 혈관염 없이 장벽에 심하게 호산구가 침윤되는 병으로 말초혈액내 eosinophilia 동반
2) 원인은 잘 모르나 과민반응에 의한 것으로 생각
   (1) 음식 알레르기가 동반되는 경우 많다.
   (2) 혈청 내 IgE 증가
   (3) 스테로이드 투여로 호전
3) 임상양상 : 설사, 지방변, 복통, N/V, 체중감소, 부종
4) 장의 모든 층을 침범할 수 있고, 침범된 층에 따라 분류
   (1) Mucosal layer : protein losing enteropathy, GI blood loss
   (2) Muscle layer : obstruction(N/V)
   (3) Subserosal layer : eosinophilic ascites
5) 진단 : 내시경을 통한 생검(mucosal edema와 dense eosinophilic infiltration)
6) 치료
   (1) 내과적 : glucocorticoid(1st choice), sodium cromoglycate, elimination diet
   (2) 외과적 : 침범된 부위의 절제

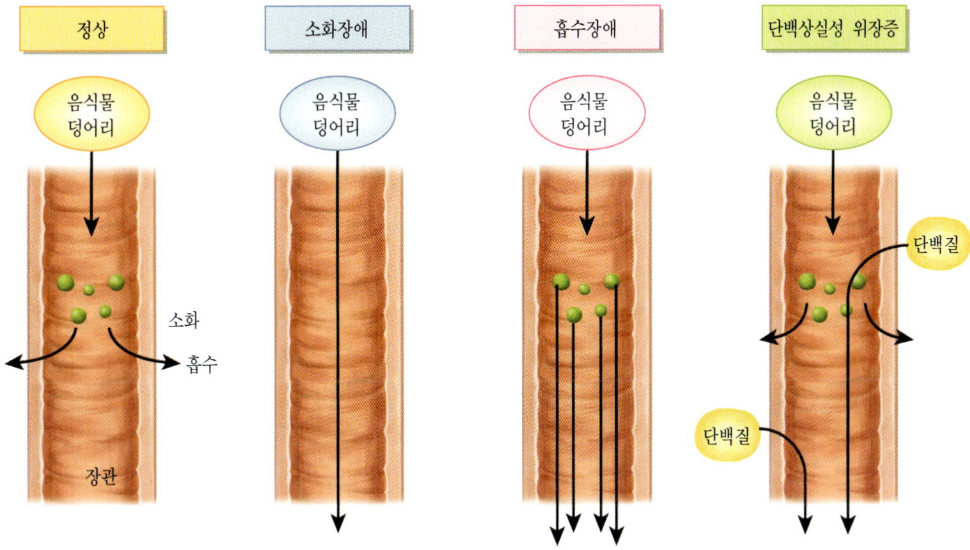

그림 4-5 흡수장애 질환의 기전

PACIFIC
INTERNAL MEDICINE

05 Chapter

염증성 장질환

Inflammatory bowel disease

염증성 장질환(Inflammatory Bowel Disease, IBD)의 대표적인 질환은 궤양성 대장염(UC)과 크론병(CD)가 있으며 두 질환의 차이점을 파악하는 것이 핵심 포인트입니다. 증상, 내시경 소견, 진단을 비교해서 알아두시고 관해유도와 유지치료를 구분하여 공부해 보세요. Ileocecal valve에 호발하는 질환들 중에서도 특히 장결핵이 중요하니 잘 알아두세요.

1 정의

위장관에 발생하는 원인불명의 만성 염증성 질환으로 좁은 의미로는 궤양성 대장염(Ulcerative Colitis, UC)과 크론병(Crohn's Disease, CD) 두 질환을 지칭한다. 넓은 의미에서는 장에 발생하는 모든 염증성 질환이 포함된다(세균성 장염, 결핵성 장염, 베체트 장염, 허혈성 장염, 방사선 조사 후 장염 등).

2 역학

1) 발생률

(1) 지역간에 차이가 있다.

(2) 인종적 차이 : 유태인에서 가장 호발

(3) 도시 > 시골

(4) High socioeconomic status > low socioeconomic status

(5) 호발연령 : 1st peak(15～30세), 2nd peak(60～80세)

(6) 성별 차이는 없다.

(7) Familial disease : 5～10%

표 5-1 염증성 장질환의 역학

	Ulcerative colitis	Crohn's disease
빈도(북미)	0~19.2/100,000	0~20.2/100,000
발병 연령	15~30 & 60~80	15~30 & 60~80
인종	Jewish > Non-Jewish Caucasian > African American > Hispanic > Asian	
남녀비	0.51~1.58	0.34~1.65
흡연	**May prevent disease(OR 0.58)**	May cause disease(OR 1.76)
경구 피임약	No increased risk	**Odds ratio 1.4**
충수절제술	**Protective(13~26% risk reduction)**	Not protective
일란성 쌍생아	6~18% concordance	38~58% concordance
이란성 쌍생아	0~2% concordance	4% concordance
생후 1년 내 항생제 사용	2.9 x the risk of developing childhood IBD	

꼭 알아둡시다!!

UC에서 충수돌기절제, 흡연은 예방 효과

• CD는 흡연, 경구 피임약과 관련 있다.

3 원인 및 발병기전

1) 유전적 소인

여러 유전 인자가 관여함(polygenic disorder)

(1) IBD에서 관찰되는 유전자 이상

① ER Stress & metabolism : XBP1, ORMDL3, OCTN 등

② Innate immunity & autophagy : NOD2, ATG16L1, IRGM, JAK2, STAT3 등

③ Adaptive immunity : IL23R, IL12B, IL10, PTPN2

④ Inflammation : MST1, CCR6, TNFAIP3, PTGER4

(2) 다른 Immune-mediated disease와 genetic risk factor를 공유

① biologic therapy(e.g., anti-tumor necrosis factor therapy)에 비슷한 반응을 보임

② 동시 발생 가능 : RA, psoriasis, ankylosing spondylitis, type 1 DM, asthma, SLE

2) 면역기전의 손상

(1) 점막면역계의 자가면역

① 정상인의 경우 oral tolerance에 의해 luminal contents(dietary Ag, normal flora)에 대한 mucosal immune system이 suppression.

- deletion, anergy of antigen-reactive T cell
- inhibitory cytokines(IL-10, TGF-β)을 분비하는 $CD4^+$ cell activation

② IBD에서는 정상적인 oral tolerance를 유지하는 immune system의 defect에 의해 uncontrolled inflammation 유발

(2) $CD4^+$ T 세포 활성화

① Lamina propria와 말초혈액내의 $CD4^+$cell이 inflammatory cytokine 분비

② 다른 염증성 세포(Mφ, B cell)의 activation 유도

③ 다른 lymphocytes, inflammatory leukocytes, mononuclear cells을 말초혈액에서 gut으로 recruit(leukocyte의 homing receptor($\alpha_4\beta_7$ integrin)와 혈관내피의 addressin(MadCAM1과의 상호작용)

④ 3 major types

- Th1 : IL-12에 의해 initiation, IFN-γ, TNF-α 분비
  → transmural granulomatous inflammation : CD와 관련
- Th2 : IL-4, IL-5, IL-13 → superficial mucosal inflammation : UC관련
- Th17 : IL-6, TGF-β에 의해 induction → neutrophilic recruitment

⑤ 이러한 과정들을 target으로 하는 치료가 관심의 대상

- Proinflammatory cytokine 또는 신호전달을 막는 Ab(anti-TNF-α, anti-IL-12, anti-IL-23, anti-IL-6, JAK inhibitor)
- Leukocyte recruitment 관련 molecule에 대한 Ab(anti-$\alpha_4\beta_7$)
- 염증을 억제하고 Regulatory T cell을 촉진하는 cytokine의 사용(IL-10)
- Intestinal barrier function을 촉진하는 cytokine의 사용

3) 염증반응

(1) T cell의 활성화에 의해 유발된 염증반응은 inflammatory mediator의 순차적인 cascade 반응에 의해 증폭된다. → 각 과정은 치료의 target이 된다.

(2) Inflammatory cytokines(IL-1, IL-6, TNF)

① 조직에서 fibrogenesis, collagen 합성, tissue metalloproteinase 활성화

② 다른 inflammatory mediator분비, coagulation cascade 활성화

(3) 활성화된 염증반응은 정상인의 경우는 조직손상이 유발되기 전에 억제되지만,

IBD의 경우 pro-inflammatory와 anti-inflammatory mediator의 불균형에 의해 염증이 지속되어 조직 손상을 유발

(4) 5-ASA : inflammatory mediator의 발현을 조절하는 NFκB의 전사 억제
→ inflammatory mediator의 강력한 억제제

4) 공생 미생물

(1) 내인성 공생 미생물은 IBD의 pathogenesis에 중요한 역할을 한다.

① 3세까지 1000가지 종류의 세균이 장내에 서식하게 되며 계속 유지됨

② 미생물의 구성과 기능은 host의 면역반응이나 환경요인(diet, antibiotics), 유전적 요인에 따라 유지

③ 미생물 또한 host의 epithelial and immune function에 영향을 끼친다.

- Epigenetic effect를 통해 계속해서 이어짐
- 생애 후기에 발생하는 IBD risk와 연관
- UC, CD 환자의 공생 미생물과 미이환자의 미생물에는 차이가 있음

④ CD에서는 normal flora구성의 변화를 가져오는 metronidazole, ciprofloxacin, elemental diet가 증상 호전을 가져옴

4 임상양상 및 병리학적 소견

1) 궤양성 대장염(Ulcerative Colitis, UC)

(1) 증상 및 징후 : 혈성 설사, 직장 출혈, tenesmus, 점액변, 복통

① 증상의 정도는 병변 범위와 관련

② 수주~수개월에 걸쳐 증상이 나타남

③ 식욕부진, 구역, 구토, 발열, 체중감소를 동반하기도 함

(2) Rectosigmoid(Lt.)에 호발 → continuous 하게 근위부로 확장

① 40~50% : rectum과 rectosigmoid region에 국한

② 30~40% : sigmoid colon 이상을 침범하지만 전체 대장 침범하지 않음

③ 20% : 전체 대장 침범

④ 내시경에서 육안적으로 정상처럼 보여도 조직검사에서는 이상이 있다.

(3) 육안소견

① Mild inflammation : erythematous, fine granular surface

② More severe disease : hemorrhagic, edematous, ulcerated

③ 질환이 오래 지속되면 상피의 재생으로 인해 pseudopolyp 생성

④ Fulminant disease : 장벽이 얇고 점막에 심한 궤양을 보이는 toxic colitis 혹은 megacolon을 형성하고 천공까지 발생할 수도 있다.

(4) 현미경 소견

① Mucosa & submucosa에 국한된 superficial inflammation

② 다른 대장염과 구분되는 특징

- Crypt 구조가 파괴
- 기저부에 plasma cells과 lymphoid cell aggregation이 보임

(5) backwash ileitis

① terminal ileum의 2~3cm까지 염증이 나타난다.

② 10~20%, 임상적으로 중요하지는 않다.

표 5-2 Ulcerative colitis : 중증도에 따른 임상양상

	Mild	Moderate	Severe
장운동	<4 per day	4~6 per day	>6 per day
혈변	Small	moderate	Severe
발열	None	<37.5℃ mean	>37.5℃ mean
빈맥	None	<90 mean pulse	>90 mean pulse
빈혈	Mild	>75%	≤75%
Sedimentation rate	<30mm		>30mm
내시경 소견	Erythema, decreased vascular pattern, fine granularity	Marked erythema, coarse granularity, absent vascular markings, contact bleeding, no ulcerations	Spontaneous bleeding, ulcerations

2) 크론병(Crohn's disease, CD)

(1) 증상 및 징후 : fibrostenotic-obstructing, penetrating-fistulous

→ 병변 부위에 따라 다른 증상

① Ileocolitis

- RLQ pain, 설사 : terminal ileum이 가장 호발부위이므로
- Palpable mass : inflamed bowel, adherent mesentry, LN
  → mass의 크기가 커지면 bladder 혹은 Right ureter의 압박증상이 나타나기도 한다.
- Low grade fever
  High spiking fever는 abscess 형성을 의심
- 체중 감소

- Bowel obstruction
- Microperforation, fistula formation(주변 장관, 피부, 방광, 질), abscess

② Jejunoileitis

- 흡수장애

→ Hypoalbuminemia, hypocalcemia, hypomagnesemia, coagulopathy, megaloblastic anemia

- 지방변, 설사 : active disease

bacterial overgrowth, bile-acid malabsorption, intestinal inflammation

③ Colitis and perianal disease

- Low grade fever, malaise, 설사, 복통, 혈변
- Stricture : 내시경이 통과하지 못할 경우 수술 고려
- Fistula
- Perianal disease
  - Crohn's colitis 환자의 1/3
  - Incontinence, anaorectal fistula, perirectal abscess
  - 대장염 없이 나타나기도 한다.

④ Gastroduodenal disease

- Nausea, vomiting, epigastric pain, H. pylori negative gastritis
- duodenum 2nd portion > bulb
- 진행 시 chronic gastric outlet obstruction 발생 가능

(2) 육안 소견

① 모든 GI tract에 involve(mouth to anus)

② Ileocecal region에 호발

③ Segmental involvement(skip area)

- UC는 rectum에 호발 하지만 CD에서는 보통 정상(rectal sparing)
- 1/3에서 perirectal fistula, fissure, abscess, anal stenosis 등을 보인다.
- 드물지만, 간과 췌장에도 병변이 있을 수도 있다.

④ Transmural inflammation

⑤ 내시경 소견

- Mild disease : aphthous or small superficial ulcerations
- Active disease : cobblestone appearance
- UC처럼 pseudopolyp을 형성할 수 있다.

⑥ Chronic, recurrent bowel obstruction(fibrosis and stricturing of the bowel)

⑦ Adhesion, fistula formation

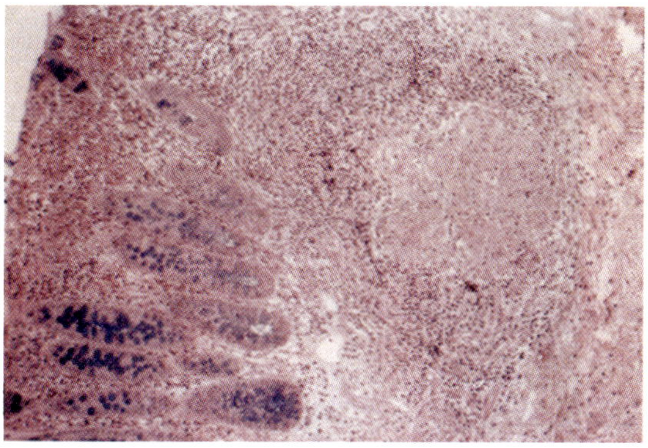

그림 5-1 Crohn's colitis with noncaseating granuloma

(3) 현미경적 소견

① **Non-caseating granuloma**

② Submucosal or subserosal lymphoid aggregation

③ Skip area, transmural inflammation

5 진단

병력, 임상증상, 대변 검사, 내시경, 조직 검사 등을 통해 진단

1) 검사실 소견

(1) 궤양성 대장염(Ulcerative colitis)

① Acute phase reactant(CRP), 혈소판수, ESR 상승

② Hb 감소

③ Fecal calprotectin level : 조직학적 염증과 연관, 재발 예측, pouchitis 진단에 사용

④ 혈청 알부민 감소(severe disease시), Leukocytosis

(2) 크론병(Crohn's disease)

① ESR, CRP 증가

② Severe disease : hypoalbuminemia, anemia, leukocytosis

2) 방사선학적 소견

(1) 궤양성 대장염(Ulcerative Colitis)

① CT는 내시경이나 barium enema보다 진단에 도움이 되지 않는다.

② Barium enema 소견

- 초기 : fine mucosal granularity
- 점막이 두꺼워지고 superficial ulceration 보인다.
- Mild disease에서는 haustral fold가 정상일 수 있지만 질환이 진행 될수록 두꺼워지면서 haustration이 소실된다("lead-pipe appearance").
- Pseudopolyp, adenomatous polyps, or carcinoma

(2) 크론병(Crohn's Disease)

① Cobble stone appearance, skip lesion, longitudinal ulcer

② Strictures, fistula, inflammatory mass

③ CT/MRI enterography(CTE or MRE)-1st line test
SBFT(small bowel follow-through) 검사보다 장외 합병증(fistula, abscess, sinus tract)을 발견하기 좋다.

④ MRI : pelvic lesion 진단에 좋다.

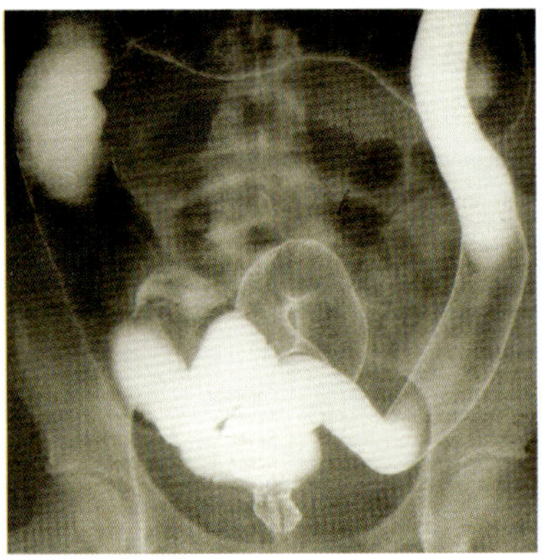

그림 5-2 Ulcerative colitis

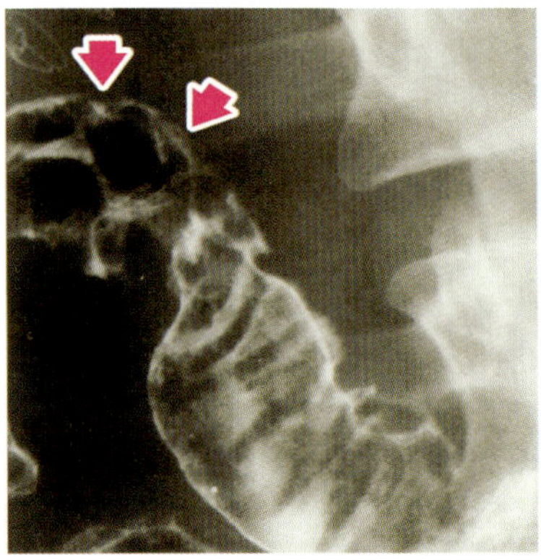

그림 5-3 Cobble stone appearance

3) 내시경 소견

(1) 궤양성 대장염(Ulcerative Colitis)

① Mucosal friability, mucosal vascularity 소실, **continuous lesion**

② Rectal biopsy : mucosal inflammation

③ 질환의 activity 알아보기 위해 시행

④ Colonoscopy : 질병의 범위 및 활성도 진단 위해 시행한다.
Acute flare 시기에는 하지 않는다.

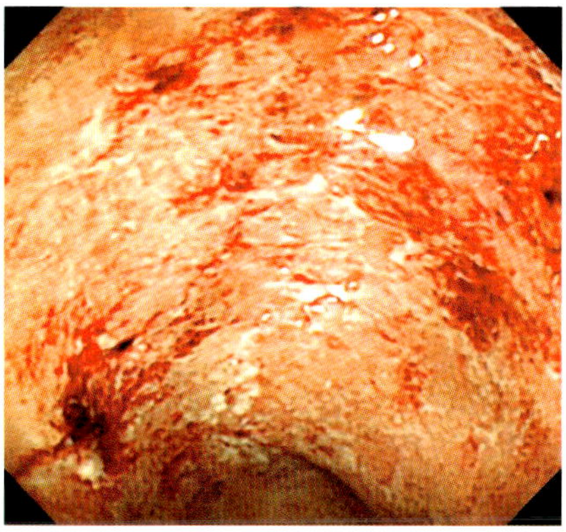

그림 5-4 Ulcerative colitis의 내시경

(2) 크론병(Crohn's Disease)

① Rectal sparing, aphthous ulcer, deep longitudinal fissure, **skip area**

② Mass lesion이나 stricture부위에서 생검도 가능

③ Capsule endoscopy : 전체 소장의 점막 관찰
Stricture가 있는 환자에서는 사용하지 않는다(capsule retension 때문).

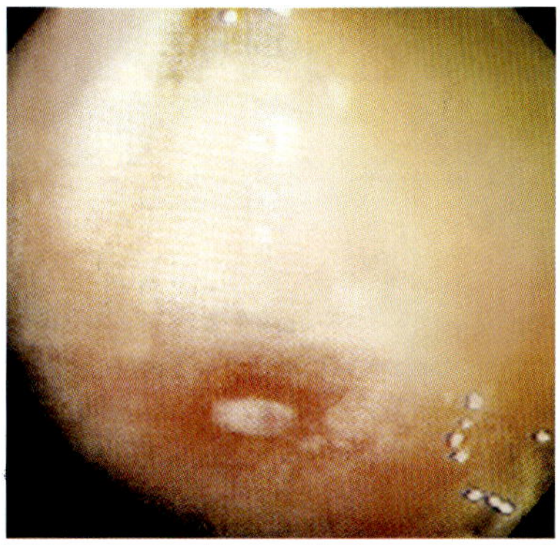

그림 5-5 Single aphthous ulcer(초기병변)

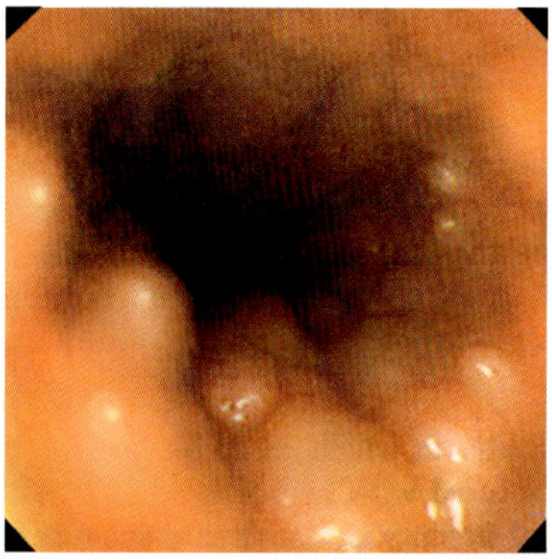

그림 5-6 Cobblestone appearance (multiple edematous inflammatory polyps)

4) 혈청학적 검사

(1) **pANCA(perinuclear antineutrophil antibody) : UC와 관련(60~70%)**
CD : 5~10%에서 양성

(2) **ASCA(Anti-Saccharomyces Cerevisiae Antibodies) : CD와 관련(60~70%)**
UC : 10~15%에서 양성

(3) 기타

① Omp C(outer membrane porin C) : CD 환자의 55%

② I_2 Ab : CD 환자의 50~54%

③ Anti Cbir1 flagellin : CD 환자의 50%, UC 환자에서는 거의 안 나타난다.

(4) 혈청 검사 보다는 진단 당시 Clinical factor가 CD의 자연사 예측에 더 도움

① 처음부터 glucocorticoid 사용이 필요한 경우

② 진단 당시 40세 미만인 경우

③ 진단 당시 perianal disease가 있는 경우

→ 5년 내 진행된 CD로 이행할 독립적 인자들임

꼭 알아둡시다!!

▌항체에 따라 질환이 다르게 나타난다.

- ASCA : 초기 CD 합병증 증가
- Omp-C : internal perforating disease
- I2 : fibrostenosing disease
- Cbir 1 : small bowel disease, fibrostenosing, internal penetrating disease
- 위의 항체를 모두 가진 환자는 더 aggressive

6 감별진단

꼭 알아둡시다!!

▌감별 포인트

- 궤양이 장의 장축에 평행 : CD
- 직각 : UC, Tb

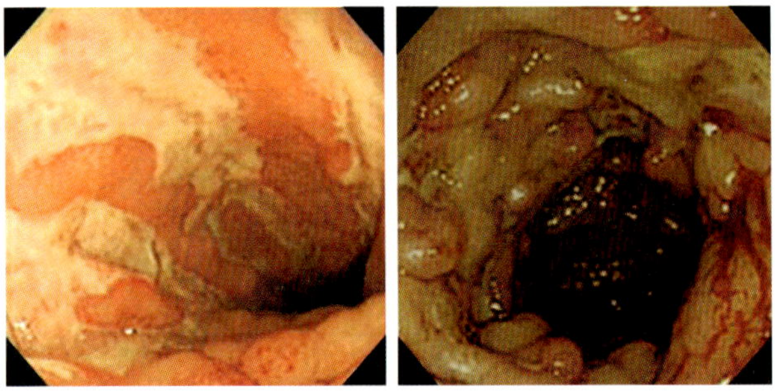

그림 5-7 Longitudinal ulcer(CD)

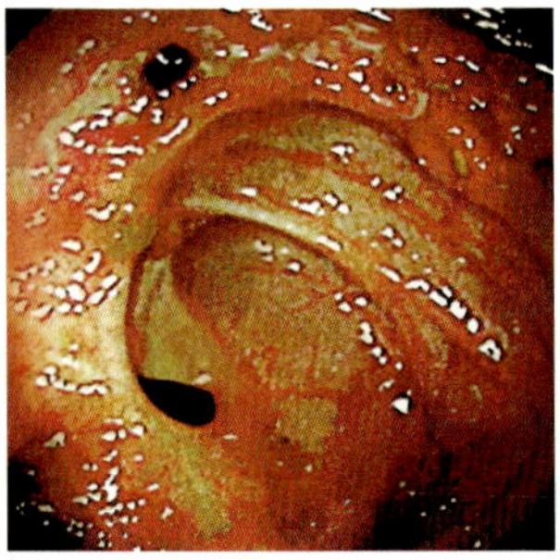

그림 5-8 Circular ulcer(장결핵)

표 5-3 Diseases that mimic IBD

감염성 질환		
세균 Salmonella Shigella Toxigenic Escherichia coli Campylobacter Yersinia Clostridium difficile Gonorrhea Chlamydia trachomatis	결핵 Tuberculosis Mycobacterium avium 기생충 Amebiasis Isospora Trichuris trichura Hookworm Strongyloides	바이러스 Cytomegalovirus Herpes simplex HIV 진균 Histoplasmosis Candida Aspergillus
비감염성 질환		
염증성 질환 Appendicitis Diverticulitis Diversion colitis Collagenous/lymphocytic colitis Ischemic colitis Radiation colitis/enteritis Solitary rectal ulcer Eosinophilc gastroenteritis Neutropenic colitis Bechet's syndrome Graft-versus-host disease	**종양** **Lymphoma** Metastatic carcinoma Carcinoma of the ileum Carcinoid Familial polyposis	약물 NSAIDs Phosphasoda Cathartic colon Gold Oral contraceptives Cocaine Ipilimumab Mycophenolate mofetil

7 합병증

1) 궤양성 대장염(Ulcerative colitis)

(1) 대량 출혈 : 1%

① 치료를 하면 출혈이 멈춤

② 24~48시간 내에 6~8unit 이상의 수혈이 필요하면 colectomy

(2) 독성 거대결장 : 5%

① 진단 : simple abdomen

- Transverse or right colon의 지름이 6cm 이상
- Haustration 소실

② **악화인자**

- Barium enema and bowel preparation, endoscopic study
- Hypokalemia
- Hypomotility agent : anticholinergics, loperamide, narcotics, codeine

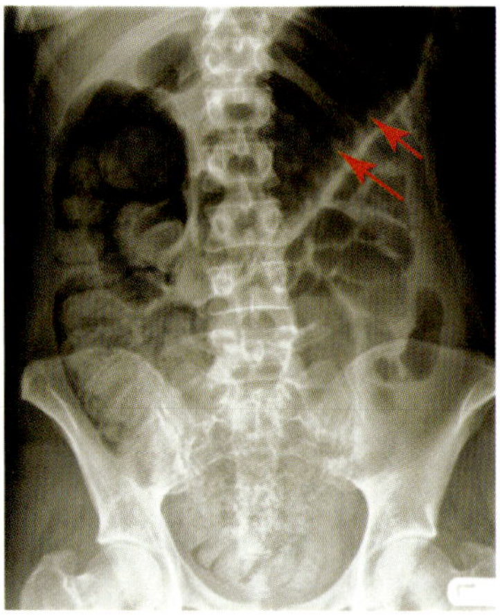

그림 5-9 Toxic megacolon

③ 임상양상

- 복통 및 압통(대장의 분포를 따라)
- Generalized toxic Sx.
- Fever, tachycardia, leukocytosis
- Postural hypotension
- 장음의 감소 혹은 소실

④ 치료

- Intensive medical Tx : 50%에서 반응
  - 금식, 비위관 세척
  - TPN, 수액 공급, 전해질 이상 교정
  - 항생제 : 천공으로 발생되는 복막염 때문에 사용
  - IV steroid
- emergency colectomy : 24～48hr 이내 증상의 호전이 없거나 장천공 의심 시

(3) 협착(5～10%)

① 염증, 섬유화로 인해 발생

② 종양의 가능성을 염두에 두어야 한다.

③ Colonoscope이 통과하지 못할 정도의 협착은 수술의 적응증

(4) 대장암

① 대장암의 위험인자

- Extent : pancolitis
- Duration : 10년 이상
- Colon cancer의 family history

- PSC
- Colon stricture
- Colonoscopy에서 postinflammatory pseudopolyp이 관찰되는 경우

② 고위험군에서의 대장암 선별검사

- UC 진단 후 8~10년 뒤부터 0.5~1% risk↑
- Screening : 정규적(1~2년마다) colonoscopy, sigmoidoscopy & bx.

③ 염증성 장질환에서 발생한 대장암의 특징

- Colon cancer의 warning sign(rectal bleeding, bowel habit change)을 이해하기 곤란 → 증상과의 감별이 어렵다.
- 전 Colon에 걸쳐 uniform distribution을 보임 : non-colitis에서 50%는 rectosigmoid involve
- Tumor는 multiple, flat, infiltrating & highly malignant
- Mucosal irregularity, ulceration, pseudopolyp 등으로 small Ca.와 radiologically, endoscopically DDx. 어렵다.

(5) 궤양성 직장항문염

2) 크론병(Crohn's disease)

(1) 폐쇄 : 가장 흔함

(2) 대량 출혈

(3) 흡수장애(ileum을 포함한 병변) : Vit. B_{12}, folate, bile acid

(4) 항문주변 합병증 : abscess, fistula, fissure

(5) 누공, 천공 : 누공을 주로 형성, 천공은 드물다(1~2%).

(6) 농양(10~30%)

① Glucocorticoid 치료를 했던 환자에서 잘 생긴다.

② CT-guided percutaneous drainage : standard therapy

(7) 대장암

① UC와 같은 위험 인자를 가짐, 선별 검사도 UC와 마찬가지로 시행

② 비슷한 extent와 diaease duration을 가질 경우 CD와 UC의 cancer risk는 유사함

(8) 기타 악성종양 발생 증가

① Non-Hodgkin's lymphoma, Leukemia, MDS 발생률 증가

② Severe, chronic, complicated perianal disease 있는 경우 lower rectum, anal canal cancer(squamous cell ca) 증가함

표 5-4 Ulcerative colitis vs. Crohn's ds.★

	Ulcerative colitis	Crohn's disease
Clinical		
Gross blood in stool	Yes	Occasionally
Mucus	Yes	Occasionally
Systemic symptoms	Occasionally	Frequently
Pain	Occasionally	Frequently
Abdominal mass	Rarely	Yes
Significant perineal disease	No	Frequently
Fistulas	No	Yes
Small intestinal obstruction	No	Frequently
Colonic obstruction	Rarely	Frequently
Response to antibiotics	No	Yes
Recurrence after surgery	No	Yes
Endoscopic		
Rectal Sparing	Rarely	Frequently
Continuous disease	Yes	Occasionally
"Cobblestoning"	No	Yes
Granuloma on biopsy	No	Occasionally
Radiographic		
Small bowel significantly abnormal	No	Yes
Abnormal terminal ileum	No	Yes
Segmental colitis	No	Yes
Asymmetric colitis	No	Yes
Stricture	Occasionally	Frequently

8 Extraintestinal manifestations

1/3에서 적어도 한 가지 이상 보인다.

1) 피부 질환

(1) EN(Erythema Nodosum)

① CD : 15%, UC : 10%

② Bowel activity와 관련 : 피부병변은 장증상이 발생된 이후에 나타나며, 이 환자들은 peripheral arthritis를 동반하기도 한다.

③ 기저 bowel disease 치료

(2) PG(Pyoderma Gangrenosum)

① UC : 1～12%, CD : less common

② Bowel disease와 상관없는 경과를 보이고, colectomy에 대한 반응도 나쁘고, proctocolectomy한 수년 후에 발생하기도 함

③ 때론 치료가 매우 어렵고, IV antibiotics, IV glucocorticoid, dapsone, azathioprine, thalidomide, IV cyclosporine, infliximab 등이 필요하기도 하다.

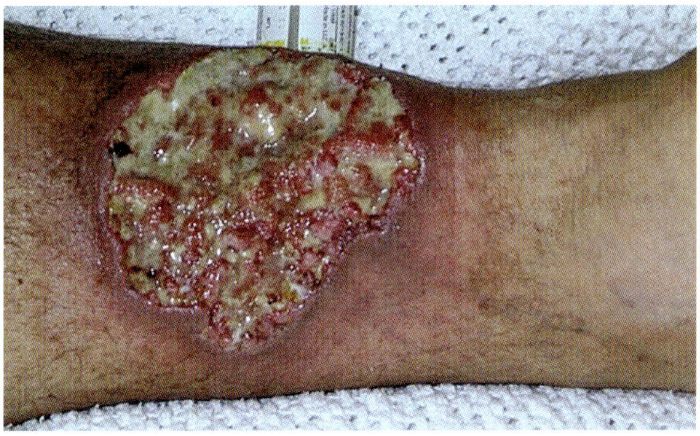

그림 5-10 Pyoderma gangrenosum

(3) Others

① Psoriasis : IBD 환자의 5～10%, bowel activity와 무관

② Perianal skin tags : CD 환자의 75～80%

2) 류마티스 질환

(1) Peripheral arthritis

① 15～20%

② CD에서 자주 나타나며 bowel activity와 관련

③ Asymmetric, polyarticular, migratory(상·하지의 large joint 발병)

④ 치료 : bowel inflammation 치료

(2) Ankylosing spondylitis(AS)

① 10%, CD에서 많다.

② 2/3에서 HLA-B27(+)

③ Bowel activity와 관련 없다.

④ Glucocorticoid나 colectomy후에도 치료가 되지 않음

⑤ anti-TNF therapy : spinal inflammation을 줄이고 QOL 호전

(3) Symmetric sacroiliitis

① UC와 CD에서 비슷하다.

② Bowel activity와 관련 없다.

3) 안과 질환

(1) 1～10%

(2) Conjuntivitis, anterior uveitis/iritis, episcleritis

(3) Uveitis : UC, CD

① Ocular pain, photophobia, blurred vision, headache

② Scarring, visual impairment를 일으킬 수 있어 빠른 치료가 필요

4) 간, 담도 질환

(1) Hepatic steatosis : 간 생검 이상 환자의 절반

Malnutrition, glucocorticoid 치료 등의 결과

(2) Cholelithiasis

① CD환자에서 더 흔하다.

② Ileitis 혹은 ileal resection한 환자의 10～35%

(3) PSC(Primary Sclerosing Cholangitis)

① IBD 환자의 1～5%, PSC 환자의 50～75%가 IBD 가진다.

② 대부분 무증상, 피로, 황달, 복통, 발열, 식욕저하 등

③ ERCP, MRCP로 진단

multiple bile duct strictures or dilatation : beaded appearance

④ Bx. : staging, autoimmune hepatitis 감별시 시행

⑤ 치료 : ursodeoxycholic acid(ursodiol)

⑥ 증상 있는 환자는 5～10년에 LC, liver failure로 진행, 궁극적으로는 Liver transplantation를 요한다. 10～15%에서 cholangiocarcinoma 발생

5) 요로 질환

calculi, ureteral obstruction, fistulas

6) 대사성 골질환

(1) Low bone mass(3～30%)

① 원인 : glucocorticoid, cyclosporine, MTX, TPN, malabsorption, inflammation

② Fracture : 36%(CD), 45%(UC)

노인에서 빈도 증가

(2) Osteonecrosis : hip에 잘 발생한다.

glucocorticoid 시작하고 6개월 내 4.3%에서 발생

7) 혈전색전증

질병 활성도와 무관하게 발생

8) 기타

(1) Cardiopulmonary manifestation

endocarditis, myocarditis, pleuropericarditis, interstitial lung disease

(2) Amyloidosis

(3) Pancreatitis

꼭 알아둡시다!!

질병의 활성도를 반영하는 장외 소견

- peripheral arthritis
- skin manifestation : erythema nodosum
- ocular lesions : episcleritis, recurrent iritis, uveitis
- enterocutaneous fistula
- body temperature

질병 활성도와 관련 없는 것

- psoriasis, ankylosing spondylitis, sacroilitis

CD에 많은 질환

- erythema nodosum, peripheral arthritis, ankylosing spondylitis, episcleritis, secondary amyloidosis, 담석증

UC에 많은 질환

- pyoderma gangrenosum, pericholangitis

9 내과적 치료

1) 5-ASA

NFκB activity를 저해

(1) The mainstay of Tx for mild to moderate UC and CD

UC, CD의 관해 유도, UC에서 유지요법(CD에서는 유지요법으로 사용하지 않음)

(2) Sulfasalazine : antibacterial agent(sulfapyridine)+anti-inflammatory(5-ASA)

① 소장에서 일부만 흡수되고 대부분 대장까지 내려가서 대장 세균에 있는 azo reductase에 의해 sulfa와 5-ASA가 분리

② Mild to moderate UC, CD에 사용

③ 부작용(Sulfapyridine 때문에 발생)

- Headache, anorexia, nausea, vomiting
- Hypersensitivity reaction(rash, fever, hepatitis, agranulocytosis, hypersensitivity pneumonitis, pancreatitis)

④ 엽산 흡수 저하 : 엽산을 보충해 주어야 한다.

(3) Sulfa-free aminosalicylate

① Osalazine : 5-ASA 두 개가 azo bond로 연결

- Colon에서 세균에 의해 분리
- UC, CD에서 sulfasalazine과 효과 비슷하다.

② Balsalazine : mesalazine과 carrier molecule 4-aminobenzoyl-β-alanine이 결합

③ Delzicol, Asacol HD(high dose) : mesalamine의 Enteric coated form

- pH>7.0에서 release
- 완전한 분해가 이루어지는 곳은 소장에서부터 대장의 splenic flexure에 이르기까지 다양하게 이루어진다.

④ Lialda : mesalamine의 once-a-day formulation

⑤ Apriso : encapsulated mesalamine granule

- terminal ileum에서 colon까지 extended-release mechanism을 통해 전달됨
- Lialda, Apriso는 하루 한 번 복용 가능(다른 약제들은 하루 2~4회 복용)

⑥ Pentasa : mesalamine을 함유한 작은 구체들로 이루어진다.

위에서 분해가 일어나고 전체 GI tract로 퍼진다.

(4) Topical mesalamine enema : Mild to moderate distal UC

표 5-5 경구 5-ASA 제제

	약제	구조	전달	용량
Azo-bond	Sulfasalazine(500mg) (Azulfidine) Olsalazine(250mg) (Dipentum) Balsalzide(750mg) (Colazal)	Sulfapyridine-5-ASA 5-ASA-5-ASA Aminobenzoyl-alanine-5-ASA	Colon Colon Colon	3~6g(acute) 2~4g(maintenance) 1~3g 6.75~9g
Delayed-release	Mesalamine(400,800mg) (Delzicol, Asacol HD) Mesalamine(1.2g) (Lialda)	Eudragit S(pH 7) MMX mesalamine (SPD476)	Distal ileum-colon Ileum-colon	2.4~4.8g(acute) 1.6~4.8g(maintenance) 2.4~4.8g
Controlled-release	Mesalamine(250,500,1000 mg)(Pentasa)	Ethylcellulose micro-granule	Stomach-colon	2~4g(acute) 1.5~4g(maintenance)
Delayed- and Extended-release	Mesalamine(0.375g) (Apriso)	Intellicor extended-release mechanism	Ileum-colon	1.5g(maintenance)

여기서 잠깐 !!

- 여러 가지 경구 5-ASA 제제들이 있지만 구성 성분, 구조에 따라 분해되는 부위가 다르고 그에 따른 작용하는 부위가 다릅니다. 따라서 UC나 CD의 분포 부위에 따라 약제를 선택해서 사용할 수 있습니다.

2) Steroid

(1) UC의 치료

① Moderate to severe UC에 중요한 치료제, 5-ASA의 치료에 반응하지 않는 환자에서 사용한다(Oral, IV).

② Budesonide : colon에서 release되는 steroid 제형으로 glucocorticoid side effect가 적다.

③ Distal UC에서 topical 5-ASA치료가 topical steroid보다 더 효과적이다.

(2) CD의 치료

① Moderate to severe CD에서 60~70% remission rate를 보인다.

② Controlled ileal release budesonide는 ileocolic CD에서 prednisone과 비슷한 효과를 보이지만 부작용은 적다.

(3) Steroid는 UC와 CD에서 유지요법에 효과가 없다.

(4) Remission이 오면 tapering하여 끊어야 한다.

3) 항생제

(1) UC에서 효과가 증명되지 않았다. 단, pouchitis 환자에서 metronidazole, ciprofloxacin 치료는 효과가 있다.

(2) CD의 치료 : metronidazole, ciprofloxacin은 active inflammatory, fistulous, perianal CD에 효과적이며, ileal resection 후 재발을 예방

(3) Metronidazole의 부작용 : nausea, metallic taste, 오랜 사용 시 peripheral neuropathy를 일으킬 수 있다.

(4) Active CD에서는 2차 약제로 사용되며, perianal, fistulous CD에서는 1차 약제로 사용될 수 있다.

4) Azathioprine and 6-MP

- Purine analogue
- Azathioprine은 흡수되어 6-MP로 바뀌고 thioinosinic acid로 대사되어 작용

(1) Indication

① Steroid에 의존해야 하는 IBD의 치료(steroid sparing agent로 사용)

② UC와 CD의 maintenance 치료

③ active CD에서 perianal Dz와 fistula 치료에 사용된다.

④ CD환자의 postoperative prophylaxis

(2) 빠르면 3~4주, 보통 4~6개월 지나서 효과가 나타난다.

(3) 부작용 : 췌장염(3~4%), nausea, fever, rash, BM억제(CBC의 정기적 F/U이 필요)

5) Methotrexate(MTX)

(1) Dihydrofolate reductase를 억제함, IL-1의 생성을 억제

(2) Weekly MTX : CD의 관해 유도 및 유지와 steroid의 감량을 목표로 사용된다.

(3) 부작용 : Leukopenia, hepatic fibrosis, hypersensitivity pneumonitis

6) Cyclosporine(CSA)

(1) IL-2의 생성을 억제

(2) IV CSA : IV steroid에 반응하지 않는 severe UC 치료

(3) Oral CSA : 6-MP 혹은 azathioprine과 같이 쓸 경우 관해 유지할 수 있다.

(4) 부작용 : renal dysfunction, hypertension, gingival hyperplasia, hypertrichosis, paresthesia, tremor, headache, electrolyte abnormalities, 기회감염(PCP)

7) Tacrolimus

(1) CSA와 비슷한 면역조절작용을 가진다.

(2) CSA보다 100배 높은 potency

(3) 광범위한 소장 질환 환자에서 유용

(4) Steroid dependent or refractory UC and CD, refractory fistulizing CD 치료

8) Anti-TNF antibody

(1) Infliximab(IV dose : 5mg/kg) : chimeric IgG1 antibody against TNFα

(2) Steroid, azathioprine, 6-MP 저항성 CD, Refractory perianal and enterocutaneous fistula 관해유도 및 유지요법으로 사용/UC에서도 효과적

(3) Adalimumab : recombinant human monoclonal IgG1 antibody(SC, subcutaneous)

① TNF-α와 결합하여 TNF-α가 receptor에 결합하는 것을 막는다.

② Infliximab과 비슷한 역할을 하지만 immunogenicity는 덜해서 infliximab allergic patients에서 사용할 수 있다.

(4) Certolizumab Pegol : PEGylated form of an anti-TNF Ab(SC)

→ active inflammatory CD 환자에서 사용

(5) Golimumab : human IgG1 antibody against TNFα (SC)

→ moderately to severely active UC 환자에서 사용

(6) Infliximab에 대한 항체(ATI, Antibodies to infliximab) 발생

① Infusion reaction 증가, 치료 효과 감소

② Periodic infusion 환자보다 on-demand or episodic infusion 시에 더 잘 생긴다.

③ dose interval을 줄이거나 10mg/kg로 용량을 증량시키는 것이 치료효과 유지를 위해 필요할 수도 있다.

(7) 부작용

① Lymphoma : 면역억제치료를 같이 받는 환자에서 호발

② Infusion reaction, severe serum sickness

③ 감염위험 증가, 특히 **잠복 결핵의 재활성화**

9) Nutritional Tx

(1) Active CD에서 TPN과 함께 bowel rest에 반응

(2) 관해유도에는 효과적이나 유지요법에는 사용하지 않는다.

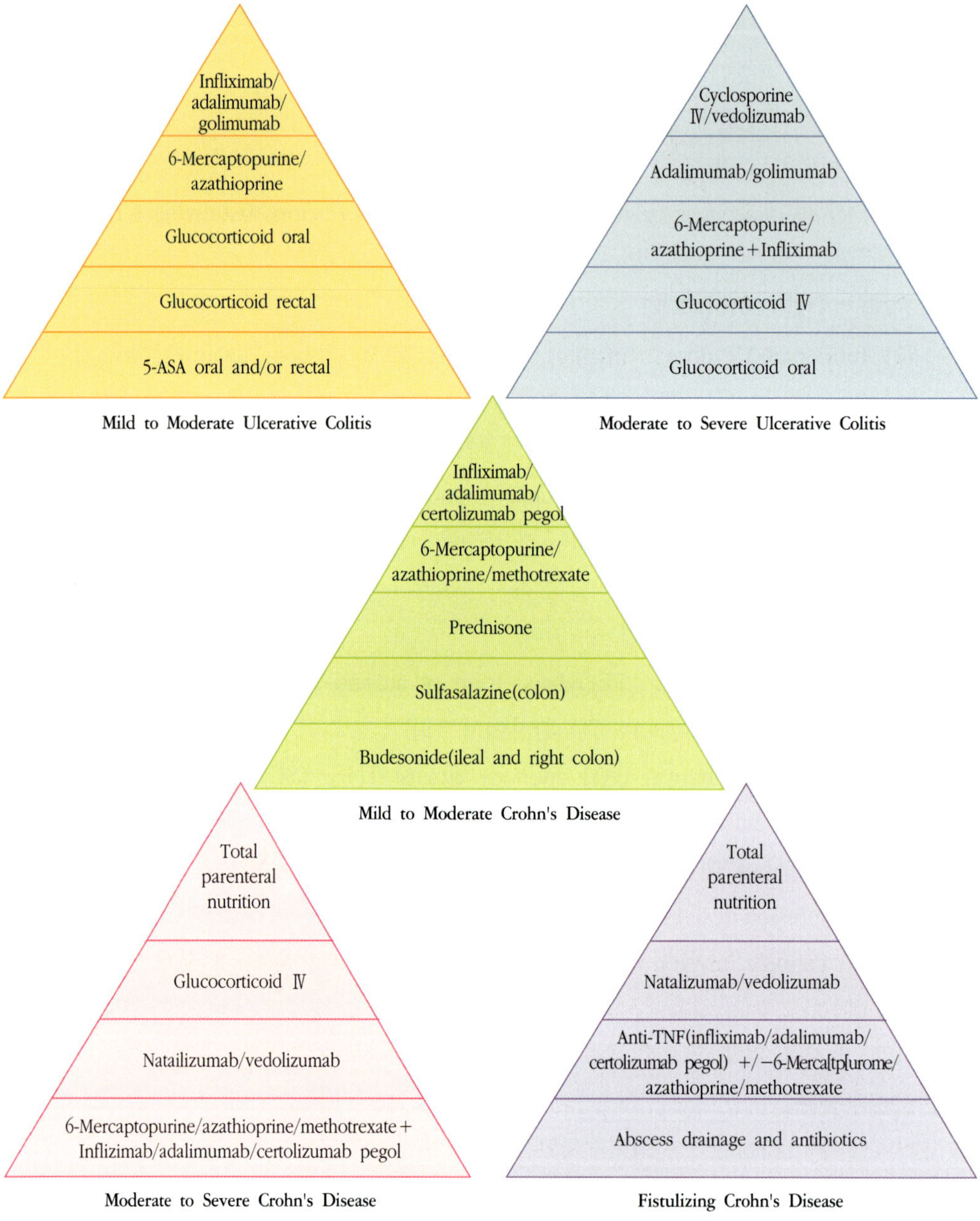

그림 5-11 Medical management of inflammatory bowel disease

표 5-6 내과적 치료 한눈에 보기★

Ulcerative colitis : active disease				
	Mild	Moderate	Severe	Fulminant
Distal/Extensive	5-ASA oral and/or enema	5-ASA oral and/or enema Glucocorticoid enema Oral glucocorticoid	5-ASA oral and/or enema Glucocorticoid enema Oral or Ⅳ glucocorticoid	Intravenous glucocorticoid Intravenous CSA
Ulcerative colitis : maintenance therapy				
Distal/Extensive	5-ASA oral and/or enema 6-MP or azathioprine			

Crohn's disease : active disease		
Mild-Moderate	Severe	Perianal or Fistulizing Disease
5-ASA oral and/or enema Metronidazole and/or ciprofloxacin Oral glucocorticoids Budesonide	5-ASA oral and/or enema Metronidazole and/or ciprofloxacin Oral or Ⅳ glucocorticoids Infliximab TPN or elemental diet	Metronidazole and/or ciprofloxacin Azathioprine or 6-MP Infliximab Intravenous CSA

Crohn's disease : maintenance therapy	
Inflammatory	Perianal or Fistulizing Disease
5-ASA oral and/or enema Azathioprine or 6-MP Infliximab	Metronidazole and/or ciprofloxacin Azathioprine or 6-MP Infliximab

10 외과적 치료

표 5-7 수술 적응증

Ulcerative colitis	Crohn's disease
난치성(intractable) 전격성(fulminant) 독성 거대결장(toxic megacolon) 대장 천공 대장폐쇄 대량 출혈 대장 외 질환 대장암 예방적 요법 대장의 이형성증 or 암	• 소장의 CD – 내과적 치료에 반응 없는 협착과 폐쇄 – 대량 출혈 – 치료에 반응 없는 누공(fistula) – 농양 • 대장 or 직장의 CD – 난치성 – 전격성 – 내과적 치료에 반응 없는 Perianal disease – 치료에 반응 없는 누공 – 대장폐쇄 – 대장암 예방적 요법 – 대장의 이형성증 or 암

1) 궤양성 대장염(Ulcerative colitis)

(1) Morbidity

① Hemorrhage, contamination, sepsis, neural injury

② Elective : 20%, urgent : 30%, emergency : 40%

(2) 술식 : IPAA(Ileal Pouch after Anal Anastomosis)

① UC는 점막 질환이므로 점막은 dentate line 혹은 anus의 2cm 상방까지 dissection 하고 ileum을 neorectum으로 만들어 anus와 end-to-end anastomosis 한다.

② Anal sphincter 보존 및 continence 유지 가능
Ileostomy 환자보다 운동이나 성적인 활동에서 더 좋은 performance를 가진다.

③ 합병증

- Bowel obstruction
- Pouch failure : ileostomy로 바꿔 수술해준다(5～10%).

④ Pouchitis : most frequent late complication(30～50%)

- 증상 : Stool frequency, watery stools, cramping, urgency, nocturnal leakage of stool, arthralgia, malaise, fever
- Pouch biopsy : true pouchitis와 underlying CD를 감별하게 해준다.
- 치료 : antibiotics(3～5%는 refractory)

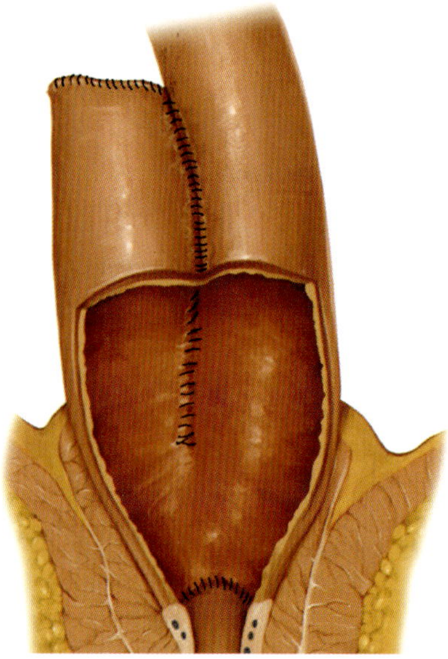

그림 5-12 IPAA

2) 크론병(Crohn's disease)

(1) 대부분의 환자가 평생 적어도 한번 수술이 필요하다.
수술의 필요성은 유병기간과 질환 발생 위치에 따라 다르다.

(2) 수술은 내과적 치료에 실패하거나 합병증이 발생했을 경우에만 한다.

(3) Small intestinal disease

① CD는 만성적이고 재발을 잘 하고, 수술로 깨끗이 치유되기 힘들기 때문에 **되도록 장절제는 적게** 하는 것이 좋다.

② Obstructing CD에서는 질환이 있는 부위를 절제하고 strictureplasty를 해준다.

- Strictureplasty : longitudinal incision 하고 transverse하게 suture 해준다.
- Strictureplasty의 합병증 : ileus, hemorrhage, fistula, abscess, leak, restricture

③ 술후 mesalamine, antibiotics, 6-MP/AZP, infliximab, adalimumab 사용이 재발을 예방한다.

(4) Colorectal disease

① Segmental colon resection with primary anastomosis

② Extensive colitis 환자에서 20~25%는 rectum이 보존되므로 rectal preservation을 고려해야 한다.

③ IPAA는 pouch failure의 빈도가 높아 금기

05

11 임신과 염증성 장질환

1) Quiescent UC and CD

(1) 정상 fertility rate

(2) Sulfasalzine을 사용하는 남성에서 불임이 생길 수 있으나 치료를 중단하면 정상으로 돌아온다.

2) Fetal outcome

(1) Quiescent UC, CD에서 거의 정상

(2) 유산, 사산, 기형 등은 disease activity에 따라 증가한다(Not medication).

3) 임신 중 질환의 경과

(1) 수정 당시의 disease activity에 따라 달라진다.

(2) 수정 전 6개월은 관해 상태를 유지하는 것이 중요

4) 분만

(1) 대부분의 CD 환자는 질식 분만이 가능

(2) Anorectal and perirectal abscess 혹은 fistula가 있는 환자는 fistula 형성을 줄이고 episiotomy scar로 질환이 전파되는 것을 줄이기 위해 제왕절개를 선호

5) 약물치료

(1) Sulfasalazine, mesalamine, balsalazide : 임신과 수유에 안전
단, sulfasalazine 복용시에는 엽산의 보충이 필요하다.

(2) Topical 5-ASA : 안전

(3) Glucocorticoid

① moderate to severe disease activity 가진 임산부에서 안전하게 사용할 수 있다.

② 수유부에서는 용량을 최소로 해야 한다.

(4) Antibiotics : 단기간만 사용

① Ampicillin, cephalosporin이 가장 안전

② Metronidazole은 2nd, 3rd trimester에서 안전하게 사용가능

③ Ciprofloxacin은 금기

(5) 6-MP, azathioprine : minimal or no risk during pregnancy
임신 전에 약을 끊지 못했거나 임신 중 악화되어 필요하다면 사용한다.

(6) CSA : data가 별로 없어 가능하면 쓰지 않는다.

(7) MTX : 임신과 수유 시 금기

(8) Infliximab : 사산, 유산 위험이 증가하지 않는다.

6) 수술

응급 상황에서만 한다.

12 암과 염증성장질환

1) 궤양성 대장염(Ulcerative colitis)

(1) Long-standing UC에서 colonic epithelial dysplasia, carcinoma 위험도가 높다.

(2) Risk factor : duration, disease extent가 중요

① pancolitis 환자는 8～10년 후에 cancer risk가 매년 0.5～1%씩 증가한다.

② 그 외 위험인자 : 가족력, PSC, colon stricture, pseudopolyp

(3) Annual or biennial colonoscopy with multiple biopsies

① >8~10년 pancolitis를 가진 환자

② >12~15년 proctosigmoiditis를 가진 환자

꼭 알아둡시다!!

SCC(Sporadic Colon Cancer)와 CAC(Colitis-Associated Colon cancer)의 차이점

- SCC는 대개 adenomatous polyp에서 발생하고 CAC는 flat dysplasia나 DALM(Dysplasia-Associated Lesion or Mass)에서 발생
- Multiple synchronous colon cancer
  - SCC : 3~5%, CAC : 12%
- Mean age
  - SCC : 60대, CAC : 30대
- 분포
  - SCC : Left-sided predominance
  - CAC : 전체 장에 걸쳐 분포
- Mucinous, anaplastic cancer는 CAC에서 더 흔하다.
- CAC에서 SCC보다 p53 mutation은 더 먼저, APC mutation은 더 늦게 발생

2) 크론병(Crohn's disease)

(1) 위험인자

Long duration, extensive disease, bypassed colon segments, colon stricture, PSC, family history

(2) UC와 CD는 비슷한 duration과 extent를 가지면 cancer risk도 비슷하다.

(3) UC와 같은 endoscopic surveillance strategy가 추천

3) Dysplasia 및 cancer의 치료

(1) HGD(High Grade Dysplasia)

① UC : colectomy

② CD : colectomy or segmental resection

(2) LGD(Low Grade Dysplasia)

Colectomy가 추천

(3) Adenoma : 생검에서 주위 점막에 dysplasia가 없다면 내시경적 절제

(4) 염증성 장질환 환자는 다른 악성종양의 위험도 높다.

① Non-Hodgkin's lymphoma

② Leukemia

③ MDS

④ Anal canal cancer(Squamous cell carcinoma) : Perianal disease

⑤ Small bowel adenocarcinoma : long standing, extensive small bowel disease

13 장결핵(결핵성 장염)

1) 특징

(1) 소장 염증성 질환의 대부분 차지

(2) 호발부위 : **Ileocecal**(50% 이상) 음식물이 오래 머물기 때문

(3) 감염 경로

① Enterogenous

- Swallowing of sputum
- Ingestion of milk from cows infected

② Hematogenous

(4) 염증이 진행되어 말기에는 림프 폐쇄 → 흡수 장애

2) 병리학적 소견

(1) **Caseating granuloma**

(2) **장의 장축에 직각인 윤상(circular) 궤양**

3) 증상

(1) RLQ의 mild abd pain : m/c Sx.

(2) Anorexia, diarrhea, wt. loss

(3) Mild fever, night sweat

(4) Obstruction, hematochezia, palpable mass

4) 진단

Endoscopic & surgical biopsy → Acid-fast bacilli(AFB) 증명

5) 감별 진단

Crohn’s ds., lymphoma, amebiasis, cancer etc...

6) 합병증

(1) Adhesion, obstruction

(2) Malabsorption(ileum involve) : Vit. B_{12}, bile acid 흡수↓

(3) Bacterial overgrowth → malabsorption

(4) Hemorrhage, perforation(→ abscess, peritonitis)

(5) Intussusception

7) 치료

Anti-Tbc medication

표 5-8 Tbc vs. Crohn

Intestinal Tbc	Crohn's disease
Caseous granuloma circular, circumferential anal lesion, fistula – rare	Noncaseous granuloma longitudinal ulcer anal lesion, fistula – common

14 방사선 장결장염(radiation enterocolitis)

1) 임상양상

부인과 종양 등으로 골반강내 방사선치료를 받은 환자에서 발생 가능하다.

(1) 급성 증상(방사선 치료 후 1~2주 내에 발생)

① Rectum & sigmoid 조사 시

bloody, mucoid diarrhea, tenesmus → distal UC와 비슷하다.

② Small bowel 조사 시 : diarrhea

(2) 후기 합병증(수개월~수년 후 발생)

① Ulceration, fibrosis & stricture(→ obstruction)

② Fistula, chronic GI bleeding, anemia(← telangiectasia)

③ Malabsorption(광범위한 소장 조사 시)

2) 내시경소견

(1) 초기 : mucosal edema, granularity, friability, ulceration

(2) 후기 : multiple mucosal telangiectasia, stricture

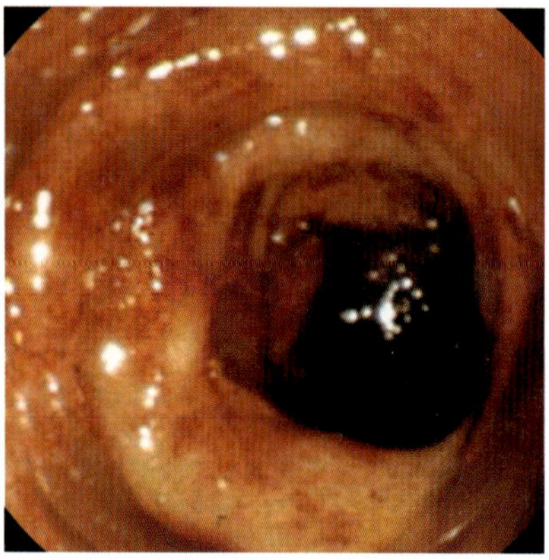

그림 5-13 Radiation colitis

3) 치료

(1) 보존적 치료

(2) IDA(telangiectasia) → iron therapy, endoscopic therapy

(3) Surgery(obstruction, abscess, fistula) : 주위 장기에서 late Cx.이 늦게 나타날 수도 있으므로, 꼭 필요한 때에만 수술

06 Chapter

과민성 장 증후군

Irritable bowel syndrome

과민성 장 증후군(Irritable Bowel Syndrome, IBS)은 흔히 볼 수 있는 질환입니다. IBS의 진단 기준, 기질적 질환을 의심할 수 있는 소견들을 잘 알아두시고 어렵지 않은 내용이니 전반적으로 가볍게 읽어보시기 바랍니다.

1 정의

기질적인 원인 없이 배변 습관의 변화와 복통(or 복부 불편감)이 동반되는 기능성 장질환으로 임상에서 가장 흔하게 접하는 소화기 질환 중 하나이다. 명확한 진단 marker가 없어 임상증상으로 진단한다(Rome Ⅲ criteria).

2 역학

1) 유병률 : 10~20%
2) 호발 연령 : 청장년~중년(신환의 대부분이 45세 이전)
3) 여자에서 더 흔하고(남 : 여 = 1 : 2~3), 증상도 심하다(severe IBS의 80%가 여자).

3 병태생리

1) 비정상적 내장운동활성(Gastrointestinal motor abnormalities)

(1) Colonic myoelectrical and motor activity

① 자극이 없는 상태에서는 정상이지만 자극을 받으면 이상소견을 보인다.

② 식후 3시간에 rectosigmoid motor activity 증가 한다.

③ Rectal balloon inflation시 확장에 의해 유발되는 contractile activity가 과도하게 나타난다.

2) 내장 과민성(visceral hypersensitivity) : 감각 역치↓

(1) Increased end-organ sensitivity : "silent" nociceptor의 recruitment

(2) Spinal hyperexcitability

(3) Caudal nociceptive transmission의 내인적(cortical & brainstem) 조절

(4) Neuroplasticity(만성적, 반복적 자극으로 신경반응의 변화가 생김)로 인한 장기간의 통각과민(hyperalgesia)

여기서 **잠깐 !!**

- Hypersensitivity는 visceral pathway만 선택적으로 보인다(somatic pathway는 정상).

3) 뇌-장관 상호작용(CNS dysregulation)

(1) 장 운동성 변화, 내장 과민성, 자율신경계 이상 등이 뇌-장관 축에 의하여 조절

(2) Emotional disorder와 stress 등이 증상을 악화시키고, 대뇌피질에 작용하는 약물치료에 반응하는 것으로 보아 IBS의 병태생리에 CNS가 작용한다는 것을 암시한다.

(3) Functional imaging(MRI)

① Mid-cingulate cortex 활성화

② Prefrontal lobe의 활성화 : visceral pain 인식 ↑

4) 염증반응, 감염 : postinfectious IBS

(1) 급성 세균성 장염이 치유된 환자의 1/4에서 과민성 장 증후군 발생

(2) 과민성 장증후군 환자의 1/3이 발병 전에 gastroenteritis-like illness 경험

(3) 여성, younger patients에서 더 흔하다.

(4) Organism : *Campylobacter, Salmonella, Shigella*

5) 정신사회적 요인(psychological disturbance)

(1) 신체적, 정신적 스트레스는 증상의 시작 및 정도와 밀접한 연관이 있다.

(2) 환자의 80%에서 정신의학적 장애가 병발한다.

6) 세로토닌(Serotonin)

(1) IBS-D(IBS-Diarrhea predominant) 환자에서 colon에 serotonin containing enterochromaffin like cell 증가되어 있고, 식후 혈중 serotonin도 증가된다.

(2) Serotonin은 GI motility 조절 및 visceral perception과 관련되어 postprandial symptom 유발과 관련되며 치료에 serotonin antagonist를 사용하는 근거가 된다.

4 임상양상

1) 복통 : 진단에 필수적인 증상

(1) 강도와 위치가 다양

① 경도~일상생활에 지장을 초래할 정도까지 다양하다.

② 심한 복통으로 인한 섭취제한(malnutrition)은 드물다.

③ 복통으로 인한 수면장애는 별로 없다.

- 통증은 대개 깨어있는 시간에 나타난다.
- 심한 IBS에서는 복통으로 잠에서 깨기도 하므로 nocturnal pain이 IBS와 기질적 복통의 감별점은 아니다.

(2) 대부분 episodic & crampy 하지만, 지속적인 통증에서 악화되는 경우도 있다.

(3) 식사나 정신적 스트레스에 의해 악화

(4) 여성에서는 월경전과 월경기간에 악화

(5) 배변 또는 가스 배출 후 완화

2) 배변습관의 변화 : 가장 지속되는 주된 증상

(1) 변비와 설사가 교대로 나타나는 양상이 m/c
대개 어느 한쪽이 우세한 양상을 보임

(2) 변비

① Episodic하게 시작해서 점차 지속적이고 laxatives에 반응하지 않게 된다.

② 변비가 주증상일 경우 몇 주~몇 개월 동안 지속 후 짧은 설사를 하는 경우가 많다.

③ 딱딱하고 지름이 감소된 stool

④ 대부분 배변 후 불만족스러운 느낌을 가짐 → 자주 배변을 시도

(3) 설사

① 소량(<200mL)의 묽은 변

② 식사나 정신적 스트레스에 의해 악화

③ 대량의 점액을 동반하기도 한다, 그러나 염증은 없다.

④ IBS의 경우 야간 설사나 혈성 설사(hemorrhoid에 의한 것은 제외)는 생기지 않는다.

⑤ 흡수장애나 체중감소는 일어나지 않는다.

3) 복부팽만감 : 트림과 방귀 횟수↑

(1) 대부분 장내 gas양은 정상, but 장내가스에 대한 tolerance impairment

(2) 장의 원위부에서 근위부로의 gas reflux 시 트림 발생

4) 상부 위장관 증상 : IBS환자의 25~50%

(1) Functional dyspepsia

(2) Heartburn, N/V

→ 대장 이외의 장도 involve함을 의미

5) 소화기외 신체 증상, 정신과적 증상

5 진단

현재까지 IBS의 diagnostic marker는 밝혀진 것이 없다. 임상양상에 근거한 진단기준(Rome Ⅲ criteria)과 다른 기질적인 질환의 배제를 통해 진단을 내린다.

꼭 알아둡시다!!

Rome Ⅲ criteria for the diagnosis of IBS

- 다음 중 2가지 이상을 동반하면서 3개월간 1개월에 3일 이상 반복되는 복통 혹은 복부 불편감
  - 배변시 완화
  - 대변 빈도의 변화와 관련된 증상 발현
  - 대변 성상의 변화와 관련된 증상 발현

경고 증상이 없는 전형적인 IBS 증상을 호소하는 경우, 기질적 질환을 배제하기 위한 혈액검사, 대변검사, 복부 영상 진단, 하부 장관 내시경 등의 검사는 필요하지 않다.

여기서 잠깐!!

- 진단을 위해 적극적 검사를 할 때 고려해야 할 점
  - 증상 기간, 증상 변화, 나이, 성별, 이전 검사 결과, 악성 종양 가족력, 정신과적 문제

표 6-1 기질성 장애를 의심해야 할 경우

임상양상	검사소견
• 고령(50세 이상)에서 처음으로 증상 발생 • 증상이 점차적으로 심해지는 진행성 경과를 밟는 경우 • 취침을 방해할 만큼 증상이 심한 경우 • 발열 • 체중감소 • 심한 탈수 • Hemorrrhoid or anal fissure가 없어도 항문 출혈(혈변 or 잠혈)이 있는 경우 • 지방변 • 오랜 기간 괜찮다가 새로운 증상이 나타나는 경우 • 만성염증성 장질환과 악성질환의 가족력 • 48hr 이상 굶어도 설사가 지속(secretory diarrhea를 암시)	• ESR의 증가 • 백혈구증가증 • 빈혈 • 저칼륨혈증 • 대변에서 피, 고름 또는 지방이 관찰되는 경우 • 대변의 양이 하루 200~300mL 이상 • 직장 팽창시 내압검사상 spastic response가 관찰되지 않는 경우

6 감별진단

1) 설사를 주증상으로 하는 IBS

(1) 삼투성 설사 : 유당 불내성

(2) 분비성 설사 : 자극성 설사제, 위장관 호르몬 분비 종양, 췌장부전, 흡수 장애, 염증성 장질환, 갑상선 기능 항진, 감염성 설사

2) 변비를 주증상으로 하는 IBS

(1) 약제 : 고혈압약, 지사제, 항우울제

(2) 내분비 질환 : 당뇨, 갑상선 질환(갑상선 기능 저하), 부갑상선 질환(기능 저하)

(3) 대장 종양

(4) 부인과 질환

(5) 기타 : acute intermittent porphyria, 납 중독

3) 통증이 심한 IBS

(1) Epigastric or periumbilical area

담도계 질환, 소화성 궤양, 허혈성 장질환, 위 혹은 췌장 악성 종양

(2) Lower abdomen

대장 게실, 염증성 장질환, 대장 악성 종양

(3) Postprandial pain, nausea, vomiting

Gastroparesis, partial intestinal obstruction, Giardia lamblia 혹은 다른 기생충 감염

7 치료 → 중증도에 따라 치료 방침 계획

1) 상담 : 첫 번째 단계

(1) 질환의 특성(기질성이 아닌 기능성이라는 점)에 대해 충분히 설명하고, 환자를 안심시키는 것이 가장 중요하다.

(2) 증상을 유발하는 음식을 알아내는데 중점을 두고, 이를 피하도록 한다.

2) 식이요법

(1) 권장 : high-fiber diet

① Water-holding action : 대변 부피를 증가시킨다.

② Colonic transit time을 빠르게 한다(단, 설사 환자에서는 transit time을 늦춰 준다).

③ Hydrophilic property : 물과 결합하여 대변의 excessive hydration 혹은 dehydration을 방지한다.

(2) 증상 악화 음식 제한 : 자극성 음식, 우유 및 유제품(설사환자의 경우 유당불내성이 동반하는 경우가 많음), fructose. sorbitol을 함유한 약/음식/음료수, fatty acids. alcohol, caffeine, 기타 장내 gas를 많이 생성하는 음식(콩, 껌, 양배추)

3) 약물요법

(1) 팽창성 하제(Stool bulking agent)

① 변비, 변비와 설사가 번갈아 나타나는 환자에서 효과적

② 설사, 통증이 주증상인 환자에서는 효과가 없다.

(2) 항경련제(Antispasmodics)

① 장의 평활근 이완하거나 수축억제

② 복통 감소에 효과적

- 통증이 예상될 때 미리 투여하면 효과적
- Gastrocolic reflex 억제 : 식전 30분에 복용 시 postprandial pain 예방

(3) 지사제(Antidiarrheal agent)

① 설사에 효과적(대장 수축운동의 감소, Fecal transit 연장)

② Loperamide

- Peripherally acting opiate-based agent
- Severe diarrhea에서 효과 보인다.

③ Cholestyramine

(4) 항우울제(Antidepressants)

① Tricyclic antidepressant(imipramine, desipramine)

- 설사가 주증상인 IBS에서 효과적(변비를 주증상으로 할 경우는 효과 없다)
- Stool frequency, 복통 등에도 효과 보인다.
- 장관 증상에 대한 치료 효과는 우울증에 대한 치료보다 적은 용량에서 빠르게 나타난다.

② Selective serotonin reuptake inhibitor(SSRI)

예 fluoxetine, paroxetine, sertraline

- 변비가 주증상인 IBS에서 효과적

(5) 세로토닌 수용체 작용약물(Serotonin receptor agonist/antagonist)

① 5-HT3 receptor antagonist : alosetron

- 설사가 주증상인 IBS 치료에 이용
- 복통과 설사 증상 호전, 여성에서 더 효과적
- 부작용 : ischemic colitis 유발할 수 있다.

② 5-HT4 receptor agonist : Tegaserod

- 변비 치료에 사용
- 심혈관 부작용

(6) Chloride channel activators : Lubiprostone

① 장관내로 chloride 분비시킨다.

② 만성변비 치료

(7) Gut Flora modulation : rifaximin

(8) Guanylate Cyclase-C agonist : Linaclotide(IBS-C)

4) 정신요법

(1) 정신적 안정, 스트레스 및 불안의 해소

(2) 심할 경우 약물복용 : 항불안제, 항우울제, 신경 안정제 등

P A C I F I C
INTERNAL MEDICINE

07 Chapter 게실질환·허혈성 장질환

Diverticular & Ischemic bowel disease

소화기 질환 중에서는 minor part입니다. 이 장에서 대장 게실의 호발 부위, 게실염과 게실 출혈의 진단 및 치료, acute mesenteric ischemia의 호발 조건 및 치료, ischemic colitis의 진단 및 치료를 잘 알아두세요.

게실질환(diverticular disease)

1 소장 게실

1) 호발부위
   (1) Duodenum(2nd portion)의 medial portion : m/c
   (2) Jejunum
2) 대부분에서 무증상, 드물게 abdominal pain, fever, GI bleeding, or most rarely, perforation이 발생할 수도 있다.
3) Duodenal diverticulum이 ampulla 근처에 있을 때(periampullary diverticula) cholangitis, pancreatitis를 유발할 수 있다. Multiple jejunal diverticula의 경우에는 세균의 overgrowth로 인해 deconjugation of bile salt, Vit. B_{12} 흡수장애를 일으킬 수 있다.

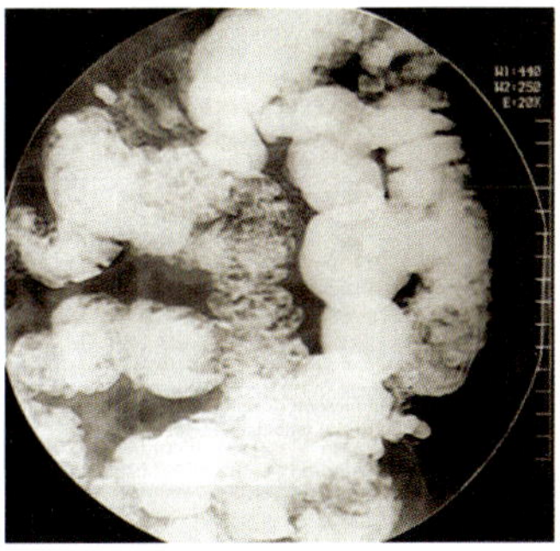

그림 7-1 Multiple jejunal diverticula

4) Meckel's diverticulum

(1) Persistent omphalomesenteric duct로 GI의 선천성 기형 중 가장 흔하다.

(2) Terminal ileum에 호발

(3) Wide-mouthed, 5cm long, ileocecal valve에서 100cm 이내 ileum의 antimesenteric border에서 발생

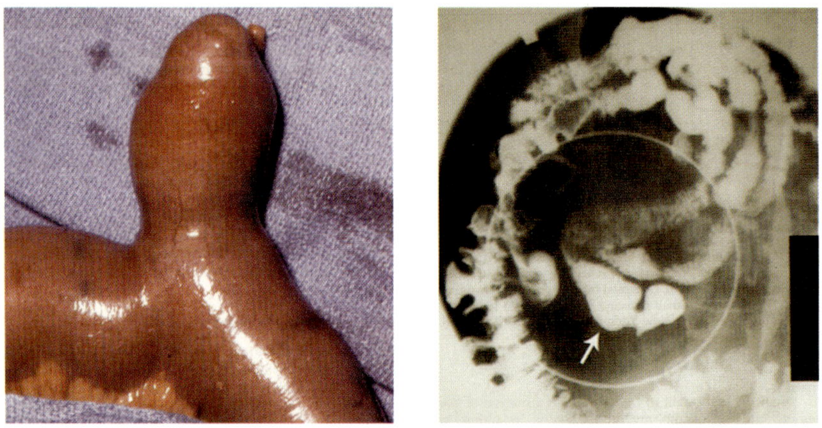

그림 7-2 Meckel's diverticulum

(4) 5세 이후에는 증상을 나타내는 경우가 드물지만 children과 teenage에서 출혈, 염증, 폐쇄 등의 증상을 일으킬 수 있다.

(5) 진단 : ^{99m}technetium scan(ectopic gastric mucosa)

(6) 치료 : 합병증 발생 시에는 수술적 제거

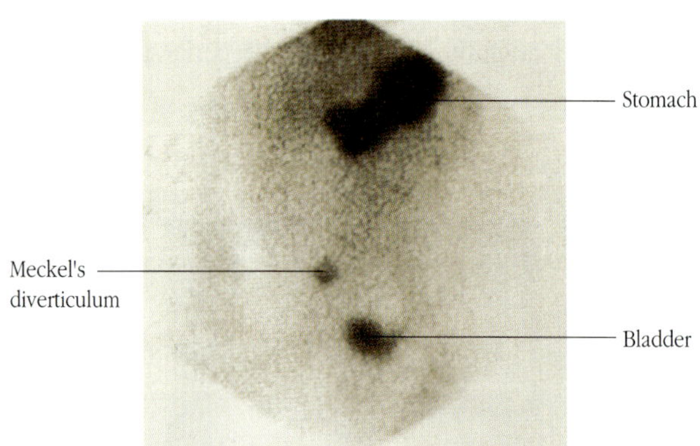

그림 7-3 ^{99}Technetium scan

2 대장 게실

- 서양의 선진국, 고령에서 흔하다(80세 이상의 70%에서 발견).
- 전체 게실 환자의 20%만이 증상을 보인다.
- 남녀의 비율은 비슷하지만 남자가 더 젊은 나이에 발병한다.

1) 원인

(1) Nutrient artery가 통과하는 부위의 **mucosa가 장관의 근육층을 뚫고 돌출**

→ Pseudodiverticulum

cf. True diverticula : 장관벽의 전층의 herniation

예 Meckel's diverticula

여기서 잠깐 !!

- 대장에서는 pseudodiverticulum이 가장 흔하다.

(2) **Intraluminal pr. 증가**

(3) Low dietary fiber와 관련 → fecal bulk가 줄어듦 > colon이 좁아짐 → 소량의 fecal mass를 배출하기 위하여 intraluminal pr. 증가

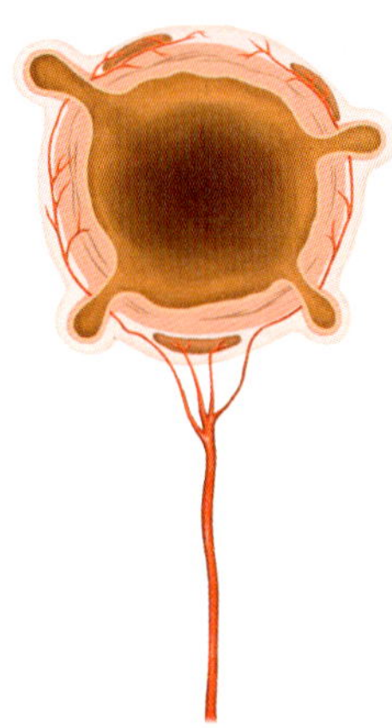

그림 7-4 대장의 antimesenteric side를 관통하는 혈관이 없기 때문에 mesenteric taenia와 2개의 lateral taenia 사이에서만 게실이 형성된다.

2) 호발부위

(1) 서양 : sigmoid colon(∵ intraluminal pr.가 최대)

(2) **우리나라 : cecum & ascending colon**

3) 합병증

대부분 무증상, diverticulitis와 lower GI bleeding이 주요 합병증

4) 진단

CT, sigmoidoscopy/colonoscopy, Barium enema

5) 치료

(1) **무증상이면 observation**

(2) 식이 조절

① High-fiber diet 권장

② 게실 lumen을 막을 수 있는 땅콩이나 팝콘 등은 피한다.

3 게실염

1) 원인

Fecalith → blood supply 장애(압박 혹은 손상) → diverticula 내에서 염증반응, 출혈, 천공 등을 유발

2) 증상

(1) LLQ pain(한국 : RLQ pain), fever, anorexia, 변비

(2) <25%에서 복막염 증상을 보일 수 있다(천공을 의미).

3) 징후

LLQ tenderness, peritoneal irritation sign(muscle spasm, guarding, rebound tenderness), abdominal distension, leukocytosis

4) 합병증

(1) Free perforation(→ peritonitis)

(2) abscess

(3) fistula

(4) stricture

(5) obstruction

5) 진단

(1) **Abdomen CT : 진단시 가장 유용**

① pericolic fat의 염증

② 대장벽의 비후(>4mm) 등

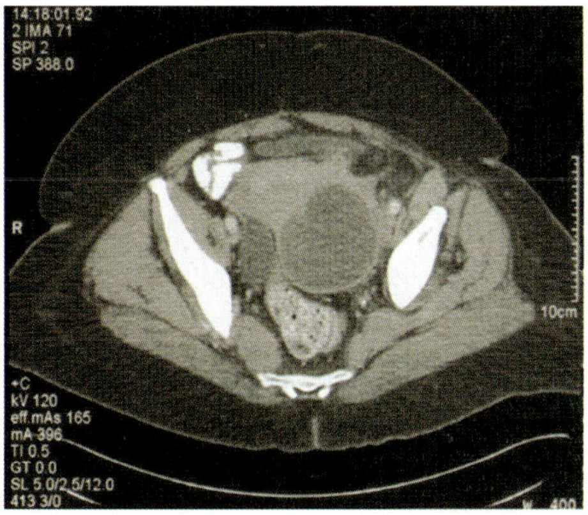

그림 7-5 Abscess가 동반된 게실염

(2) **Barium enema, colonoscopy : perforation의 가능성이 크므로 acute phase에서는 금기**

① Sigmoid malignancy가 게실 질환과 유사한 증상을 보일 수 있어 치료 6주 정도 후에 barium enema나 colonoscopy를 시행한다.

② Barium enema 소견 : leakage of barium from diverticular sac, stricture formation, pericolic inflammatory mass 등이 있다.

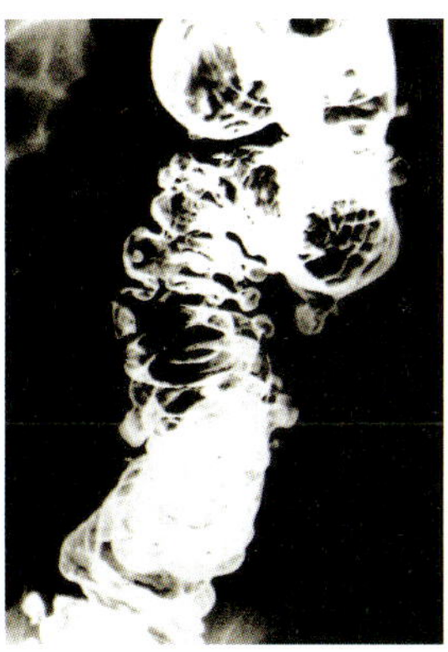

그림 7-6 Barium enema

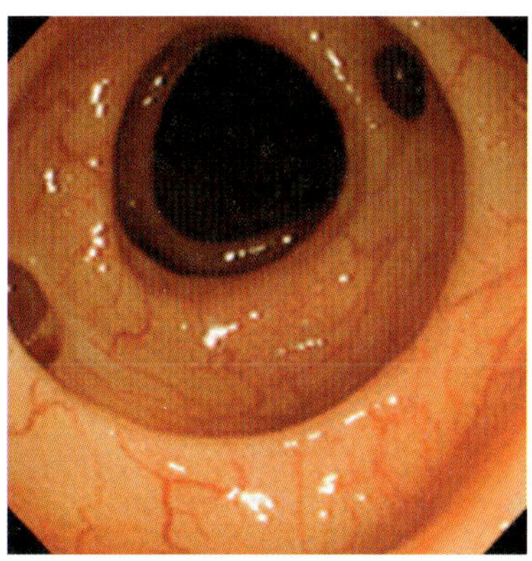

그림 7-7 Colonoscopy

6) 감별질환

Ovarian cyst, endometriosis, acute appendicitis, PID

7) 치료

(1) 증상 없이 우연히 발견된 경우 식이 조절로 충분

(2) **대부분의 경우 내과적 치료** : bowel rest, IV fluid, broad-spectrum antibiotics(7~10일)

① Trimethoprim/sulfamethoxazole or ciprofloxacin + metronidazole
: G(−) rod와 anaerobic bacteria target

② Non-responder : enterococci를 cover하기 위해 ampicillin 추가

③ 3세대 penicillin(IV piperacillin or oral penicillin/clavulinic acid) 단독으로 사용하기도 한다.

(3) mesalazine, probiotics, rifaximin : diverticulitis 재발 방지에 효과

(4) **수술**

① 적응증 : 수술의 위험성이 낮은 complicated diverticular disease 환자

② goal : sepsis 조절, fistula & obstruction 제거, colonic segment 제거 및 연결

4 게실 출혈

1) 60세 이상에서의 혈변의 가장 흔한 원인
2) 호발 부위 : Rt. ascending colon
3) 게실염 **환자의 20%에서 급성으로 무통성 출혈이 발생, 90% 이상에서 자연적으로 지혈**
4) 재출혈 위험 : 25%
5) **출혈의 위험인자** : **고혈압, 동맥경화증, NSAIDs 복용**
6) 진단(localization)

(1) Colonoscopy : mild~moderate bleeding시 출혈상태를 파악하고, 더불어 치료에 쓰인다.

(2) Angiography : stable 환자에서 massive bleeding 시

(3) ^{99m}Tc-RBC scan

7) 치료

(1) Highly selective embolization

(2) Selective infusion of vasopressin : 일시적인 지혈 효과는 있지만, myocardial infarct, intestinal ischemia 등의 부작용 발생할 수 있고 주입을 멈추면 50% 정도에서 재출혈

(3) 수술의 적응증

① 환자가 unstable

② 24시간 이내에 6unit 이상의 수혈 필요시

여기서 **잠깐 !!**

- diverticulitis : Lt. colon에 흔하다.
- diverticular bleeding : Rt. colon에 더 흔하다.

허혈성 장질환(=장간막 순환 장애)

1 개요

장으로 혈액공급이 중단 or 감소에 의해 발생되는 broad spectrum of disorders, onset, duration, cause, extent, degree of collateral blood flow에 따라 다양한 임상양상 → 치료와 예후도 결정

1) 장의 혈류 공급과 호발부위

(1) Small bowel : celiac axis와 SMA(sup. mesenteric artery)

(2) Colon~proximal rectum : SMA & IMA(inf. mesenteric artery)

(3) 호발부위 : limited collateral circulation(water-shed area)

① IMA 분지와 SMA와 hypogastric a.의 분지들이 anastomosis하는 부위

- Splenic flexure(Griffiths' point)
- Rectosigmoid junction(Sudeck's point)

2) 병태생리

(1) Ischemia에 의한 hypoxia : long ischemic period

(2) Reperfusion injury : brief ischemic period, reactive oxygen radical에 의한 손상

3) 분류

표 7-1 허혈성 장 질환의 분류

급성	만성
Sudden, 몇 시간 지속 • Occlusive – arterial – venous • Non-occlusive	Intermittent, 수주 - 수개월 지속 • Intestinal angina • Celiac axis compression syndrome • Ischemic colitis

2 급성 장간막 허혈(acute mesenteric ischemia)

1) 원인

(1) Occlusive(75%)

① Celiac or SMA의 동맥 색전(embolus) or 혈전(thrombus)

- 동맥내 색전(m/c, 50%) : **심방세동, 인공심장판막**, 판막질환 환자
- 동맥내 혈전(15%) : 광범위한 죽상경화증 or low cardiac output

② Venous occlusion(10%) : 경구피임약을 사용하는 여성에서 흔하다.

→ 장간막 정맥 혈전증(Mesenteric venous thrombosis)으로 따로 분류하기도 한다.

(2) Nonocclusive(vasoconstriction)(25%)

① 전신적인 저혈압, cardiac arrhythmia

② 심부전, digitalis therapy

③ Dehydration and endotoxemia

2) 증상

(1) 심한 복통 : colicky and periumbilical at the onset

(2) 구토, 식욕부진, 설사, 복부 압통 및 팽만

(3) Mild GI bleeding

여기서 잠깐!!

• "Typical acute mesenteric infarct" : 심장질환(심방세동 등) 있는 사람이 급성 복통, 구토로 내원

3) 진단

의심과 조기발견이 중요!! : intestinal infarction으로 진행시 사망률 70～90%이다.

(1) Lab findings : leukocytosis(PML)(> 20,000/mm^3)

(2) Abd. plain film : air fluid level and distention

(3) Barium enema : thumb-printing("엄지손가락으로 누르는 듯한 소견")

(4) Selective mesenteric angiography : occlusive나 non-occlusive 상관없이 진단이 가능하다.

(5) Dynamic CT angiography, Mesenteric duplex scan

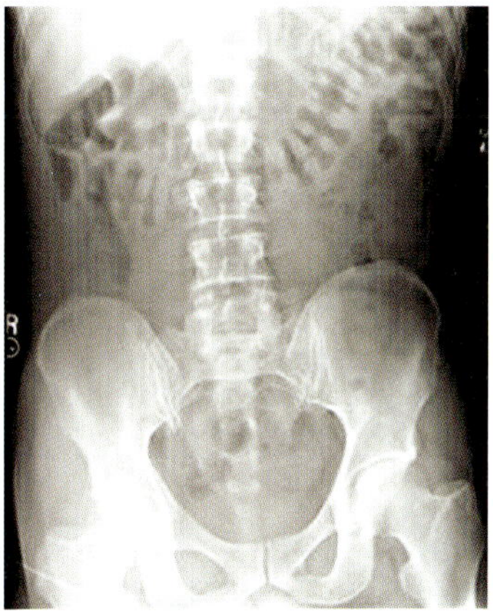

그림 7-8 Thumb-printing appearance of transverse colon

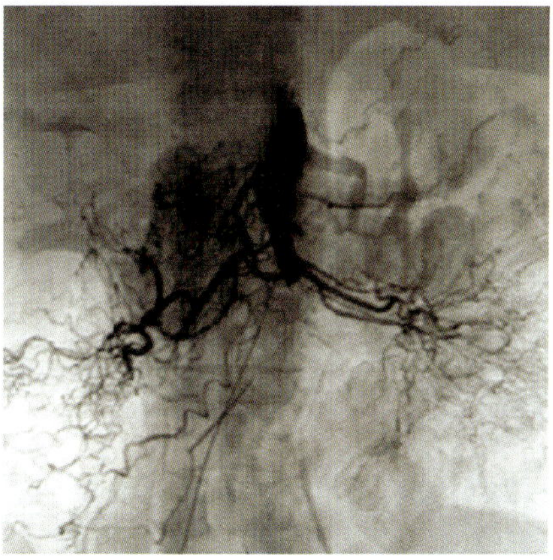

그림 7-9 Cutoff sign of SMA in acute mesenteric ischemia

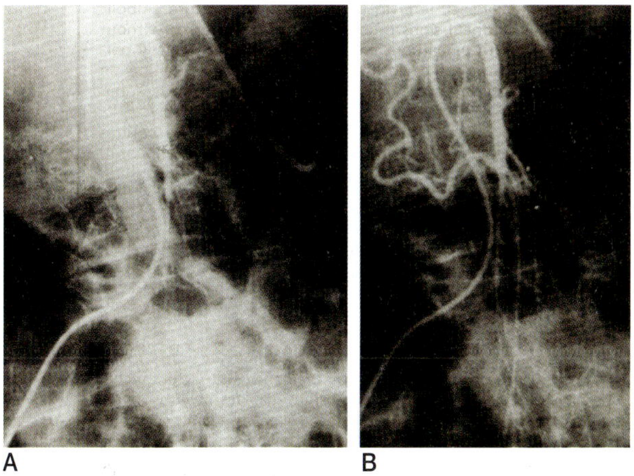

그림 7-10 Superior mesenteric angiography. **A,** Non-occlusive mesenteric ischemia의 특징 "diffuse vasoconstriction". **B,** Papaverine(30～60mg/hr)의 동맥 주입으로 인한 vasodilation

4) 치료

(1) **Laparotomy**

① 응급 개복술의 적응증

- acute occlusion이 강력히 의심될 때
- 환자의 상태가 급격히 나빠질 때
- frank peritonitis 발생시

② 수술방법

- Acute arterial embolus → **embolectomy**
- Arterial thrombosis, nonocclusive ischemia → resection of necrosis bowels

(2) Papaverine infusion : vasoconstriction 완화

3 장간막 정맥 혈전증(mesenteric venous thrombosis)

1) 원인

(1) 과응고 상태(hypercoagulable states)

(2) Polycythemia vera, visceral infection(sepsis), portal hypertension, smoking

(3) Oral pill, malignancy, perforated viscus, blunt abdominal trauma

2) 증상

Insidious onset(7～10일), vague abdominal discomfort

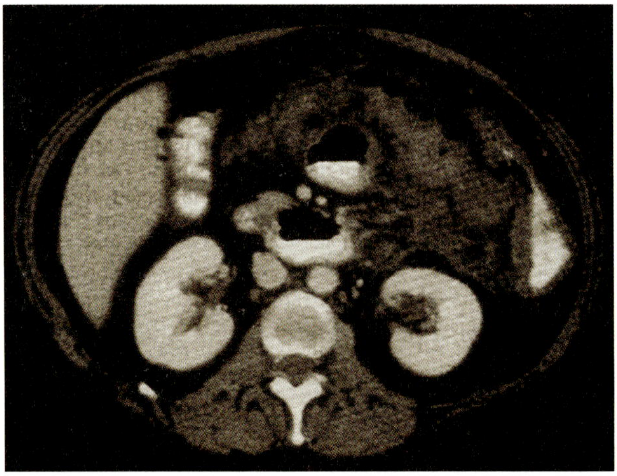

그림 7-11 Superior mesenteric vein thrombosis 환자의 복부 CT소견. transverse colon의 segmental wall thickening과 인접 mesentery의 액체 저류

3) 진단

Abdominal spiral with contrast CT(± angiography)

4) 치료

(1) 수분과 전해질 교정(massive hydration), 항생제 IV

(2) 항응고제 : IV heparin → warfarin

(3) Acute mesenteric thrombosis & infarction : 응급수술!

(4) 환자의 underlying hypercoagulable state 치료

4 만성 장간막 허혈(chronic mesenteric ischemia = Intestinal angina)

1) 원인

(1) 고령

(2) atherosclerosis의 위험 인자

(3) 드물게 vasculitis, aortic aneurysm

2) 증상

(1) Intermittent dull or cramping mid-abdominal pain
특징적으로 식후 15~30분에 시작되어 1~3시간 동안 지속(즉, 음식물의 소화와 흡수를 위해서 혈액공급이 증가되어야 하는 시기에 복통)

(2) 체중 감소(복통으로 먹지 못하기 때문, mucosal damage and malabsorption)

(3) Mild to moderate malabsorption

3) 진단

(1) Doppler US

(2) MRA

(3) selective mesenteric angiography : 최소한 major 2 vessel이 50% 이상 좁아져 있다.

4) Surgical Tx.(The only definitive Tx.)

angioplasty with endovascular stenting, vascular surgery

5 허혈성 대장염(ischemic colitis)

노인에서 호발(90%가 60세 이상)

1) 발병기전

(1) **대부분 non-occlusive → angiography로 도움이 되지 않음**

(2) Low flow rate(nonocclusive disease) : inf. mesenteric artery의 분포 영역에서

(3) Contributing factors

① Systemic arterial hypotension

② Cardiac arrhythmia

③ Prolonged heart failure

④ Digitalis

⑤ Vasopressors(고혈압약)

2) 호발부위

(1) **Rectosigmoid, splenic flexure**

(2) Subacute ischemic colitis의 경우는 rectum은 침범하지 않는다.

(∵ collateral blood flow가 많기 때문) → acute UC와 차이

3) 분류

(1) 급성 허혈성 대장염

① 증상

- Abrupt onset, severe LLQ pain
- Rectal bleeding
- Hypotension, vomiting, fever

② 진단

- Abdominal films : **thumb-printing**
- Barium enema : 천공의 위험으로 시행하지 않는다.
- Sigmoidoscopy or colonoscopy(DOC) : ulceration, friability, bulging folds
- Angiography는 도움이 되지 않는다.

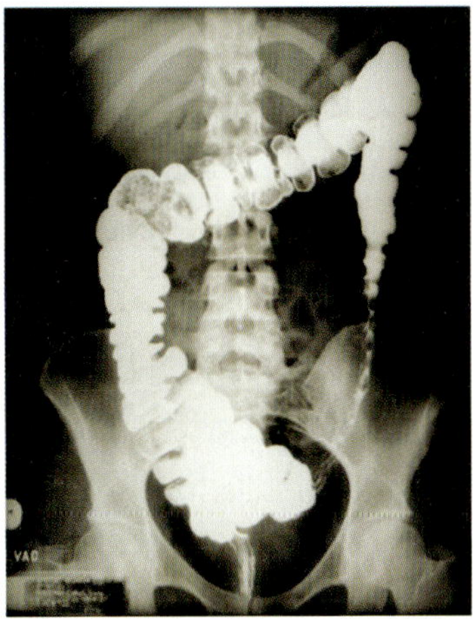

그림 7-12 Thumb printing

③ 치료

- **증상이 경한 경우 : 대증적 치료**
- Fulminant ischemic colitis : surgical resection

(2) 아급성 허혈성 대장염

① 증상

- 급성보다 흔하다.
- **abd. pain & bleeding** : 급성보다 경한 증상
- collateral blood supply에 의하여 rectum은 별로 침범하지 않는다.

② 진단

- Barium enema : edema, thumb-printing, superficial ulceration
- Angiography : 도움이 되지 않는다.

③ 치료 : **2~4주 안에 저절로 호전되며, 잘 재발하지 않는다.**

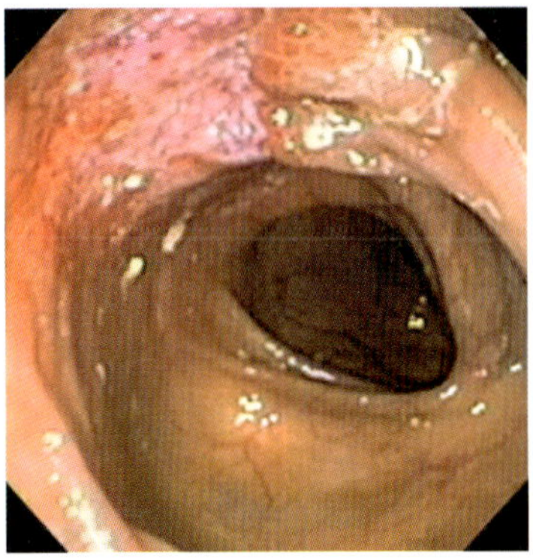

그림 7-13 Ischemic colitis

4) 대장의 혈관이형성증

(1) Rt. colon에 발생하는 혈관확장증 또는 동정맥기형, old age에서 호발

(2) 혈관내피세포로 덮인 혈관이 확장되고, 뒤틀리고, 얇아져서 생기는 퇴행성 병변

(3) 주로 다발성 병변, cecum과 ascending colon에서 주로 발견

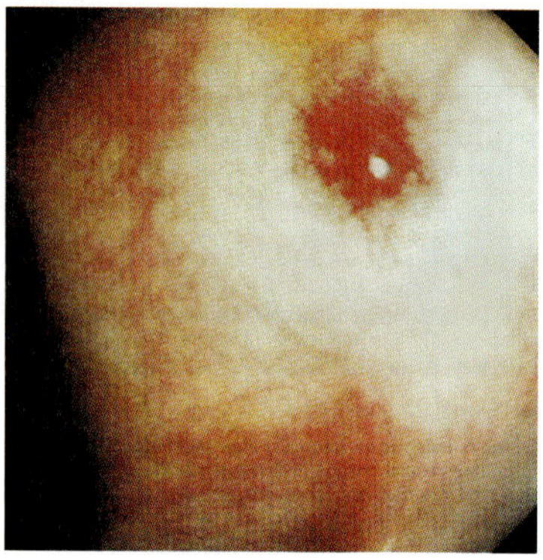

그림 7-14 Angiectasia 환자의 sigmoid colon의 내시경 소견

(4) 증상

① Cecum의 Angiodysplasia는 대량 또는 만성적인 출혈 유발!!

② 60세 이상 직장출혈의 25% 이하가 Angiodysplasia에 의해 2차적으로 발생

(5) 진단 및 치료

① 대장내시경 : 쉽게 진단

② 레이저 광응고(laser photocoagulation), 전기소작(electrocautery), 경화제(sclerosant) 주입으로 치료도 가능

③ 조절되지 않는 대량출혈 또는 multiple lesion : 우측 결장절제술이 필요할 수도

④ 장기간의 estrogen-progesterone : 효과가 있을 수 있다.

08 Chapter

위장관 종양

Gastrointestinal malignancy

이 장에서는 식도, 위, 대장에서 발생되는 종양을 다루고 있습니다. 발생률이 높은 질환이므로 각 부위의 암마다 위험인자 및 전구 병변, 진단 및 치료에 대해 잘 숙지하셔야 합니다.

식도 종양

1 식도 평활근종(Esophageal leiomyoma)

1) 양성 종양 중 가장 흔하다.
2) Submucosal tumor
3) 90% 이상이 식도 하부에 발생
4) 대부분 무증상, endoscopy나 barium esophagography에서 우연히 발견
5) 진단
   (1) Endoscopy : smooth, sessile nodule, normal overlying mucosa(점막하 종양이므로 Bx는 useless)
   (2) EUS가 유용
   (3) Barium esophagography : 특징적 소견
      ① 정상 정막으로 이루어진 조영제의 filling defect
      ② 경계가 선명한 타원형 or 반구형의 이행부위
6) 치료 : 좌측 개흉술하 핵적출술(enucleation)

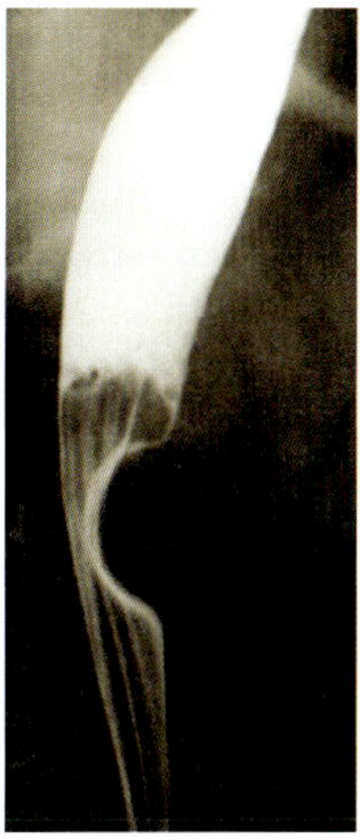

그림 8-1 Esophageal leiomyoma

2 식도암(Esophageal cancer)

1) 조직학적 분류

(1) SCC(Squamous Cell Carcinoma) : 최근 감소 추세, 우리 나라에서 m/c

(2) Adenocarcinoma : 최근 증가 추세

① 전암성 병변 : 바렛 식도(← 만성 GERD)

Squamous epi. → columnar epi.(Adenoca : 2～5%)

Dysplastic columnar epithelium에서 발생

② 대부분 lower 1/3에서 호발

③ 식도암보다는 위암과 유사한 생물학적 특성

2) 분포

미국에서는 이제 adenocarcinoma가 75% 이상을 넘게 차지하는 가장 흔한 식도암이지만 우리나라는 아직 squamous cell carcinoma가 더 흔하다.

표 8-1 식도암의 위치

위치	서양	한국
Upper 1/3	5%	15%
Middle 1/3	20%	47%(m/c)
Lower 1/3	75%(m/c)	38%

3) 원인 및 위험인자

(1) 과도한 음주, 흡연 : 상승 효과

(2) 발암물질

① Nitrates(converted to nitrites)

② Smoked opiates

③ Fungal toxins in pickled vegetables

(3) 물리적 자극에 의한 점막 손상

① 뜨거운 음식

② 양잿물

③ 방사선 조사로 인한 협착

④ 만성 식도이완불능증

(4) 숙주 감수성
(5) Esophageal web with glossitis and iron deficiency(i.e., Plummer-Vinson or Paterson-Kelly syndrome)
(6) Congenital hyperkeratosis and pitting of the palms and soles(i.e., tylosis palmariset plantaris)
(7) 영양 결핍 : Selenium, molybdenum, zinc, Vit. A
(8) Adenocarcinoma와 연관된 인자
① Chronic gastroesophageal reflux
② Obesity
③ Barrett's esophagus
④ Male sex
⑤ Cigarette smoking

4) 식도의 전암성 병변

(1) 이완불능증
(2) 바렛 식도 : 선암에 대해
(3) 부식성 식도협착(lye stricture)
(4) Plummer-Vinson 증후군
(5) 역류성 식도염
(6) Leukoplakia
(7) Tylosis
(8) Pellagra
(9) Scleroderma, hiatal hernia, diverticula
(10) Radiation esophagitis
(11) Ectopic gastric mucosa

5) 임상양상

(1) 50대 이상에서 호발, 남>여

(2) 증상

① 진행성 연하곤란+짧은 기간 동안의 체중감소 : 대다수 환자의 첫 증상

② 연하곤란 : 처음에는 고형식에서 시작되어 유동식으로 진행

→ 연하곤란은 식도 둘레의 60% 이상 침윤되어야 나타나는 현상이므로 증상이 나타났다면 incurable state

③ 연하통, 방사통(가슴, 등), 위산역류, 구토, 흡인폐렴

④ 전이에 의한 증상

- 주변 및 supraclavicular LN, 간, 폐, 흉막, 뼈
- 쉰목소리 : recurrent laryngeal nerve 침윤

⑤ 기관-식도 누공(Tracheo-esophageal fistula)

⑥ Hypercalcemia : SCC의 종양세포에서 분비하는 PTH-rP에 의해 일어난다(골전이 없이 고칼슘혈증 보인다).

6) 진단

(1) 식도내시경(flexible) : 가장 민감하고 특이적인 검사

① 식도의 이상이 의심되면 반드시 시행한다.
종양의 직접 확인 및 생검을 통한 조직학적 확진을 위해

② Lugol stain

- 루골액 중의 요오드가 편평상피 내에 포함된 글리코겐과 반응하여 상피가 흑갈색으로 변색되는 것을 이용
- 정상 편평상피가 결손되거나 암이 생기면 변색되지 않아 식도암의 조기 발견에 이용

(2) 내시경적 조직검사 : 병리학적으로 확진
1/3의 환자에서 biopsy forcep이 정상 점막을 뚫지 못해 생검에 실패하기 때문에 cytologic brush을 같이 해준다.

(3) 인후두, 기관지 내시경 : 폐, 두경부 암의 동반 가능성

(4) 흉부, 복부 CT

(5) 내시경초음파 : Tumor invasion depth, local LN involvement(T, N 병기)와 간전이 평가에 CT보다 유용

(6) PET : resectability 평가에 유용

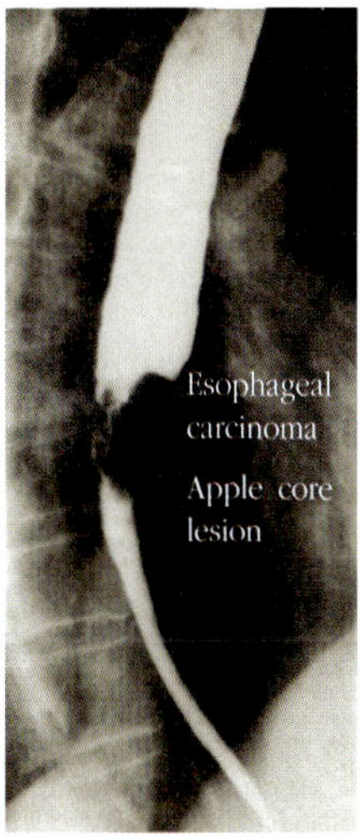

그림 8-2 Esophageal carcinoma

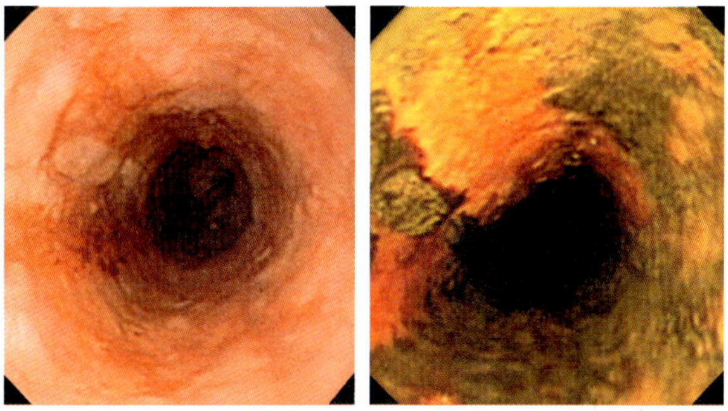

그림 8-3 Esophageal cancer(Lugol stain 전과 후)

7) 예후 : 매우 나쁨(진단 후 5년 생존율이 5% 미만)

(1) 이유

① 증상이 늦게 나타나 조기발견이 어렵다.

② 주위 조직으로의 early invasion

③ 주위에 lymphatics가 풍부 → 전이가 잘 된다.

(2) 나쁜 예후 인자 : 원격전이/림프절침범/인접 종격동 침범

8) 치료

(1) 예후가 불량한 암 → 증상 완화가 목표

(2) 수술적 치료(total resection) : 45%에서만 가능하다.

① 적응증

- 원격전이가 없을 때
- 국소적인 침범이 있어도 수술로 모두 제거 가능할 때

② 수술시 5년 생존율 : 약 20%

③ Resection margin(+)시 anastomotic fistula, subphrenic abscess 등으로 인한 사망률이 5~10%에 달한다.

(3) 방사선치료 : 치료 또는 고식적 목적

① 편평세포암에 대한 일차적 방사선치료는 수술과 성적이 비슷하다.

② 항암화학요법을 병행하면 생존율을 향상시킬 수 있다.

(4) 항암화학요법

① 단일제재 : 15~25%
병합요법(Cisplatin 포함) : 30~60%에서 response

② 초기 치료로 항암화학요법과 방사선 치료의 병합요법

③ 수술 전 CTx+RTx는 효과가 있다는 보고가 있지만, 종양 크기가 의미 있는 감소를 보이지 않을 경우 수술의 이득이 없다는 보고도 있다.

(5) Incurable patients

① Dysphagia, malnutrition, T-E fistula의 치료 등이 문제가 된다.

② Endoscopic dilatation, gastrostomy or jejunostomy(feeding 혹은 hydration을 위해), endoscopic placement of expansible metal stent, radiation therapy 등이 도움

위 종양

1 위용종(gastric polyps)

1) 종류

(1) 과형성 용종(hyperplastic polyp) : polyp의 70~90%, gastric benign tumor의 1/3

(2) 선종성 용종(adenomatous polyp) : polyp의 10~30%

2) 치료

(1) 내시경적 절제

① 통증, 출혈, 폐쇄 유발할 경우 내시경적으로 절제

② Endoscopic snare-cautery excision 후에 조직검사 시행

표 8-2 위 용종의 비교

	Hyperplastic polyp	Adenomatous polyp
Size	Usually ≤2cm	Usually ≥2cm
발생	Entire stomach	Antrum에 common
개수	Multiple	Single
Malignant potential	–	++

(2) 수술의 적응증

① 내시경적 제거가 불가능한 경우

② 내시경적으로 제거한 tissue에서 invasive malignancy가 발견

③ Sessile polyp >2cm in diameter

cf. Pedunculated polyp >2cm : 내시경적 절제

④ Multiple polyps

⑤ 비수술적 치료로 조절되지 않는 Pain, bleeding, or obstruction

(3) Severe dysplasia 동반시 gastric adenocarcinoma처럼 치료

2 위선암(gastric adenocarcinoma)

1) 역학

(1) 전체 위암의 85% 차지

(2) 우리나라 전체 암 중 발생빈도 1위, 사망 원인 2위

(3) 65~74세에서 호발

(4) 남>여

(5) 최근 조기 위암의 발견 빈도가 증가추세

2) 원인 및 위험인자

(1) 식이

① 질소화합물(질산염 or 아질산염) – 훈제음식(smoked fish & meat)에 많다.

dietary nitrate →(bacteria) nitrite →(nitrosation 반응) nitrosamine (carcinogen)

- 위산분비 저하 시 세균 증식 → nitrosation 반응 촉진
- Vit. C : nitrosation 반응을 block

- 외부에서 세균 섭취하면서 이러한 반응이 유발
  - 사회경제적 지위가 낮은 경우 오염된 음식에 의한 세균 섭취가 많아지면서 위암 발생 증가
  - 미국에서 냉장고의 보급으로 외부에서의 세균 섭취가 줄면서 위암 발생이 줄어드는 것으로 해석

② 염분의 과다섭취(염장식품)

③ 채소, 과일 섭취는 암 위험↓

(2) *H. pylori* 감염

① Chronic gastritis, loss of gastric acidity, bacterial growth 유발

② 장기간의 *H. pylori* 감염은 위축성 위염을 일으키고 위산분비가 저하되어 세균 증식이 일어나면서 위암 발생율 증가

③ 위축성 위염에서는 정상 위점막이 intestinal type의 점막 세포로 치환되는 intestinal metaplasia 발생 → 이러한 병변에서 암이 발생(precancerous lesion)

④ Diffuse type, proximal gastric cancer와는 관계없다.

(3) 기타 환경 요인

① 흡연(상대 위험도 2~3배 증가)

② 낮은 사회경제적 지위

③ 직업 : rubber, coal worker

(4) 인종, 유전적 요인

① 가족력 : 10~15

② FAP(Familial Adenomatous Polyposis)

③ Hereditary non-polyposis colorectal cancer(HNPCC, Lynch Ⅱ)

표 8-3 Predisposing conditions

일반적인 위험요인	Precancerous state
Male(2 : 1) Age(peak age : 60) Low socioeconomic groups 흡연 : relative risk(alcohol) 가족력 Blood group A(O형에 비해 1.2배) Aflatoxin ingestion Radiation exposure	Pernicious anemia Adenomatous polyp Chronic atrophic gastritis Chronic *H. pylori* gastritis Hypertrophic gastropathy(Menetrier's disease) Previous gastric resection Pseudolymphoma MALToma Intestinal metaplasia Chronic achlorohydria ☆ Gastric ulcer는 아님!! ☆

3) 병리

(1) Diffuse type vs. intestinal type

① Diffuse type

- 악성세포 응집성이 없어 뚜렷한 종괴를 형성하지 못하고 위벽을 따라 침윤하면서 두꺼운 위벽을 형성
- Younger patients에서 발생
- Cardia를 포함한 전체 위에 발생하여 확장성이 저하(Linitis plastica or leather bottle appearance)
- Poor prognosis

② Intestinal type

- 악성세포들이 응집성이 있고 gland-like tubular structure 형성
- Ulcerative
- Antrum과 lesser curvature에 호발
- 종종 오랜 기간의 전암 병변기를 거친다.

(2) 조기위암(Early Gastric Cancer, EGC)

① **정의 : regional LN 전이와 상관없이 mucosa, submucosa에 국한된 암(stage T1)**

② 특징

- 전형적 증상이 없어 조기 진단이 어려움
- 약 5~20% 정도에서 림프절 전이(점막층에 국한된 경우 3~4%, 점막하층에 침윤이 있는 경우 20%)
- 원위부에 호발하며 **type IIc가 가장 흔함**
- 내시경으로 선별검사, 조기발견해서 치료 시 5년 생존율이 95% 이상

표 8-4 병리의 분류

유형	기본형		내시경 소견
Ⅰ 형	융기형		
Ⅱ 형	표면형	표면 융기형	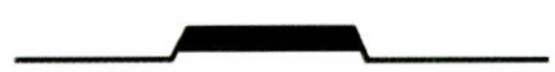
		표면 평탄형	
		표면 함몰형	
Ⅲ 형	궤양형		

(3) 진행성 위암(Advanced gastric cancer, AGC)

① 원격 전이가 있거나 주위 조직으로 퍼진 경우

② 예후 불량

③ **Borrmann's 분류**

- 1형 : polypoid(fungating)
- 2형 : ulcerofungating
- 3형 : ulceroinfiltrating ☞ m/c
- 4형 : diffuse(linitis plastica)

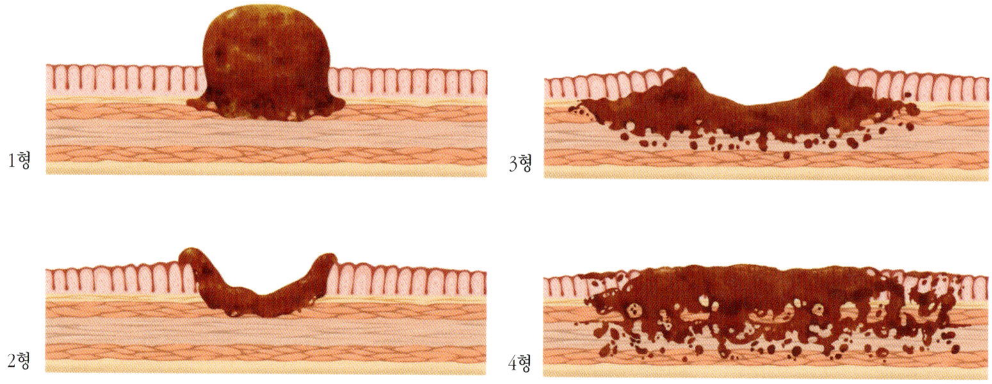

그림 8-4 진행성 위암의 Borrmann 분류

4) 임상양상

(1) 증상

① Superficial and surgically curable : 무증상

More extensive : 식후 포만감부터 중증 복통까지 다양

② 체중감소, 식욕 감퇴

③ 구역, 구토(pylorus에 위치한 경우 주요 증상)

④ 연하곤란, 이른 포만감(cardia에 위치한 경우 주요 증상)

(2) 원격전이 소견 : 수술 불가

① Virchow's node(+) : Lt supraclavicular fossa에 발생

② Malignant ascites

③ Blummer's rectal shelf : rectum의 anterior에 발생

④ Palpable liver

⑤ Abdominal mass

⑥ Sister Mary Joseph's node : umbilicus 주변에 발생

⑦ Krukenberg tumor : ovary

⑧ Irish's node : left anterior axillary area의 LN palpation

표 8-5 악성 및 양성 위궤양의 비교

	양성궤양	Ⅲ형 조기암
	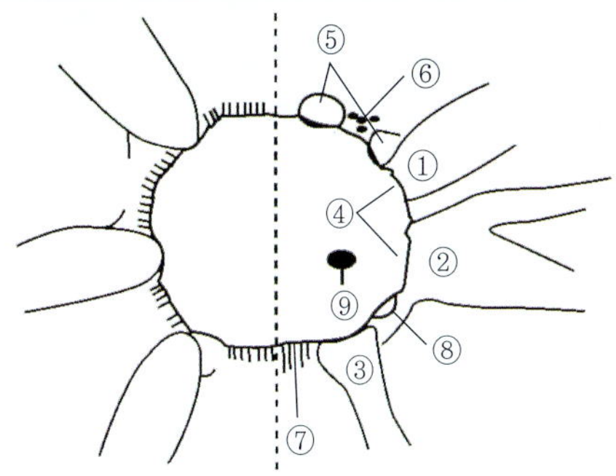	
주름 (fold)	원 주위를 따라 매우 균일 연장선이 한 점에서 만남 변연이 평활	원 주위에 균일하지 않은 경우가 많음 연장선이 한 점에서 만나지 않음 변연은 중도절단 ① 융합 ② 곤봉상 비대 ③ 등으로 나타남
변연 (border)	거의 평활 재생상피는 균일 동일함 깨끗한 나무 울타리상	부정이나 벌레먹은 상 ④ 불규칙한 요철이나 소결절 ⑤ 불규칙한 발적이나 퇴색 ⑥ 부분적인 재생상피의 재생 ⑦ 백태가 비어져 나옴 ⑧
궤양저 (base)	균일한 백태	불균일한 백태, 출혈, 응혈 섬모양의 내생상피섬 ⑨

표 8-6 Symptoms Present at initial Diagnosis

Symptom(total no. new patients)		Previous history(no. patients)	
Weight loss	6.16%	Gastric ulcer	25.5%
Abdominal pain	51.6%	Duodenal ulcer	5.9%
Nausea	34.3%	Pernicious anemia	5.9%
Anorexia	32.0%	Gastric polyps	3.5%
Dysphagia	26.1%	Polyps in large bowel	3.0%
Melena	20.2%	Achlorhydria	1.8%
Early satiety	17.5%	Polyposis-small bowel	1.4%
Swelling-low	17.1%		
18,376		18,365	

여기서 **잠깐 !!**

- 가장 많은 혈행성 전이 장소 : 간

5) 진단

(1) 위내시경 : 선별검사, 40세 이상에서 매년 시행 권장

(2) Endoscopy with biopsy & cytology : 95~99% 진단

Gastric lymphoma와 임상적, 방사선학적으로 감별이 어려워 조직검사가 필요하며, lymphoma는 submucosa에 위치하므로 깊게 조직을 얻는 것이 필요하다.

(3) Barium contrast UGI series

mucosal detail, ulceration, mass effect, and distortion of gastric silhouette

(cf. ulcerated gastric cancer는 benign peptic ulcer와 감별할 수 없기 때문에, endoscopic examination 시행)

(4) CT : 간전이 등 원격전이 진단에 유용

(5) 내시경초음파

① **T and N staging 결정에 highly sensitive and specific**

② Gastric wall로의 invasion depth(T) : 90%의 정확도

③ Nodal staging(N) : 50~80%의 정확도

(6) Laparoscopy : 복막 전이 진단에 유용

6) Staging

<table>
<tr><td rowspan="2">T1</td><td>a</td><td>Lamina propria
Muscularis mucosa</td></tr>
<tr><td>b</td><td>Submucosa</td></tr>
<tr><td>T2</td><td colspan="2">Muscularis propria</td></tr>
<tr><td>T3</td><td colspan="2">Serosa</td></tr>
<tr><td rowspan="2">T4</td><td>a</td><td>wall 밖까지</td></tr>
<tr><td>b</td><td>주변 장기(spleen, intestine,
pancreas, kidney 등)까지</td></tr>
</table>

<table>
<tr><td>N0</td><td colspan="2">no regional LN meta</td></tr>
<tr><td>N1</td><td colspan="2">1~2</td></tr>
<tr><td>N2</td><td colspan="2">3~6</td></tr>
<tr><td rowspan="2">N3</td><td>a</td><td>7~15</td></tr>
<tr><td>b</td><td>16~</td></tr>
<tr><td>M0</td><td colspan="2">no distant meta</td></tr>
<tr><td>M1</td><td colspan="2">distant meta</td></tr>
</table>

<table>
<tr><th></th><th>N0</th><th>N1</th><th>N2</th><th>N3</th></tr>
<tr><td>T1</td><td>IA</td><td>IB</td><td>IIA</td><td>IIB</td></tr>
<tr><td>T2</td><td>IB</td><td>IIA</td><td>IIB</td><td>IIIA</td></tr>
<tr><td>T3</td><td>IIA</td><td>IIB</td><td>IIIA</td><td>IIIB</td></tr>
<tr><td>T4a</td><td>IIIA</td><td>IIIA</td><td>IV</td><td>IIIC</td></tr>
<tr><td>T4b</td><td>IIIB</td><td>IIIB</td><td>IIIC</td><td>IIIC</td></tr>
<tr><td colspan="5">any T,N with M1 : Stage IV</td></tr>
</table>

7) 치료

(1) 수술 : **유일한 근치적 치료법**

① Complete removal of the tumor with resection of adjacent LNs(D_2 dissection)

② Distal third lesion : either subtotal or total gastrectomy. but Total이 subtotal보다 생존율에 이득 없다.

③ Middle third lesion : almost always required total gastrectomy

④ Proximal third lesion : distal esophagectomy & total gastrectomy, total gastrectomy with Roux-en-Y reconstruction

⑤ Extended LN dissection은 생존율 증가 없이 합병증만 증가

⑥ Ascites, extensive hepatic or peritoneal metastasis만 없다면 완치가 불가능한 환자라도 primary lesion을 수술적으로 제거해 주는 것이 좋다. Tumor bulk의 감소가 palliation으로 가장 좋은 방법이며, 항암화학요법이나 방사선 치료에 도움이 될 수 있다.

(2) EMR(Endoscopic Mucosal Resection)

① 적응증 : **완전 절제가 가능하고 전이 위험이 거의 없는 병변**

- 점막에 국한된, 분화도가 좋은 선암
- EGC type Ⅱa는 2cm 이하, EGC type Ⅱb or Ⅱc는 1cm 이하
- 내시경적으로 ulcer 혹은 ulcer scar가 없을 때
- 병리학적으로 혈관이나 lymphatics 침윤이 없는 경우

② 합병증 : 천공, 출혈

③ F/U : 처음 1년간은 3~6개월마다, 이후에는 1년에 1~2회 내시경 검사

④ EMR 후 외과적 절제술 고려기준

- 점막하층 침윤(+)
- Lymphatics(+)
- Vascular invasion(+)
- 절단면(margin)의 악성종양(+)

(3) 항암화학요법

① 복합 항암화학요법 : 30~50%의 partial response

② 반응은 일시적이고 CR 빈도가 드물다. 생존율의 증가는 없다.

③ Adjuvant chemotherapy는 생존율 증가에 크게 도움 되지 않는다.

④ Perioperative(수술 전후에 항암화학요법) treatment와 adjuvant CTx combined with radiation therapy는 생존율을 향상시키고, 재발을 감소시킨다.

(4) 방사선치료

① 적응증 : bleeding, obstruction, pain에서 palliative

② 5-FU를 radiosensitizer로 사용하여 survival 향상(방사선 치료 단독 사용으로는 survival 향상 없었음)

8) 예후

(1) **예후 결정인자**

① Depth of invasion through the gastric wall

② Regional L/N involvement

③ Vascular invasion

④ Abnormal DNA content(Aneuploidy)

⑤ Anatomic location(distal이 proximal보다 예후가 좋다)

(2) EGC의 5YSR > 80%(mucosa에만 국한된 경우는 > 90~95%)

(3) Borrmann type IV(linitis plastica) → Px. 아주 나쁘다.

(4) 젊은 연령에서 발생 시 노년층보다 예후 나쁘다.

꼭 알아둡시다!!

한눈에 보기 → 이것만은 꼭 기억하세요

- Gastric polyp
  - Hyperplastic polyp : 악성화 가능성 없음
  - adenomatous polyp : 악성화 가능, High grade는 adenocarcinoma와 동일하게 취급
- 위암의 precancerous state
  - Pernicious anemia
  - Adenomatous polyp
  - Chronic atrophic gastritis
  - Hypertrophic gastropathy
  - MALToma
  - Chronic achlorhydria
- 조기위암(EGC)의 정의 : 림프절 전이와 관계없이 점막/점막하에 국한된 암(T1)
- EMR 적응증
  - 점막에 국한된, 세포 분화도가 좋은 선암
  - Size : EGC type Ⅱa < 2cm, Ⅱb or Ⅱc < 1cm
  - 내시경적으로 ulcer/ulcer scar 없을 때
  - 병리 : 혈관이나 lympatics 침윤이 없는 경우
- 위암 치료 : 수술이 유일한 치유법
- 수술이 불가능함을 시사하는 소견
  - Virchow's node
  - Malignant ascites
  - Blummer's rectal shelf
  - Abdominal mass
  - Sister Mary Joseph's node
  - Palpable liver
  - Krukenberg tumor
  - Irish's node

3 위림프종(gastric lymphoma)

1) 개요 및 역학

(1) 전체 gastric malignancy 중 <15%(2nd m/c)
   전체 림프종의 약 2%

(2) Non-Hodgkin's lymphoma의 m/c extranodal site

(3) 남 : 여=1.5 : 1

(4) 호발연령>50세, adenocarcinoma보다는 younger

(5) 호발부위 : antrum(20∼60%)>body(15∼40%)>cardia(1∼15%)

(6) 위림프종의 95% 이상이 non-Hodgkin's B cell lymphoma
   ① High-grade, large cell type
   ② Low-grade, superficial : MALT(m/c)
   ③ Hodgkin's lymphoma는 극히 드물다.

2) Predisposing conditions

(1) *H. pylori* 감염 : lymphoma 발생 위험 7배 증가, 특히 MALT lymphoma의 발생↑
   만성 감염 → T cell 자극, cytokine 생성 → B cell lymphoma 발생↑

(2) Autoimmune disease, immunodeficiency, chromosomal abnormality

3) 임상양상

(1) Gastric adenocarcinoma와 비슷하여 감별이 어렵다.

(2) 보통 50대에 발견되며, epigastric pain, early satiety, generalized fatigue 등 호소

4) 진단

(1) Endoscopic biopsy

(2) Superficial biopsy를 하면 deep lymphoid tissue를 놓칠 수 있으므로 깊이 조직을 얻어야 한다.

(3) EUS는 staging에 도움

5) 치료

(1) *H. pylori* 제균치료(*H. pylori* 양성이면 반드시 시행)
   ① MALT lymphoma의 경우 75%에서 관해(수술, 방사선, 항암화학요법 전에 먼저 고려)
   ② 완치된 환자는 2∼3개월마다 내시경(EUS) F/U 시행

③ t(11;18) 등의 염색체 이상과 관련된 경우 반응(−)

(2) 수술

① *H. pylori* 음성 or eradication에 실패한 경우 시행

② localized high-grade lymphoma(5YSR : 40∼60%)

(3) 항암화학요법 : nodal involvement가 있을 경우 : CHOP chemotherapy+Rituximab

(4) 방사선 치료 : distant site에서 재발이 흔하다.

4 Gastric mesenchymal tumor(sarcoma)

꼭 알아둡시다!!

Gastric mesenchymal tumor의 분류

- Gastrointestinal stromal tumor(GIST)
- Smooth muscle tumors : leiomyoma, leiomyosarcoma
- Neurogenic tunors : schwannoma, neurofibroma, granular cell tumor, ganglioneuroma
- Vascular tumors : hemangioma, lymphangioma, Kaposi sarcoma
- Lipomatous tumors : lipoma, liposarcoma

5 GIST(Gastrointestinal Stromal Tumor)

1) 개요 및 역학

(1) GI tract mesenchymal tumor의 대부분을 차지, 전체 위암의 약 1∼3%

(2) 과거에는 leiomyoma, leiomyocarcinoma로 분류되었다.

(3) 점막하 종양 : large, intramural mass with central ulceration, bleeding

(4) 조직학적으로는 ICC(Interstitial Cell of Cajal)로부터 기원, *c-kit*(CD117) 단백질 발현

(5) 조직학적으로 양성이라도 악성처럼 행동한다.

(6) 30대 이후에 발생, 진단 시 평균연령은 60세

2) 발생부위

(1) 위 : 60∼70%(m/c) → fundus의 전벽, 후벽에서 호발

(2) 소장 : 20∼30%

(3) 대장 : 5%

(4) 식도, mesentery : 5%

3) 임상양상

(1) 위장관 출혈, 복통, 소화불량(dyspepsia)

(2) 주위 장기 침범과 LN 전이(<10%)는 드물다(단, 간, 폐, 복막에는 전이 가능).

4) 진단

(1) Upper endoscopic biopsy(1st choice) : 진단율 50%, smooth margin을 보이는 submucosal tumor로서 표면은 정상 세포로 구성, 조직 소견상 길쭉한 핵과 eosinophilic cytoplasm이 특징적인 spindle cell이 관찰

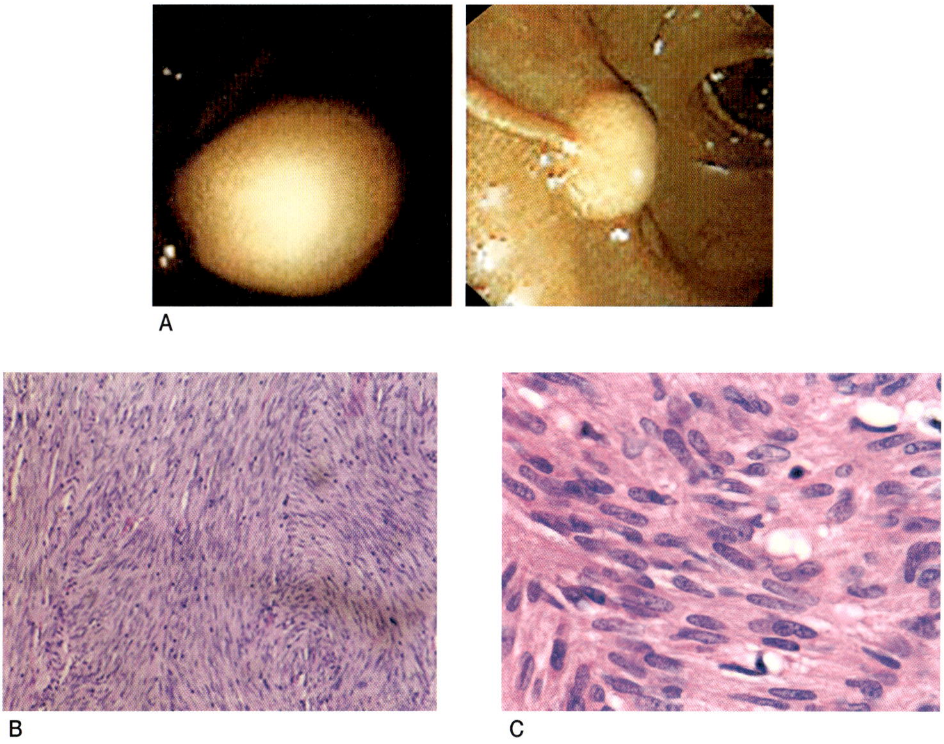

그림 8-5 GIST. A, 내시경 소견. B, 조직 소견. C, 조직 소견(확대)

(2) EUS : Leiomyoma를 진단하는데 가장 정확한 검사로서 조직검사도 함께 시행한다.
CT : well-enhanced mass로 관찰 주위, 침범을 함께 평가한다.
Intramural mass with both exophytic and endophytic components

표 8-7 *C-Kit*(CD 117), CD 34에 대한 면역학적 검사

	C-kit	CD34	SMA	Desmin
GIST	+	+(70~90%)	+(30~40%)	−
Smooth muscle tumor	−	+(10~15%)	+	+
Schwannoma	−	+	−	−

5) Staging

GIST의 악성도를 결정하는 데는 **size**와 **mitosis**가 중요하다.

표 8-8 Staging

	크기	유사분열/50 HPF
Very low risk	<2cm	≤5개
Low risk	2~5cm	≤5개
Intermediate risk	**<5cm**	6~10개
	5~10cm	≤5개
High risk	>5cm	>5개
	>10cm	Any
	Any size	>10

6) 치료 및 예후

(1) 수술 : 유일한 근치적 치료법

꼭 알아둡시다!!

수술의 기본원칙

- Margin negative resection이 원칙이다(2~3cm 정도 종양주위 위벽을 포함 절제).
- 직접 전파가 있으면 인접 장기의 en-bloc resection을 포함하여 절제한다.
- 주위 림프절 절제는 불필요하다.
- 위-식도접합부위에 있을 때는 판단이 어렵다. 양성종양을 절제하기 위해 위-식도접합부를 절제하는 것은 잘못이다. 좀 더 보존적 수술을 해야 한다.

(2) Imatinib mesylate(Gleevec)

① *c-kit* tyrosine kinase inhibitor

② 절제 불가능하거나 전이성 GIST에 사용(약 50%에서 반응)

③ 수술 전/후의 adjuvant therapy

(3) Sunitinib(Sutent)

① Imatinib처럼 *c-kit* tyrosine kinase inhibitor

② Imatinib에 refractory patient에서 사용해볼 수 있다.

(4) 방사선 요법 : 효과 없음

소장 종양

1 개요

1) 전체 위장관 종양의 3% 미만으로 드물고, 그 중 악성 종양은 1~2%

<소장에 종양 발생이 드문 이유>

(1) 장관 내용물의 빠른 통과

(2) 소장 상피세포의 빠른 전환율

(3) 소장 내용물이 알칼리성

(4) 소장벽의 고농도의 IgA

(5) 적은 세균 수

2) 증상이 애매하고 일반적인 검사로 잘 발견되지 않으므로 진단이 지연

<소장 종양을 의심해야 하는 경우>

(1) 반복적이고 설명되지 않는 cramping pain

(2) 이전의 수술 병력 또는 IBD 없이 obstruction

(3) 성인에서 intussusception 발생

(4) 방사선 검사에서 병변이 발견되지는 않지만 chronic GI bleeding

2 진단

1) 소장 조영 검사

(1) 전통적인 검사법의 정확도는 50~70%

(2) Enteroclysis : L tube를 십이지장내 입구에 위치 후 조영제 투여

→ 90%의 정확도

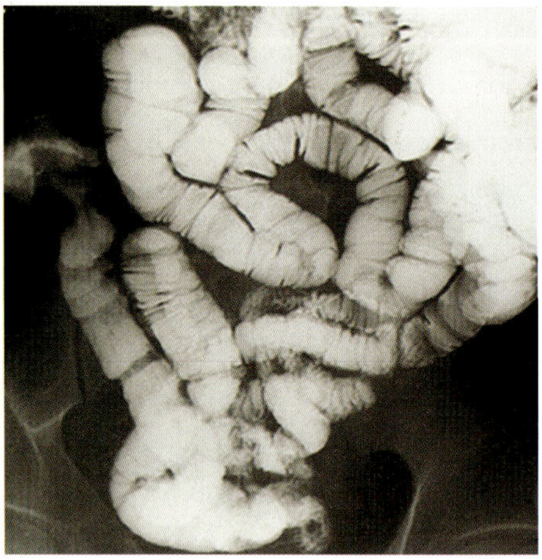

그림 8-6 정상 소견

2) 내시경 검사

(1) 굴곡내시경(flexible endoscopy) : 십이지장 병변의 진단에 유용

(2) 대장내시경 : 말단부 회장의 병변 확인

(3) 캡슐내시경(capsule endoscopy)

3) 단순촬영

장폐쇄 유무 확인

4) 혈관조영검사

혈관에서 유래한 종양의 진단에 유용

5) CT

GIST 등의 extraluminal tumor의 진단에 유용

3 양성 종양

1) 종류

(1) Leiomyoma

(2) 선종(adenoma) : duodenum(20%), jejunum(30%), ileum(50%)

(3) 지방종(lipoma) : 회장에 많다.

(4) 혈관종(angioma) : 장출혈의 원인(telangiectasis or hemangioma 형태)

2) 임상증상 : 비특이적

(1) 대부분의 경우 무증상

(2) 소화불량, 식욕부진, 둔한 복통, 간헐적인 산통

(3) 장폐쇄로 인한 통증(63%) : 가장 많이 호소

(4) 구토(48%), 체중감소(44%)

(5) 출혈(23%) : 혈변 또는 토혈

3) 치료

(1) 수술적 치료

(2) 수술 목적 : 합병증 발생 예방, 병리학적 확진의 목적

4 악성 종양

1) 임상증상

양성 종양과 달리 대부분의 경우에 증상이 있다.

(1) 통증과 체중감소 : 가장 흔한 증상

(2) 장폐쇄(15~35%)

(3) 설사와 tenesmus

(4) 다량의 점액변

(5) 위장관 출혈 : 빈혈, 대변 잠혈 검사 양성, 흑색변, 혈변

(6) 복부 종괴 촉진(10~20%)

(7) 장천공(10%)

2) 종류

(1) 선암(adenocarcinoma : m/c) : 소장 악성 종양의 50%

① 원위부 십이지장과 근위부 공장에 가장 많이 발생

② 임상양상 : 궤양, 출혈, 장폐쇄 유발, 천공은 드물

③ 진단 : 내시경 & 조직검사

④ 치료 : 수술적 절제만이 유일한 치료법, CTx, RT에 듣지 않는다.

(2) Leiomyosarcoma

① 보통 크기가 5cm 이상

② *c-kit* 이상 유무 확인해야 한다(양성일 경우 GIST).

③ 치료 : 수술, imatinib mesylate(Gleevec), sunitinib(Sutent)

(3) Lymphoma : ~20%

① ileum > jejunum > duodenum(lymphoid cell의 양에 비례해 빈도가 증가)

② Risk factor

- 흡수장애(e.g. celiac disease)
- Regional enteritis
- 면역저하
- 장기이식환자
- 자가면역질환
- AIDS

③ 증상 : periumbilical pain, 체중감소, 구토, 장폐쇄

④ 진단 : 소장 조영술에서 의심될 경우 surgical exploration and resection

⑤ 치료

- 수술적 제거+3 cycle의 복합항암화학요법
- sustained remission or cure rate
  localized : 75%, unresectable : 25%
- 종양이 제거되지 않고 항암화학요법을 시행 시 장천공이 발생할 수 있다.

(4) Carcinoid tumors

① 발생학적으로 midgut에서 유래하는 부분에서 발생
distal duodenum~ascending colon

② 장에서 발생하는 50% 이상의 carcinoid tumor는 distal ileum(특히 IC valve 근처)

③ 대부분 무증상이며 악성화는 적다(그러나 악성처럼 침윤 및 전이가 가능하며 carcinoid syndrome 발생할 수 있다).

④ 종양의 발생부위 및 진행정도가 예후와 관계 깊고 종양의 크기가 2cm 이상일 때 전이율이 현저히 높아진다.

3) 예후

(1) 반수에서 치료적 절제가 가능, 1/3의 경우 진단 시 원격전이

(2) 수술 후 5년 생존율 : 25%

① 선종 : 15~20%

② malignant GIST : 7~56%

대장 종양

1 대장 용종

1) 선종성 용종(Adenomatous polyp)

(1) 개요

① 전암성 병변(전체 polyp의 <1%에서 악성화)

② 증상 : 대부분 무증상, <5%에서 잠혈반응 양성

(2) **Adenoma – carcinoma sequence**

① APC(Adenomatous Polyposis Coli) gene : chromosome 5에 위치한 tumor suppressor gene

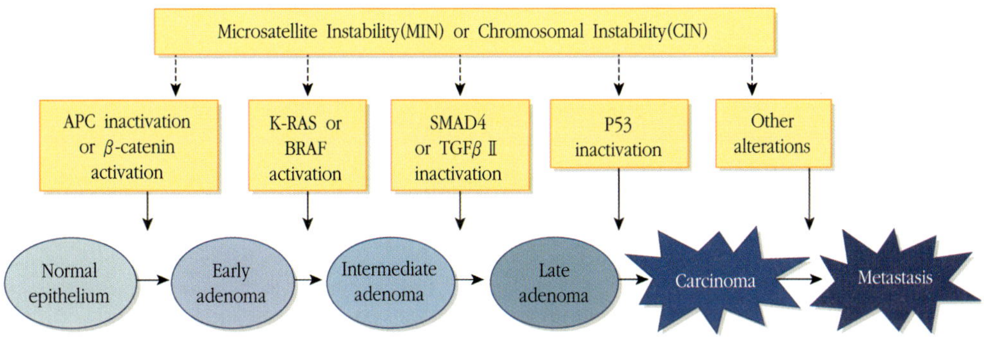

그림 8-7 Adenoma-carcinoma sequence

② *K-ras* : proto-oncogene

③ DCC(Deleted in Colorectal Cancer), SMAD4 : chromosome 18q region에 위치한 tumor suppressor gene

④ p53 : chromosome 17에 위치한 tumor suppressor gene

⑤ Oncogene의 activation + tumor suppressor gene loss

(3) 종류

① Tubular adenoma : 가장 흔함

- 70~85%
- Small and pedunculated

② Villous adenoma

- <5% of all adenoma

- Large and sessile, finger-like

③ Tubulovillous adenoma

- 10～25% of all adenoma
- villous component : 10～30%

(4) **Malignant factor**

① Type : villous > tubular

② Size > 2cm

(<1.5cm : <2%, 1.5～2.5cm : 2～10%, >2.5cm : 10% malignancy potential)

③ 개수 : 많을수록 위험

④ Sessile > pedunculated

⑤ Severe dysplasia

여기서 잠깐!!

- 주의 : colon 내에서 생기는 polyp인 경우, 발생장소와 악성화는 무관하다.

(5) 진단

① colonoscopy

② Polyp이 발견되면 전체 대장을 검사해야 한다.

③ 1/3에서 synchronous lesion 동반

(6) 치료

① 원칙 : 내시경/수술로 용종을 절제하고 colonoscopy로 3년마다 F/U (Adenomatous polyp이 임상적 중요성을 가지는데 5년 이상 필요)

② 용종절제 후 수술을 해야 하는 경우

- Muscularis mucosa 이상 침범
- 분화도가 안 좋은 때(poorly differentiated)
- Vascular or lymphatic system 침범
- Margin에 악성세포 존재

2) 과증식성 용종(Hyperplastic polyp)

(1) 대장의 용종 중 가장 흔함

(2) 전암성 병변은 아니지만 선종이 동반되는 경우가 있으므로 제거하여 조직검사 시행

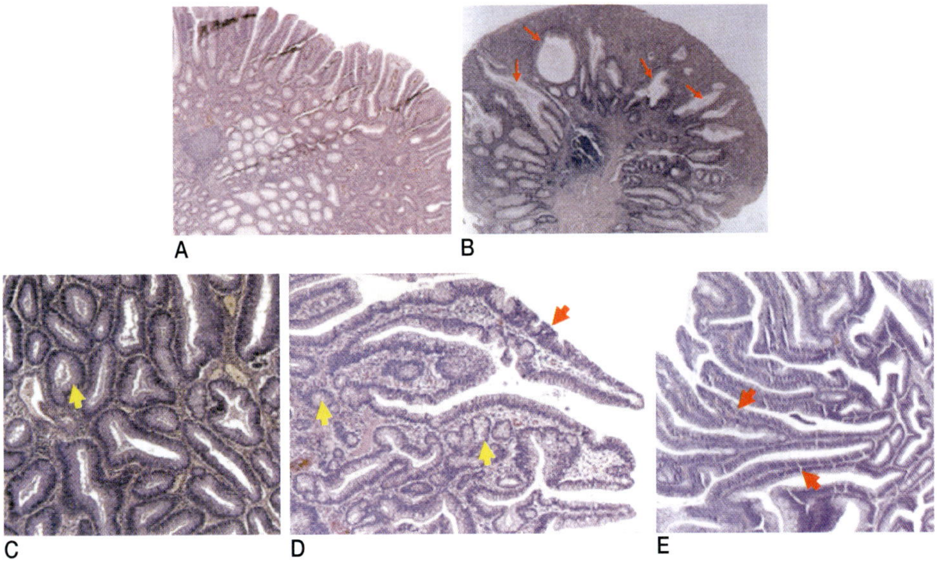

그림 8-8 Adenomatous polyp of colon. **A,** Hyperplastic polyp : 샘(gland)을 구성하는 상피세포가 과증식하여 빽빽이 들어 차 있는 모습, **B,** Juvenile polyp : Gland가 심하게 확장되어 cysts(빨간색 화살표)를 구성하고 있는 것이 특징, **C~E,** Tubular adenoma : Nuclear atypism이 보이는 adenoma 중 성장형태가 관 모양(tubular, 노란색 화살표)을 이루는 것과 손가락 같은 융모모양(villous, 빨간색 화살표)을 이루는 것이 비율에 따라, **C,** tubular adenoma, **D,** tubulovillous adenoma, **E,** villous adenoma로 분류한다.

2 유전성 암 증후군

1) 포이츠-예거 증후군(Peutz-Jeghers syndrome)

(1) 상염색체 우성 유전 : STK11(종양 억제 유전자) 19번 염색체

(2) 주로 20대 중반에 진단, FAP의 1/10 정도로 드문 질환

(3) 특징 : 장관에 과오종성 용종(hamartomatous polyp), 볼점막, 입술, 피부의 과색소 침착

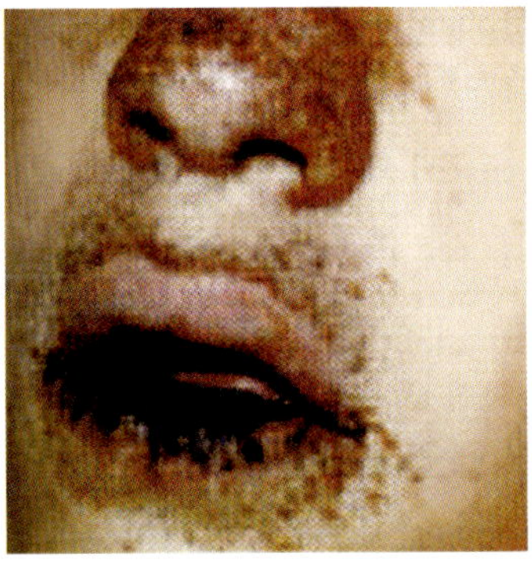

그림 8-9 Mucosal pigmentation characteristic of a patient with Peutz-Jeghers syndrome

(4) 용종의 위치 : 소장(64∼96%), 위(24∼49%), 대장(60%)

(5) 용종은 조직학적으로 양성

(6) 드물지만 악성화 가능(특히 소장)

(7) 증상 : 출혈(철결핍성 빈혈까지도 발생 가능), 장중첩, 장폐쇄

(8) 장관 외 증상

① Ovarian sex cord tumor, sertoli cell testicular tumor, breast cancer

② Polyps of GB, ureter, and nasal passage

(9) 수술 : 증상이 있는 경우에 시행, 가능한 많은 용종을 제거한다. 1.5cm 이상의 용종은 반드시 제거한다.

(10) Screening : 2년마다 대장 내시경

2) 소아성 용종증(Juvenile polyposis)

(1) 상염색체 우성 유전 : SMAD4, PTEN, BMPR1A(종양억제 유전자)의 돌연변이

(2) 증상 : 출혈, 장중첩, 복통, 저알부민혈증(장관을 통한 단백질 소실)

(3) 용종 : 주로 과오종성 용종이지만 선종이 포함되어 있을 수 있고, 선종성 용종도 흔하다.

(4) 암발생 : 10%

(5) 수술 : severe dysplasia가 있는 환자에서는 subtotal colectomy가 필요하다.

3) 가족성 샘종폴립증(Familial Adenomatous Polyposis, FAP, Polyposis Coli)

(1) 원인 : APC 유전자(5q21 염색체에 있는 종양 억제 유전자)의 돌연변이

(2) 역학 및 임상적 특징

① 발생률 : 1/8,000(미국)

② 상염색체 우성 유전

③ spontaneous mutation : 환자의 10∼20%는 가족력이 없다.

④ 용종은 10대 초부터 나타나기 시작

⑤ 수술적 치료를 하지 않는 경우 대부분 40세 이전에 colorectal cancer 발생

(3) 증상

① 다발성 대장 용종 : 100개 이상의 선종성 용종

② 위, 십이지장, 그리고 팽대부 주위 용종

- 위용종 : 30∼100%, 악성변화는 거의 없다.
- 십이지장 용종 : 45∼90%, 10%에서 악성화
- 십이지장 이하 소장에서는 악성으로 진행하는 경우가 거의 없다.

(4) FAP의 variant

① Gardner's syndrome : 장관외 증상은 osteoma, soft tissue tumor(lipoma, sebaceous cyst, fibrosarcoma), supernumerary teeth, desmoid tumor, 선천성 망막 색소 상피 비대(Congenital Hypertrophy of the Retinal Pigment Epithelium, CHRPE) 등이 있어 FAP와 감별

② Turcot's syndrome
중추신경계 악성 종양 동반 : medulloblastoma, glioblastoma, ependymoma

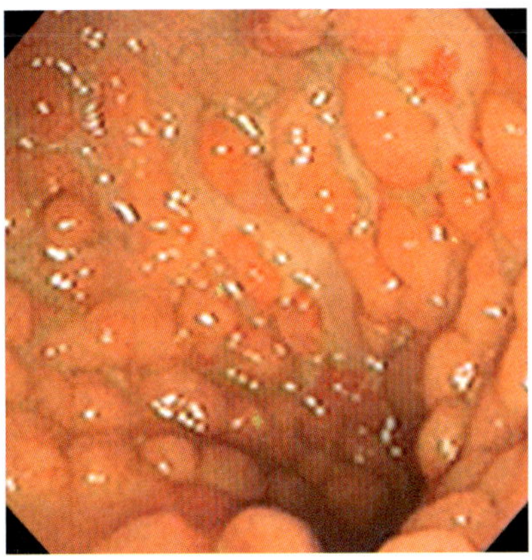

그림 8-10 수백 개 이상의 adenomatous polyp

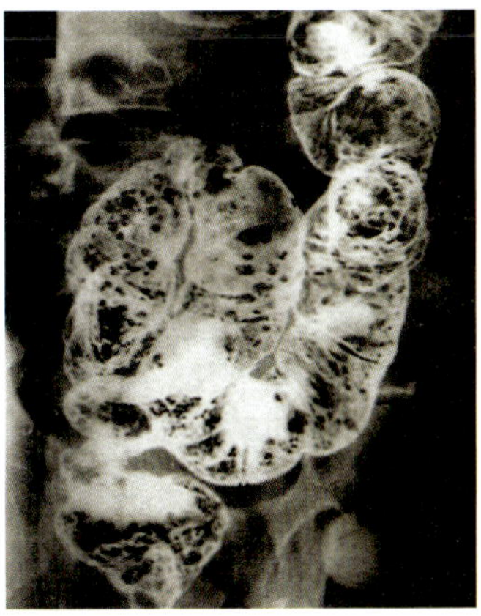

그림 8-11 대장내시경 소견 대장 조영술 소견

(5) 치료

① 수술 : **total proctocolectomy with ileostomy or ileoanal anastomosis**

② NSAIDs 혹은 COX-2 inhibitor
- 용종의 크기와 수를 줄일 수 있다.
- 그러나 효과가 일시적이고 cancer의 위험성을 줄여주지 못한다.

(6) Screening

① 대장 : proctosigmoidoscopy(10～15세부터 1년마다)
- 부모가 FAP일 경우 50% 이상의 자녀에서 FAP이므로 반드시 필요
- 용종은 전체 대장에 골고루 분포하므로 proctosigmoidoscopy만으로도 충분
- 35세까지 매년

② Blood test : mutated APC gene 검출
- 85%의 sensitivity
- 용종 발생 전에 진단 가능

4) 선천성 비용종성 대장암(Hereditary Nonpolyposis Colorectal Cancer, HNPCC, Lynch syndrome)

(1) 역학

① 가장 흔한 유전성 대장암 증후군

② 대장암 발생 연령이 빠르다.
Median age <50으로 일반인보다 10~15년 일찍 발생

③ 근위 대장에 잘 생김 : 70%의 대장암이 우측 결장에 발생

④ 조직학적으로 분화도가 나쁘다.

⑤ Sporadic cancer보다 예후는 좋다.

⑥ 다른 악성종양의 위험이 높다 : 난소, 요관, 췌장, 위

(2) 원인 : DNA repair 기전의 기능부전

① 복제실수 교정 유전자(mismatch repair gene) : hMSH2(2p21), hMLH1(3p21)의 mutation

② 자발적 돌연변이 : 20%

③ 가족력 상 유전성 비용종증 대장암인 환자의 50%에서 원인 유전자가 발견되지 않으므로, 유전자를 발견하지 못했다고 해서 HNPCC를 배제할 수는 없다.

(3) 진단 : Modified Amsterdam criteria에 부합하는 경우 유전자 검사 시행

<Modified Amstrerdam critetia>

① 가족 내에 적어도 3명의 HNPCC와 연관된 암(대장암, 자궁내막암, 소장암, 요관암, 신우암) 환자가 있다.

② 한 명은 다른 두 명에 대하여 직계 가족이다

③ 2세대에 걸쳐 있어야 한다.

④ 적어도 한 명은 50세 이전에 진단되어야 한다.

⑤ 가족성 용종증이 아니어야 한다.

(4) Screening

① 대장 : 대장 내시경

- 25세 시작, 2년마다 시행
- 40세 이후 매년

② 여성

- 18세부터 1~3년마다 pelvic examination
- 25세부터 매년 pelvic examination, transvaginal ultrasonography, endometrial biopsy

③ 위 : 위내시경, 30~35세, 1~2년마다 : 가족력이 있는 경우에만 검사

④ 비뇨기계 : 초음파 검사, 30~35세, 1~2년마다 : 가족력이 있는 경우에만 검사

(5) 수술

① Total colectomy and ileorectal anastomosis

② 더 이상 출산 계획이 없는 여성의 경우 Prophylactic abdominal hysterectomy and bilateral salpingooophorectomy 고려

꼭 알아둡시다!!

Pre-malignant lesion of colon & rectum

- Ulcerative colitis >10yr
- Crohn's colitis
- Adenoma : >2cm, villous, sessile, severe dysplasia, familial polyposis(FAP)
- Gardner's Syndrome, Turcot's syndrome

표 8-9 유전성 용종 증후군의 비교★

증후군	용종의 분포	조직학적 유형	악성화 가능성	관련 질환
Familial adenomatous polyposis	대장	선종	Common	None
Gardner's syndrome	대장 & 소장	선종	Common	Osteomas, lipoma, fibromas, epidermoid cysts, ampullary cancers, Congenital hypertrophy of retinal pigment epithelium
Turcot's syndrome	대장	선종	Common	Brain tumors
MYH-associated polyposis	대장	선종	Common	None
Nonpolyposis syndrome (Lynch syndrome)	대장 (흔히 근위부)	선종	Common	Endometrial and ovarian tumors
Peutz-Jeghers syndrome	소장, 대장, 위	과오종	Rare	Mucocutaneous pigmentation, Tumors of the ovary, breast, pancreas, endometrium
Juvenile polyposis	대장, 소장, 위	과오종, 드물게 선종으로 진행	Rare	Various congenital abnormalities

3 대장암

1) 역학

(1) 국내 : 발생률 증가 추세 ← 서구식 식습관

(2) 미국 : 3번째로 많이 발생하고 폐암 다음으로 2번째의 사망률

(3) 호발연령 : 50대 이상

(4) colon(M<F)

(5) >60세 : rectal(M>F)

2) 위험요인

(1) 서구형 식이습관에 운동량이 부족하여 비만해지면 insulin 저항성 발생 → IGF-1↑ → 장관내 점막의 증식을 자극

(2) 식이섬유가 선종의 재발과 암의 발생을 예방한다는 것은 randomized trial에서 증명하지 못한다.

꼭 알아둡시다!!

Colorectal cancer의 위험인자

- Diet : Animal fat
- Hereditary syndromes(autosomal dominant inheritance)
  Polyposis coli
  MYH-associated polyposis
  Nonpolyposis syndrome(Lynch syndrome)
- Inflammatory bowel disease
- Streptococcus bovis bacteremia
- Tobacco use

3) 일차 예방

(1) Aspirin and other NSAIDs

① Prostaglandin 합성을 억제하여 세포 증식을 억제

② Aspirin의 규칙적 사용

- 대장 선종과 악성종양의 발생 감소
- 대장암으로 인한 사망률 감소
- 이전에 대장암 치료를 받았던 환자에서 premalignant adenoma 발생 감소

③ 사용 기간과 용량에 비례하여 효과가 나타난다.

(2) Oral folic acids, calcium supplement : Adenomatous polyp, 대장암 발생 감소

(3) Estrogen replacement therapy : 대장암의 위험도 감소

(4) Antioxidant vitamin(Ascorbic acid, tocopherols, β-carotene) : ineffective
대장 선종을 제거한 환자에서 추가 선종의 발생을 감소시키지는 못한다.

4) 선별검사(screening)

(1) 증상이 없는 국소적인 대장암을 일찍 발견하면 수술로 완치 가능성이 증가
1st degree relative에 대장암 가족력이 있는 경우 특히 중요

(2) DRE(Digital rectal examination) : 40세 이상에서 매년 시행
① 직장의 mass 검사
② 남자에서 전립샘 검사, 여자에서 골반검사의 일부

(3) Fecal occult blood test
① 50%에서 음성(intermittent bleeding 때문)
② 양성인 환자의 10% 미만에서 colorectal cancer가 발견(20~30%는 양성 용종)
③ 양성일 경우 추가 검사 필요

(4) American Cancer Society 권고
가족력 없는 무증상자의 경우 매년 fecal occult blood test +50세 이상부터 5년마다 flexible sigmoidoscopy 혹은 매 10년마다 colonoscopy

5) 병리

(1) Adenocarcinoma(95%) : adenomatous polyp에서 기원

(2) Sarcoma(5%)

6) 전파/전이 경로

(1) Direct extension

(2) Regional lymph nodes

(3) Distant metastasis-liver, lung, supraclavicular LN, bone, brain

(4) Peritoneal Seeding-ovary

여기서 잠깐 !!

Liver

- 가장 흔한 전이 장소로 portal vein을 통해 전이
- 간에 전이가 없이 다른 원격 전이는 거의 일어나지 않는다.
- 그러나 distal rectum의 암은 paravertebral venous plexus를 따라 전이되므로 portal vein을 거치지 않아 간의 전이 없이 다른 곳으로 전이가 가능

7) 대장암의 병기

표 8-10 TNM staging definitions

Primary Tumor (T)	TX	Primary tumor cannot be assessed
	T0	No evidence of primary tumor
	Tis	Caricnoma in situ : intraepithelial or invasion of lamina propria
	T1	Tumor invades submucosa
	T2	Tumor invades muscularis propria
	T3	Tumor invades through the muscularis propria into pericolorectal tissues
	T4a	Tumor penetrates to the surface of the visceral peritoneum
	T4b	Tumor directly invades or is adherent to other organs or structures
Regional Lymph Nodes (N)	NX	Regional lymph nodes cannot be assessed
	N0	No regional lymph node metastasis
	N1	Metastasis in 1～3 regional lymph nodes
	N1a	Metastasis in one regional lymph nodes
	N1b	Metastasis in 2～3 regional lymph nodes
	N1c	Tumor deposit(s) in the subserosa, mesentery, or nonperitonealized pericolic or perirectal tissues without regional nodal metastais
	N2	Metastasis in 4 or more regional lymph nodes
	N2a	Metastasis in 4～6 regional lymph nodes
	N2b	Metastasis in 7 or more regional lymph nodes
Distant Metastais (M)	M0	No distant metastasis
	M1	Distant metastasis
	M1a	Metastasis confined to one organ or site(for example, liver, lung, ovary, nonregional node)
	M1b	Metastasis in more than one organ/site or the peritoneum

표 8-11 TNM classification & Staging grouping

<table>
<tr><th></th><th>N0</th><th>N1a</th><th>N1b</th><th>N1c</th><th>N2a</th><th>N2b</th></tr>
<tr><td>T1</td><td rowspan="2">Ⅰ</td><td colspan="3" rowspan="2">ⅢA</td><td>ⅢA</td><td rowspan="2">ⅢB</td></tr>
<tr><td>T2</td><td rowspan="2">ⅢB</td></tr>
<tr><td>T3</td><td>ⅡA</td><td colspan="3" rowspan="2">ⅢB</td><td rowspan="3">ⅢC</td></tr>
<tr><td>T4a</td><td>ⅡB</td><td rowspan="2">ⅢC</td></tr>
<tr><td>T4b</td><td>ⅡC</td><td colspan="3">ⅢC</td></tr>
</table>

* Any T, Any N, M1a=ⅣA, * Any T, Any N, M1b=ⅣB

표 8-12 Anatomic stage/prognostic groups

Stage	Dukes*	MAC*
0	–	–
I	A	A
	A	B1
ⅡA	B	B2
ⅡB	B	B2
ⅡC	B	B3
ⅢA	C	C1
	C	C1
ⅢB	C	C1
	C	C1/C2
	C	C1
ⅢC	C	C2
	C	C2
	C	C3
ⅣA	–	–
ⅣB	–	–

Note : cTNM is the clinical classification, pTNM is the pathologic classification. They prefix is used for those cancers that are classified after neoadjuvant pretreatment(for example, ypTNM). Patients who have a complete pathologic response are ypT0N0cM0 that may be similar to Stage Group 0 or 1. The r prefix is to be used for those cancers that have recurred after a disease-freee interval(rTNM).

* Dukes B is a composite of better(T3 N0 M0) and worse(T4 N0 M0) prognostic groups, as is Dukes C(any TN1 M0 and Any T N2 M0). MAC is the modified Astler-Coller classification

8) 증상

(1) 위치와 크기에 따라 다르게 나타남.

(2) 우측 결장 : **MAD(Mass, Anemia, Diarrhea)**

(3) 좌측 결장 : **BOB(Bleeding, Obstruction, Bowel habit change)**

(4) S자 결장, 직장 : hematochezia, tenesmus, 대변의 지름 감소

여기서 잠깐 !!

• 오른쪽 대장에서는 대변이 상대적으로 liquid 성분이 많아 대장암이 크게 진행될 때까지 폐쇄 증상이나 배변습관의 변화가 잘 나타나지 않는다. 반면 왼쪽 대장에서의 대변은 좀 더 굳어지기 때문에 대변 통과에 영향을 받게 된다.

표 8-13 좌·우측 대장암의 비교

	Rt. colon	Lt. colon
Anemia	흔하다	드물다
담낭질환의 유사증상	+	−
직장출혈	occult	gross
장폐쇄증	−	+
배변습관 변화	Diarrhea	Constipation, stool−caliber ↓
복통	흔하다	드물다
Palpable mass	가끔(+)	대개(−)
형태	Bulky, fungating	Encircling(napkin ring)

9) 진단

(1) 병력 청취 및 전신/복부 진찰

(2) 직장수지검사(DRE)

(3) Occult blood test

(4) Barium enema : “apple core sign”, “napkin-ring appearance”

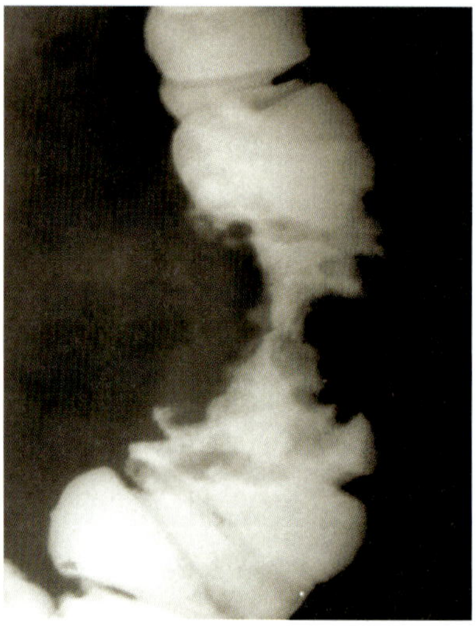

그림 8-12 Apple core sign

(5) Proctosigmoidoscopy

(6) Colonoscopy : hepatic, splenic flexure가 잘 안 보이는 단점이 있다.

(7) Routine lab. : CBC, blood chemistry, chest X-ray, LFT, urinalysis, CEA titer

(8) If symptom(+) → abd. CT, MRI, IVP

(9) Transrectal USG : cancer infiltration 정도를 파악

꼭 알아둡시다!!

직장암의 staging work-up

- Rectal exam. : 가장 기본, 가장 먼저
- Barium enema : 5mm까지 detect
- CT/MRI, IVP
- Endorectal USG
- Cystoscopy
- Chest X-ray
- LFT, RFT, CEA

10) 치료

(1) 수술 : "No touch isolation" technique

- Early ligation of drain vessel
- Clamp of proximal and distal bowel
- Minimal manipulation of cancer

① 수술 전 동시에 존재하는 다른 종양이나 용종, 원격 전이 여부를 확인(신체검진, 흉부 촬영, 간기능검사, CEA, 대장내시경 등)

② 암세포가 박탈되어 쉽게 복강 내로 전이되므로 충분한 margin 필요

③ 전이가 있더라도 출혈, 폐쇄 등이 있을 때는 수술

④ 수술 후 추적 검사

- 반년마다 신체검사, 매년 혈액검사(5년간)
- 수술 전에 완전한 colonoscopy가 이루어지지 않았다면 수술 후 수개월 내에 반드시 colonoscopy 시행
- 3개월마다 CEA level 측정(재발의 marker)
- 3년마다 colonoscopy(혹은 radiographic surveillance)
- 수술 후 3년간은 매년 CT scan

(2) 방사선 치료

① Stage Ⅱ or Ⅲ rectal cancer 환자에서 종양의 수술적 제거 후 pelvis에 RTx. 시행 시 regional recurrence 감소(20~25%)

② 재발률은 낮추지만 생존율을 증가시키지는 못함

③ 수술 전 RTx+5-FU based CTx : 국소재발 감소 및 생존율 증가

④ 수술 전 방사선 치료는 종양을 절제 가능한 크기로 감소시키는 역할

(3) 전신항암화학요법

① 5-FU

- 5-FU와 folinic acid(leucovorin)를 함께 투여하면 효과가 증가 (5-FU 단독보다 PR 3배 증가)
- 생존율 증가는 marginal

② FOLFIRI regimen

- 5-FU + Leucovorin + Irinotecan
- irinotecan의 주요 부작용 : 설사

③ FOLFOX regimen

- 5-FU + Leucovorin + Oxaliplatin
- Oxaliplatin의 부작용 : sensory neuropathy(치료 중단하면 호전)

④ FOLFIRI와 FOLFOX의 efficacy는 동일

(4) 단일클론항체(Monoclonal antibody)

① Cetuximab(Erbitux), Panitumumab

- EGFR(Epidermal Growth Factor Receptor)에 작용
- 단독 사용 시 일부 효과가 있으며 irinotecan과는 synergic effect를 가진다.
- K-ras mutation이 있는 경우(전체 colon tumor의 약 40%) 효과 없다.
- Acne-like rash가 부작용 : rash의 severity가 anti-tumor efficacy에 비례
- EGFR tyrosine kinase inhibitor인 erlotinib, sunitinib는 효과 없다.

② Bevacizumab(Avastin)

- VEGF(Vascular Endothelial Growth Factor)에 대한 monoclonal Ab
- FOLFIRI나 FOLFOX regimen과 병합 사용에서 효과
- 부작용 : hypertension, proteinuria, thromboembolic event 증가

(5) Adjuvant therapy

① Stage Ⅲ colon cancer: postop. CTx(5-FU + LV)

- 40% 재발 감소 및 30% 생존 증가
- Oxaliplatin 추가 시 재발률이 더욱 감소.

② **Stage Ⅱ, Ⅲ rectal cancer : preop. & postop. CCRT(5 - FU + RTx.)**

- **재발 감소 및 완치 가능성 증가**

11) 예후인자

나이 및 원발암의 크기는 예후와 관련없음

꼭 알아둡시다!!

수술 후 불량한 예후를 시사하는 인자

- 진단 당시의 TNM stage(regional LN로의 전파 여부, LN 개수, bowel wall 통과 여부)
- Poorly differentiated histology
- Perforation
- Tumor adherence to adjacent organs
- Venous invasion
- Preoperative elevation of CEA titer(>5ng/mL) → 재발 증가
- Aneuploidy
- Specific chromosomal deletion(e.g., mutation in the *b-raf* gene)

12) 전이암에 대한 치료

(1) 복강 및 복막의 전이

① 장폐쇄의 증상이 없다면 항암화학요법

② 장폐쇄의 증상을 보인다면 palliative surgery 후 항암화학요법

(2) 간 및 폐의 전이 : 수술적 제거 가능

① 간

- **간외 전이의 증거가 없는 단독 간전이는 간절제를 시행한다**(5년 생존율을 25~30% 증가시킨다).
- 절제 불가능한 간외 병소가 없어야 한다.
- 모든 알려진 병소들을 소작(ablation) 가능한 경우 소작기법(ablative techniques)이 고려될 수 있다.
- 반드시 원발종양을 근치목적으로 절제했어야 한다.

② 폐

- **간 전이 치료 원칙과 비슷하다.**
- 절제 시 적절한 폐기능이 유지되어야 한다.
- 반드시 원발 종양을 근치목적으로 절제했어야 한다.

(3) 절제 불가능한 간 및 폐전이

항암화학요법을 한 후에 간이나 폐의 전이가 절제 가능해지면 수술로 제거한다.

꼭 알아둡시다!!

▌한눈에 보기 → 이것만은 꼭 기억하세요.

- Adenomatous polyp의 Malignant factor
  - Villous
  - Sessile
  - >2cm
  - Multiple
  - Severe dysplasia
- 치료
  - 수술 : "No touch isolation" technique
  - Radiation : B_2부터(rectal ca.에서만)
  - Chemotherapy : C_1부터
- 예후 : 환자의 나이 및 원발암의 크기는 예후와 관계 없음
- 대장암의 간전이 : 절제 가능한 경우 절제하면 생존율↑
- 대장암의 폐전이 : 단일 결절의 경우 절제 가능

09 Chapter

장폐쇄

Intestinal obstruction

외과와 많이 겹치는 내용입니다. 기계적 장폐쇄와 마비성 장폐쇄의 원인과 증상, 방사선 소견, 진단, 치료 등을 비교해서 공부하시면 됩니다.

급성 장폐쇄(acute intestinal obstruction)

1 원인 및 분류

1) Mechanical

(1) 외인성(extrinsic) → ①과 ②가 전체의 75% 차지

① Adhesion(대부분 수술 후 발생) 소장폐쇄의 가장 흔한 원인

② Internal/external herniation

③ Neoplastic : carcinomatosis, extraluminal neoplasm

④ Intra-abdominal abscess, endometriosis

(2) 내인성(intrinsic)

① 선천성 : malrotation, atresia, stenosis, duplication, cyst, congenital band

② 염증성 : Crohn's disease, Tb, diverticulitis, radiation

③ Primary/metastatic cancer : 대장폐쇄의 가장 흔한 원인

④ 외상성 : hematoma, anastomotic strictures

⑤ 장중첩증 : 소아의 경우 air reduction, 어른의 경우 수술적 절제

⑥ Volvulus, SMA syndrome, Hirschsprung's disease

(3) 내강폐쇄(intraluminal abnormalities)

① Gallstone : 중년 여성에 호발

② Fecal impaction : 노인에 흔하다.

③ Bezoar

④ Foreign body : 기계적 폐쇄의 경우 침범된 부위별로(소장 or 대장) 분류하는 것이 임상적으로 가장 유용하다. 각각에 따라 원인, 증상, 치료가 달라진다.

2) Nonmechanical

(1) Adynamic(Paralytic) ileus : sympathoadrenal system의 호르몬에 의하여 매개되며, 전체 폐쇄의 원인 중 가장 흔하다.

① Peritoneal injury(위산/장내용물/췌장효소)

② 복부 수술 후

③ 후복강 혈종(특히 vertebral fracture시)

④ Thoracic disease : lower lobe pneumonia, rib fracture, myocardial infarction

⑤ 전해질 이상(특히 hypokalemia)

⑥ Intestinal ischemia

(2) Dynamic(Spastic) ileus : 장의 수축이 심하게 오래 지속될 때 발생하며, 매우 드물다.

① Heavy metal poisoning

② Uremia

③ Porphyria

④ Extensive intestinal ulceration

표 9-1 급성 장폐쇄의 비교

Mechanical obstruction	Adynamic(paralytic) ileus	Spastic(dynamic) ileus
• 소장 – Adhesion : prior abdominal surgery(m/c) – External hernia – 기타 : volvulus, Crohn's disease, intestinal Tb, radiation enteritis, intestinal wall hematoma, neoplasm(lymphoma) • 대장 – Carcinoma(m/c) : Lt>Rt – Sigmoid diverticulitis, volvulus – Hernia	• Peritoneal injury(위산/장내용물/췌장효소는 주요 자극 물질, 혈액/소변은 자극이 덜 함) • 복부수술 후 • 후복강 혈종(척추골절과 연관 시)/염증(요관결석, 신우신염) • 흉부질환(lower lobe pneumonia, rib fracture, myocardial infarction) • 전해질이상(특히 hypokalemia) • Intestinal ischemia, sepsis • Drugs : opiates, 항콜린제, 정신과 약물	• Heavy metal poisoning • Uremia • Porphyria • Extensive intestinal ulceration

2 병태생리

1) Proximal bowel dilatation → 수분과 가스, 전해질의 accumulation → 3rd space loss → 탈수와 hypovolemia
   (1) Fluid : 섭취한 물, 침, 위액, 담즙, 췌액+Na과 water의 이동 이상
   (2) 처음 12~24시간 : 장관 내에서 혈액으로 Na과 water의 이동 감소
   (3) 24시간 이후 : Na과 water가 장관 내로 유입
2) Intraluminal pressure 증가 → 점막의 혈류 감소 → 장허혈 → perforation
3) Proximal obstruction : hypochloremia, hypokalemia, metabolic alkalosis 동반
4) Distal obstruction : 전해질 불균형은 상대적으로 적다.

3 임상양상

1) 기계적 장폐쇄(mechanical obstruction)

(1) 경련성(colicky, cramping) 복통 : 주기적, 발작 시 복명(borborygmi) 동반
  ① 복부 팽만이 심해질수록 복통 약화
  Edematous intestine은 움직임이 약해지기 때문
  ② Strangulation이 있을 경우 통증은 localized되고 심해지나, colicky 양상의 통증은 없어진다.
(2) 구역/구토 : 대장폐쇄에서는 잘 안 나타난다.
  ① 구토와 복통은 소장에서 폐쇄 부위가 높을수록 심하다.
  ② Low ileal obstruction의 경우 feculent vomitus
(3) 변비, 가스 배출(방귀)이 안 된다.
(4) 설사 : 부분 폐쇄에서는 보일 수 있다.

2) 마비성 장폐색(adynamic ileus)

(1) 복통은 없고, 복부 불쾌감(distention)만 나타난다.
(2) 구토 : 주로 담즙 및 위내용물이 나옴

4 진단

• 복부 단순촬영 : 장폐쇄 의심 시 가장 먼저 시행
• 복부 CT : 폐쇄 부위와 원인을 확진(탈장, 종양, 유착 등에 의한 경우 특히 유용)

1) 진찰소견

(1) 복부 팽창 : 특히 대장폐쇄 때 더 심하다.

(2) 체온 : 감돈(꼬임)이 없으면 37.8℃ 이상은 오르지 않는다.

(3) 폐쇄 초기 : 압통과 rigidity가 적다. Shock, 압통, rigidity, 발열이 나타날 경우 복막이 감염된 장 내용물로 오염된 것을 의미

(4) 빈맥, 저혈압, 탈수

(5) 장음

① 기계적 장폐쇄 : loud, high-pitched metallic sound(borborygmi)

② 마비성 장폐색 : quiet abdomen

2) 실험실 소견

(1) CBC : Leukocytosis with left shift : 주로 strangulation 시 나타나지만 없다고 배제할 수 없다.

(2) Electrolyte imbalance가 있을 수 있다.

(3) Amylase 상승; 대부분의 경우 나타나고, 특히 strangulation시 잘 나타난다.

3) 방사선 소견

(1) 완전 소장폐쇄 : bowel loop distention, "step-ladder" pattern, air-fluid levels, colon gas 없다.

(2) 부분 소장폐쇄와 마비성 장폐쇄는 감별불가능(Small & large intestine 모두에서 gas를 보이나, adynamic ileus에서 colonic distention이 더 현저) → Barium study가 감별에 도움이 될 수 있다.

(3) 대장폐쇄

① Ileocecal valve 정상 : 주로 대장에만 국한된 gas distention

② Ileocecal valve 비정상 : 부분 소장폐쇄와 비슷한 소견

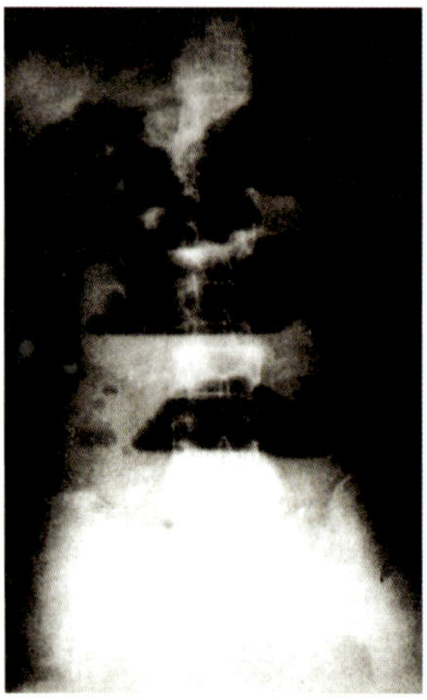

그림 9-1 Step-ladder sign

(4) 복부 CT : 가장 흔히 사용, 민감도/특이도 높음

① Adynamic ileus, 부분폐쇄, 완전폐쇄 감별 가능

② 교액(Strangulated)된 폐쇄에서 민감도 및 특이도가 떨어진다.

(5) Barium study : complete or high-grade obstruction 의심될 경우 contraindication

(6) Sigmoidoscopy : sigmoid volvulus의 치료도 가능

꼭 알아둡시다!!

한눈에 보기 → 이것만은 꼭 기억하세요.

• Mechanical obstruction vs Paralytic ileus

표 9-2 Mechanical obstruction vs. Paralytic ileus

	Mechanical	Paralytic
원인	• 소장 : adhesion • 대장 : cancer	
증상	• 주기적, 발작적 복통 • Visible peristalsis • Loud, high pitched metallic sound	• 복통은 없음 • Distension
영상소견	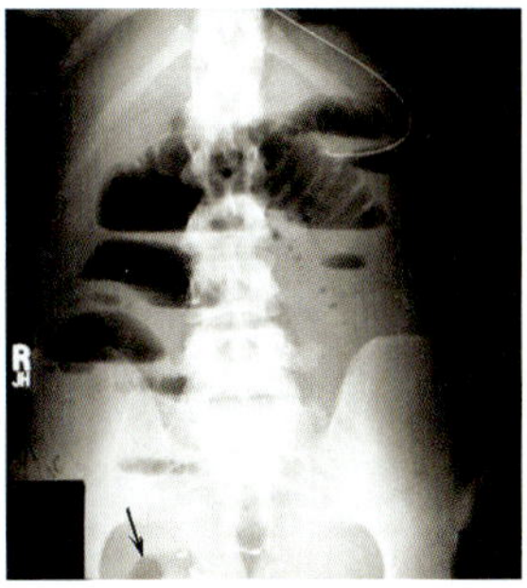	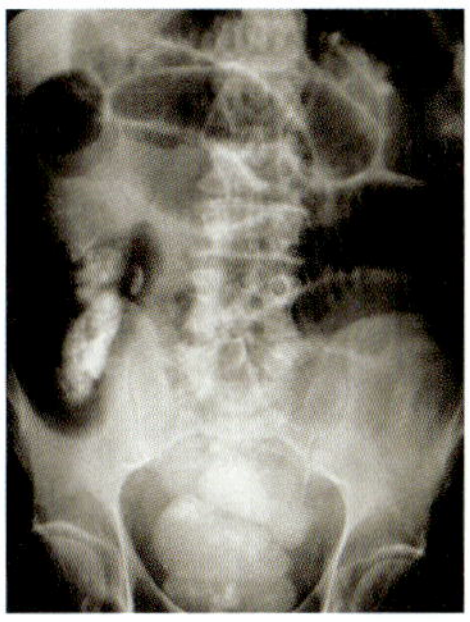
치료	• 보존적 치료 – 수분 및 전해질 보충 – 감압(decompression) : NG tube – 교액(strangulation) 의심 : 광범위 항생제 • 수술 – 완전 폐쇄 시는 반드시 수술	• 대개 비수술적 치료만으로도 회복된다. • Decompression • Neostigmine

* ileus는 보통은 기계적인 obstruction이 없는 경우를 말한다.

표 9-3 소장과 대장 폐쇄의 비교

소장폐쇄	대장폐쇄
원인 : previous abdominal Op., hernia 등	원인 : colon ca., volvulus 등
Peristaltic pain	Low. abdominal pain이 서서히 발생
N/V, 전해질 소실 심함	복부팽만 가장 큰 특징
Closed-loop strangulation시 복부종괴 만져짐	Sigmoidoscopy, barium enema가 도움
사망률 10%	사망률 20%

5 치료

→ 일반원칙은 보존적 치료!!!

1) 기계적 폐쇄

(1) Mortality rate

① 소장 폐쇄 : 10%(50% 이상이 strangulation 있는 상태에서 발생)

- nonstrangulating obstruction : 5~8%
- strangulating obstruction : 20~75%

② 대장 폐쇄 : 20%

(2) 보존적 치료

① 수분 및 전해질 보충(특히 potassium)

② NPO & 감압(decompression)

- NG(Levin tube) tube
- Long intestinal tube(Miller-Abbott tube)는 거의 사용하지 않는다.

③ Foley insertion & U/O check

④ 부분 폐쇄의 60~85%는 보존적 치료만으로 회복 가능

⑤ Strangulation 의심 시 광범위 항생제 투여 : controversial

(3) 수술

① 완전 폐쇄 시는 반드시 수술

② 불완전(부분)폐쇄 시는 원인 질환에 따라 고려

꼭 알아둡시다!!

비수술적 치료만으로 충분한 경우

- 부분 폐쇄만 반복될 때
- 최근의 수술 이후 부분 폐쇄
- 최근의 diffuse peritonitis 이후 부분 폐쇄

2) 마비성 폐쇄

(1) 대개 비수술적(보존적) 치료만으로도 회복된다. 예후 좋다.

(2) 전해질 이상(K, Mg)의 교정이 중요

(3) Decompression(colonic ileus시는 colonoscopy도 효과적)

(4) Neostigmine : 다른 보존적 치료에 반응하지 않는 대장 폐쇄 시 유용하다.

3) 응급수술의 적응증

(1) Strangulation

(2) Peritonitis sign 발생

(3) Incarcerated external hernia

(4) Midgut volvulus

(5) 이전의 복부 수술의 병력이 없을 때

4) 수술 지연이 가능한 경우

(1) Pyloric obstruction

(2) 복부 수술 직후에 발생(→ NG tube로 호전 가능)

(3) 유아의 intussusception(→ hydrostatic(air) reduction)

(4) Sigmoid volvulus(→ 내시경으로 decompression)

(5) Crohn's disease의 급격한 악화, radiation enteritis

(6) Chronic partial obstuction

(7) Disseminated intraabdominal carcinomatosis

교액 (Strangulation)

1 정의

폐쇄된 부위의 혈류 장애로 인한 장허혈

2 임상소견

1) Constant, non-cramping pain

2) Peritoneal irritation sign(localized/rebound tenderness, guarding) 증가

3) Fever(>38℃)

4) Peristalsis, bowel sound 감소

5) Tachycardia

3 실험실 소견

1) Leukocytosis
2) Serum amylase, LD, ALP, ammonia 증가

4 방사선 소견

1) 복부 단순촬영 : generalized haze, coffee bean shaped mass, 때때로 정상
2) 복부 CT : late stage에서만 유용

5 치료

응급수술

만성 가성 장폐쇄(Chronic intestinal pseudoobstruction)

1 정의

장폐쇄의 증상(복부 팽만과 구토 등) 및 검사 소견을 보이나 장관 내에서 기계적인 폐쇄성 병변을 찾을 수 없는 질환군이다. 가성 장폐쇄는 마비성 장폐쇄와 같이 급성의 경우에도 사용되지만, 만성이란 선천성의 경우 생후 2개월 이상, 후천성의 경우에는 6개월 이상 병변이 지속될 때를 말한다.

2 원인 및 분류

1) 전신질환 동반 여부에 따른 분류

(1) 원발성(primary) : 주로 소장을 침범

(2) 속발성(secondary)

① 장평활근질환 : dermatomyositis, scleroderma, SLE, amyloidosis, muscular dystrophy

② 내분비질환 : hypothyroidism, hypoparathyroidism, pheochromocytoma, DM

③ 신경질환 : Parkinson's disease, CVA
④ 약물 : phenothiazine, clonidine, 항파킨슨제, 삼환계 항우울제(TCA)

2) 병리조직 소견에 따른 분류

(1) 근병증형(myopathic) : 근육층의 위축, 변성, 섬유화
(2) 신경병증형(neuropathic) : 신경절의 세포수 변화, 형태이상
(3) 특발성(idiopathic) : 조직 소견이 정상처럼 보이거나 조직 검사를 못한 경우

3) 선천성

(1) 출생 시부터 증상 발생
(2) 가족적으로 발생하는 경우(우성 or 열성 유전)와 그렇지 않은 경우로 나뉜다.
(3) 후천성 : 소아나 성인기에 발생

3 임상양상

1) 위장관 폐쇄 : 구토, 복부팽만, 복통, 변비
2) Bacterial overgrowth : 흡수장애, 설사

4 진단

1) 방사선 검사

(1) 단순 복부 촬영 : 장관 확장, air-fluid level 등의 장폐쇄 소견은 진단에 필수적 but, 약 20%의 환자에서는 정상 소견
(2) 방사선 조영술상 조영제의 배출지연, 환자에 따라 거대방광, 미소결장이 관찰되기도 한다.

2) 장운동기능 검사, 병리조직 검사

진단에 필수적 검사 ×, 근병증인지 신경병증인지 감별하는 등 개별 환자의 원인 파악에 도움을 준다.

5 치료

1) 총정맥영양법(TPN)이 필수적인 영양공급의 수단, 그러나 담즙 정체성 간질환과 장점막의 위축 방지를 위하여 소량의 경구 영양을 병행한다.
2) 총정맥영양법은 병 자체의 경과에는 영향을 주지 못하지만 영양상태의 개선과 장폐쇄의 증상 완화에는 도움이 된다.
3) 항생제 사용 : bacterial overgrowth 치료시 설사와 흡수장애 등의 증상이 호전될 뿐 아니라 간담도 손상과 패혈증의 위험성↓
4) 위장관의 운동성을 감소시키는 약물(e.g., opioids, anticholinergics)은 사용하지 않는다.
5) Cisapride 등의 장운동항진제는 증상호전에 도움이 된다.
6) Metoclopramide, erythromycin은 위마비 시에는 도움이 되지만, 소장에서는 효과 없다.
7) 원칙적으로 수술은 바람직하지 않다(국한된 병변이 아니라면 수술은 도움이 안 된다).

6 예후

적절한 치료법이 없고, 장기간의 TPN을 시행하더라도 결국 간부전 및 패혈증 등의 합병증으로 사망하게 된다.

10 Chapter

급성 충수염 및 복막염

Acute appendicitis & peritonitis

급성 막창자꼬리염(급성 충수염)은 복부의 가장 흔한 외과적 응급 중 하나입니다. 진단 및 치료에 대해서 간단하게 알고 넘어가시면 됩니다.

급성 막창자꼬리염(급성 충수염, Acute appendicitis)

1 역학

1) 연령
   (1) 10대~20대에 호발
   (2) 유아나 노인의 경우 유병률은 낮지만 천공이 잘 발생해 사망률이 높음
2) 성별
   (1) 남 : 여 = 1.4 : 1
   (2) 전 생애에 걸쳐 남성의 9%, 여성의 7%에서 발생
3) 서구화된 나라에서 발생률이 더 높다.

2 병태생리

1) 내강 폐쇄
   대변덩이(fecalith, m/c), 림프소절 확대(바이러스 감염, 바륨 농축, 기생충 등에 의한), 종양 등이 원인
2) 내강 압력 상승으로 인한 정맥 울혈 및 동맥 혈류장애
3) 내강 세균 증식 및 충수벽 침투
4) 진행이 느린 경우 국소 농양으로 진행되고, 진행이 빠른 경우 염증 부위의 괴사 및 천공으로 인해 복강 내로 퍼질 수 있음

cf. 만성 충수염 : 결핵, 아메바증, 방선균증(actinomycosis)에 의해 발생할 수 있음
수주~수개월간 지속되는 복통의 원인이 되는 경우는 흔치 않음
반복적 급성 충수염 : 충수절제 후 남은 stump가 긴 경우 발생할 수 있음
증상이 갑자기 나타났다가 완전히 없어지는 것을 반복

3 임상양상

1) 증상-(1), (2) : pathognomonic

(1) 복통
① 초기 : 배꼽 주위 통증(Periumbilical pain)
- 충수 내강의 수축/팽창으로 인한 내장성 통증(visceral pain)
- 비교적 경미한 통증. 경련성, 4~6시간 정도 지속

② 진행 : 우하복부 통증(Right Lower Quadrant pain)
- 벽측 복막으로 파급된 염증으로 인한 체성 통증(somatic pain)
- 지속적이고 심한 통증, 움직임이나 기침 등에 의해 악화됨

③ ①→②로 진행하는 전형적인 복통 양상은 약 2/3에서 나타남

(2) 식욕부진 : 대부분 나타남(배고픔을 느끼는 환자는 급성 충수염이 아니다)
(3) 오심/구토 : 50~60%에서 나타남(대부분 저절로 좋아짐)
(4) 배변습관의 변화 : 진단적 가치가 없음
(5) 배뇨 증상 : 충수가 방광과 인접한 경우 빈뇨, 배뇨곤란이 발생할 수 있음

2) 신체검사

(1) 압통 : 압통이 나타나기 전까지는 확진할 수 없음
① 초기 내장성 통증만 있을 때는 불명확하나 시간이 지남에 따라 반드시 충수의 위치에 해당하는 곳에 압통이 발생함
② 전형적 위치 : McBurney's point(ant iliac spine과 배꼽 사이 1/3지점)
③ 충수의 위치에 따라 복부 외에 옆구리, 직장, 골반 검사 등에서 압통을 확인할 수도 있음

(2) 타진음, 반발통, 연관 반발통(referred rebound tenderness)은 흔하지만 항상 있는 것은 아니다. 초기에는 드물다.
(3) 체온 : 정상 또는 미열(37.2~38℃), 38.3℃ 이상으로 상승 시 천공 의미
(4) 빈맥 : 체온상승 시 동반
(5) 복부팽만 : 심한 diffuse peritonitis가 생기지 않는 한 드물다.

(6) Psoas or obturator sign : 우측 고관절 굴신 시 막는 행동 → 벽측 복벽의 이환, 진단적 가치는 없다.

(7) 종괴 촉진 : localized perforation(3일 이내는 드물다)
만약 3일 이내 종괴 촉진 시 : 맹장암이나 Crohn's disease를 더 의심

3) 검사실 소견

(1) 백혈구 증가증 : 중등도(10,000～18,000/μl), 없다고 급성 충수염을 배제×
20,000/μl 이상은 천공의 가능성 시사

(2) 빈혈, blood in stool : old age에서 맹장암 시사

(3) U/A : 충수가 오른쪽 요관이나 방광에 인접 시 세균(−)인 약간의 WBC, RBC가 나올 수 있다. → 소변검사는 비뇨생식기 질환의 감별에 유용

4 진단

1) 임상적 소견

증상의 병력과 순서가 진단에서 가장 중요하다.

(1) 진단 정확도 : 75～80%(경험이 많은 임상 의사에서)

(2) overdiagnosis : 진단 지연이 perforation과 연관, 이환율과 사망률 증가
→ 의심되는 경우 4～6시간 관찰하는 것이 바람직하다.

2) 방사선학적 소견

(1) 복부 X-ray

① 큰 진단적 가치는 없다.

② Fecalith, localized ileus, loss of the peritoneal fat stripe 등을 보일 수 있다.

③ Gas in the appendix : NOT a sign specific for appendicitis

(2) 복부 초음파

① 유용한 진단 tool(sensitivity 0.86, specificity 0.81)이나 시술자의 skill이 필요

② Sonographic criteria for the Dx. of acute appendicitis

- **AP∅ ≥ 6mm**
- Presence of an appendicolith(← calcified deposit within the appendix)
- Interruption of the continuity of the echogenic submucosa
- Periappendiceal fluid or mass enlarged

③ ovarian cyst, ectopic pregnancy, tuboovarian abscess 배제시 가장 유용

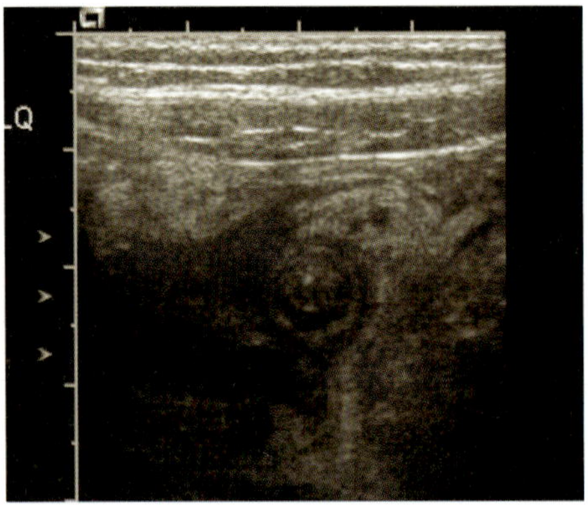

그림 10-1 Acute appendicitis의 **초음파 소견**. AP diameter가 증가해 있다(≥6mm).

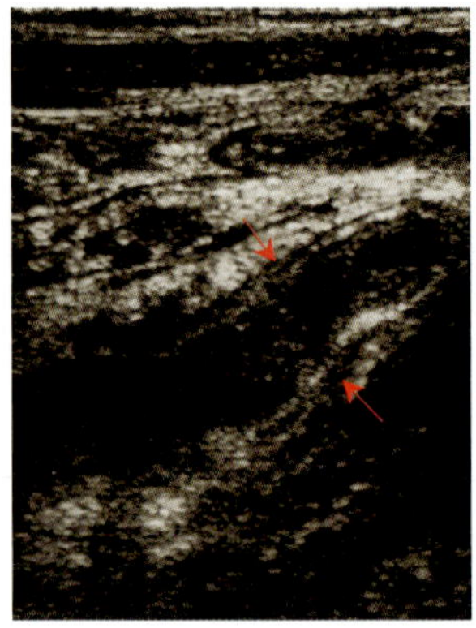

그림 10-2 Acute appendicitis의 **초음파 소견**. appendiceal wall이 두꺼워져 있고, diameter가 증가되어 있다(화살표).

(3) 복부 CT

① Abnormal appendix with periappendiceal inflammation을 찾아내는데 유용 sensitivity : 0.94, specificity : 0.95

② Abnormal appendix : appendix가 늘어나 있고 지름 6mm 이상, wall thickening, 조영제 주입 후 wall enhancement

③ Periappendiceal inflammation : periappendiceal abscess, fluid collections, edema, phlegmon

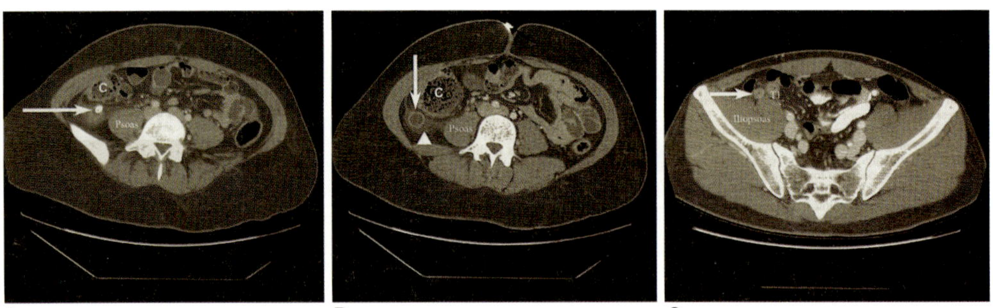

A B C

그림 10-3 Acute appendicitis의 CT 소견. **A,** appendicolith(화살표). **B,** enlarged appendix with diffuse wall thickening(화살표) and periappendiceal fluid(△)

5 감별진단

꼭 알아둡시다!!

혼한 순서

- Mesenteric lymphadenitis
- Non-organic cause
- Acute pelvic inflammatory disease(PID)
- Ruptured graafian follicle or corpus luteum cyst(Mittelschmerz)
- Acute gastroenteritis

1) Pelvic inflammatory disease

(1) 임상적으로 감별이 불가능

(2) Cervical motion tenderness는 특이소견이 아니다.
PID에 더 특이적이지만 천공된 appendicitis에서도 가능하다.

(3) *N. gonorrhea* 배양 시 가능성↑

2) Ruptured graafian follicle or corpus luteum cyst

(1) 월경주기 중간에 복강 내로 혈액 유입

(2) 통증이 보다 diffuse 하지만 강도는 약하다.

3) Ruptured tubal pregnancy

(1) 임신검사, 초음파, 복강경 검사, 때로는 CT가 유용

(2) Tubal abortion 시 임신검사가 음성일 수 있다.

4) Acute mesenteric lymphadenitis

(1) RLQ환자 수술시 mesenteric root의 enlarged & slightly reddened LN with normal appendix 때 진단

(2) 일부에서는 *Y. pseudotuberculosis, Y. enterocolytica* 감염 → LN 배양 또는 혈청 수치 측정

5) Acute gastroenteritis

(1) Profuse watery diarrhea, N/V 동반

(2) 가족 중 비슷한 증상이 있을 때 진단에 도움

(3) 지속적인 복부 or 직장의 압통 → 급성 위장염 배제

6) Crohn's disease

오랜 병력을 가진 경우 많다.

6 노인과 유소아에서의 특이점

1) 유아

(1) 진단이 늦어 천공 및 복막염 빈도가 높다.

(2) 발열이 흔하다.

(3) 복부팽만이 유일한 신체검진 소견일 경우가 많다.

2) 노인

통증과 압통이 둔함 → 진단이 늦어져 천공빈도가 높다.

표 10-1 노인과 유아에서의 특이점

노인	유소아
Sx(A/N/V)이 적다 → Dx 느림	2세 이전에는 rare
Mild RLQ pain : localized later	Acute nonspecific abd. pain이 흔함
Distension prominent	Perforation risk ↑(1세 미만에서는 100%)
Combined disease가 많다.	Px ↓
치료가 delay 되는 경우가 많다.	Wide spread peritonitis가 잘 생긴다.
Perforation risk ↑ → mortality ↑	DDx : AGE, mesenteric lymphadenitis, Meckel 게실 등

7 급성충수염의 합병증

1) 수술 후 감염

2) 마비성 장폐색

3) 복강내 유착

4) 복강내 농양

5) 누공 형성

6) 문맥 혈전정맥염(**Portal thrombophlebitis**)

8 천공된 충수염

1) 기전

Appendiceal mucosa의 viable portion으로부터의 continued secretion과 continued high intraluminal pressure에 의해 tension necrosis가 발생

2) 임상양상

(1) 복통이 더욱 심하고 오래가며 diffuse해지며, muscle spasm 증가

(2) 심박수 증가, 체온 39~40℃

(3) WBC 상승

(4) 복막염의 양상

(5) 체액 소실

3) 경과

천공 직후에는 잠시 통증 감소 → 이후 지속적이거나 강도가 센 통증

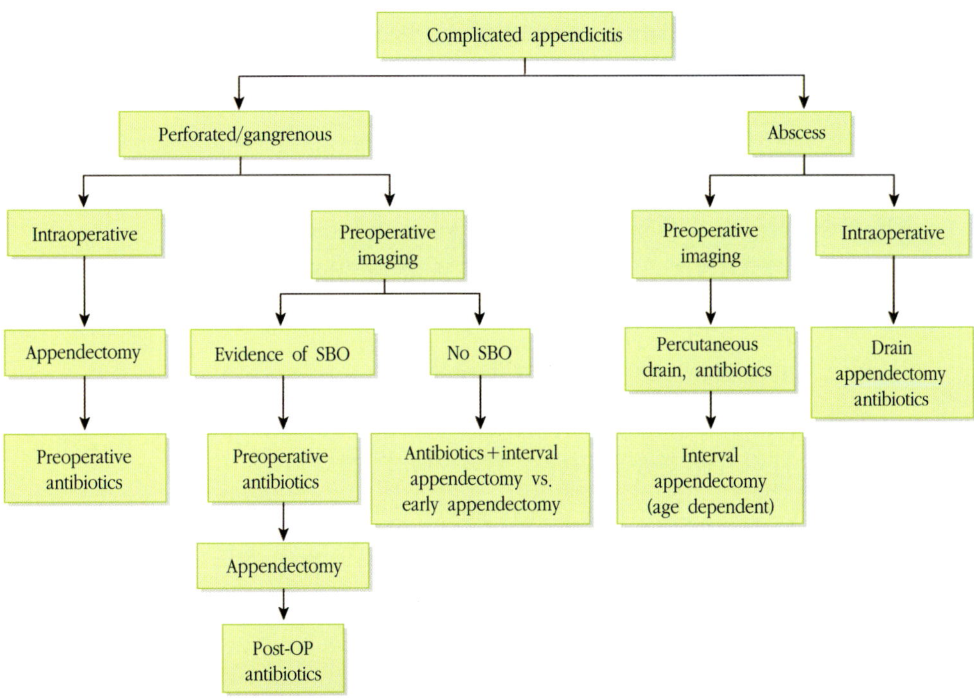

그림 10-4 합병증을 동반한 급성 충수돌기염의 치료 알고리즘
(SBO : Small Bowel Obstruction)

9 임신 중에 발견된 충수염

1) 유병율 : 전체 임신의 1/500~2,000
2) **임신 동안 복부수술을 요구하는 가장 흔한 자궁외적 조건**
3) **치료** : 임신주수에 관계없이 조기에 충수절제술 실시
   (충수염 천공 시 fetal loss가 20~35%)
4) 임신 1, 2분기 : 흔히 발생, 일반 환자와 임상양상이 유사
5) 임신 3분기 : 임상 양상이 달라짐, 예후 불량
   Enlarged uterus에 의해 appendix & cecum의 displacement & lat. rotation
   → pain이 higher in abdomen or in Rt. flank에 localization
   → 진단이 어렵다. → perforation ↑
6) 합병증 발생(**복막염, 패혈증**) : **fetal loss ↑**

10 치료

1) 금기

(1) 하제 또는 관장 : perforation의 위험 있으므로 금기
(2) 항생제 : 진단이 내려지기 전까지는 사용 ×, perforation을 masking하여 진단 지연

2) 수술

수액 보충－광범위 항생제－수술(interval vs. early)
(1) 진단이 의심스러운 경우 6~8시간 관찰, 진단 전에 항생제는 주지 않는다.
   Early laparoscopy가 임상적으로 이득이 없다.
(2) 최근 Laparoscopic appendectomy가 추세
   장점 : Narcotics 사용 감소, 빠른 퇴원
(3) 진단이 내려지면 천공을 피하기 위해 가능한 빨리 수술
   ① 수술 시 15~20%가 정상 appendix인 것이 좋다.
   ② 천공이 없는 급성 충수염에서 항생제만으로도 86% 정도가 치료되지만 재발이 흔해서 수술을 한다.
(4) 증상 발현 3~5일 후 palpable mass(＋)
   ① Phlegmon이나 abscess가 있음을 의미
   ② 절개에 의한 합병증 증가

③ 광범위항생제, 농양의 배액(>3cm), 수액 치료 및 bowel rest
   → **1주일 내로 대개 증상 완화**

④ Interval appendectomy : 6~12주 후 시행

복막염 (Peritonitis)

1 정의

급성/만성의 형태 모두 나타날 수 있는 복막의 국소적 또는 광범위한 염증 과정

2 원인 및 분류

1) 원발성(spontaneous)

복강 내 뚜렷한 감염원 없이 발생한 광범위한 세균 감염

(1) 알코올성 간경변증, 복수가 있는 환자에서 호발

(2) 장에 특별한 천공 없이 세균이 장벽을 통해 새어나가서 발생하는 것으로 생각

2) 속발성

복강 내 장기(특히 GI tract)의 천공, 감염, 괴사로 인한 감염

(1) 세균성 복막염

① 위장관의 천공 또는 외부로부터의 창상을 통한 세균의 복강내 유입

② Appendicitis(m/c), diverticulitis, peptic ulcer perforation, gangrenous GB, bowel infarction, incarcerated hernia, volvulus, cancer, IBD, foreign body 등 장세균을 외부로 나오게 하는 모든 병변

(2) 화학적 : 장, 담도의 손상과 천공에 의한 췌장효소, 위산, 담즙의 복강 내 유출

3 발병기전

1) 감염원이 복강 내로 유입될 때 소량의 경우인 면역체계에 의해 제거
   (복강은 오염에 대한 저항성이 강하다.)

2) 다량의 mixed infection(호기성/혐기성균)이 지속될 때 복막염으로 진행

4 임상양상 및 진단

1) 급성 복통과 압통 : 원인과 염증 부위에 따라 변화한다.
   (1) Localized peritonitis : 염증 부위에서만 나타난다.
   (2) Generalized peritonitis : 복부 압통과 반발통이 미만성으로 나타난다.
2) Rigidity : 비교적 흔한 소견, localized or generalized에서 모두 가능
3) 초기에 있던 연동운동은 진행시 사라지고, 장음도 소실
4) 저혈압, 빈맥, 핍뇨, 백혈구증다증(>20,000/μl) : 흔한 소견, diffuse peritonitis에서 현저
5) 방사선학적 소견
   (1) 단순 복부촬영
      ① bowel dilatation, wall edema : 가스가 찬 소장이 인접 루프와 거리가 멀어진다.
      ② free gas : perforation 의미
   (2) US, CT : free fluid, abscess 등을 발견
   (3) 진단적 복강천자(paracentesis) : fluid 있을 때 시행, 세균 증명뿐 아니라 삼출액 여부 확인 → neutrophils 250/μl 이상 시 진단!

5 치료

1) 수분 보충, 전해질 이상 교정, 항생제
2) 기저질환에 대한 수술적 교정

6 예후

1) 합병증이 없는 경우 : 치명률 <10%
2) 기저질환 있는 노인, 면역억제 상태 : 치명률 >40%

PACIFIC INTERNAL MEDICINE

간 담 췌

PACIFIC
INTERNAL MEDICINE

Chapter 01

간질환 총론

Introduction to the liver diseases

간의 구조

1 육안 해부학(gross anatomy)

1) 개요

(1) 인체에서 가장 큰 장기 : 1~1.5kg, 제지방체중(lean body mass)의 1.5~2.5%

(2) 우상복부의 흉곽과 횡격막 사이에 위치

(3) 인대에 의해 횡격막, 복막, 대혈관, 상부위장관에 연결

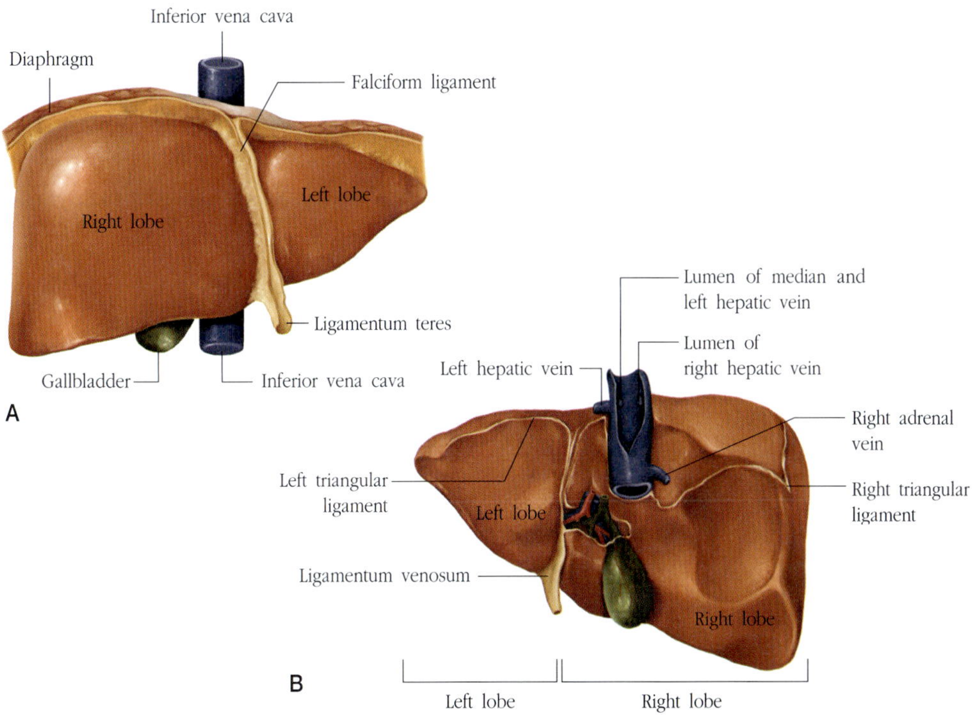

그림 1-1 간의 해부학적 모식도. A, 간의 앞면. B, 간의 아래, 뒤쪽 면

2) 혈류 공급

(1) 간의 총 혈류공급 : 100～130mL/kg·min(심박출량의 25%)

(2) 문맥과 간동맥으로부터 이중 혈류 공급(dual blood supply)

① 이중 혈류공급을 받기 때문에 허혈성 괴사가 발생하는 경우는 드묾

② 문맥 혈류량이 감소하면 간동맥 혈류량이 보상적으로 증가(반대는 아님)

표 1-1 간의 혈류 공급

	혈류량	산소 공급량
문맥	80%	50%
간동맥	20%	50%

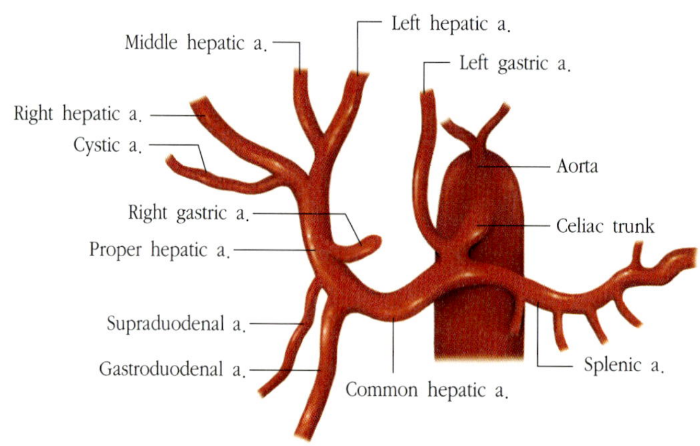

그림 1-2 간동맥의 모식도

2 현미경 해부학(microscopic anatomy)

1) 개요

(1) 간소엽(Lobule)

① 간 실질의 구조적 단위

② 중심정맥 주위를 portal triad가 둘러싸고 있는 형태

(2) 간샘포(Acinus)

① 혈관 분포에 따른 간 실질의 기능적 단위

② 간동맥과 문맥의 혈류 : zone 1 → zone 3

③ 담즙의 흐름 : zone 3 → zone 1

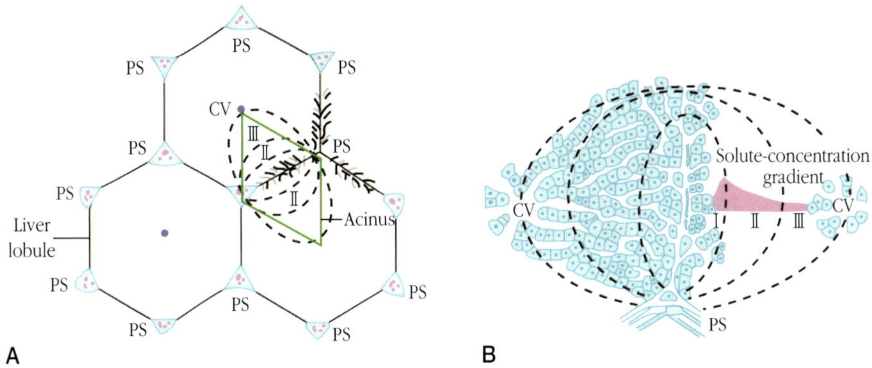

그림 1-3 간의 미세구조 모식도. A, liver lobule과 acinus의 관계. B, acinus
CV : 중심정맥. PS : portal space(담관, 문맥, 간동맥)

(3) 문맥부(Portal area)

① 정맥, 동맥, 담관, 림프관으로 이루어진 기질 부분

② Portal triad : 간동맥, 문맥, 담관

2) 구성 세포

(1) 간세포(Hepatocyte) : 간 전체 질량의 2/3

① Basolateral side : space of Disse의 내층, 여러 물질의 섭취가 일어남

② Apical side : bile canaliculi와 접하여 담즙 성분 분비

(2) 쿠퍼세포(Kupffer cell)

① Sinusoid에서 이동하며 포식 작용을 담당

② 외부물질에 대한 반응과 염증반응의 주축

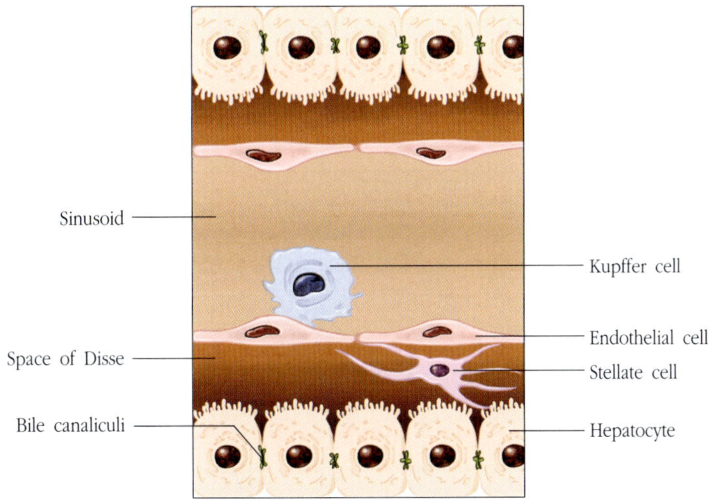

그림 1-4 간 실질의 구성세포

(3) 성상세포(Stellate cell=Ito cell, fat-storing cell)

① Space of Disse에 존재

② 간 손상 시 collagen, matrix를 생산하여 섬유화에 중요한 역할

(4) 내피세포(Endothelial cell)

① 특징적으로 창모양의 구멍이 존재(fenestration)

② Sinusoid에서 혈장은 통과하고 세포 성분은 통과하지 못함

간의 정상 기능

1 대사 기능

1) 탄수화물, 단백질, 지질의 대사와 상호 전환

(1) 탄수화물 대사 : 포도당신생합성, 글리코겐 분해 등

(2) 단백질 대사 : 아미노산, 암모니아 대사

(3) 지질 대사 : 콜레스테롤, 중성지방, 담즙산의 합성

2) 호르몬 대사

2 합성 기능

1) 대부분의 단백질 합성 : 알부민, 운반단백질, 응고인자, 호르몬, 성장인자 등

2) 담즙 구성 물질 합성 : 담즙산, 콜레스테롤, 레시틴, 인지질

3 해독/배설 기능

1) 빌리루빈, 이온, 약물 등에 glucuronic acid, sulfate, glutathione 등을 결합하는 반응이 일어남(conjugation)

2) 지용성 물질을 수용성으로 전환 → 소변 및 담즙으로 배설, 독성 제거

4 세망내피계 기능

장관에서 흡수된 항원 물질, 혈액의 항원-항체 복합체를 제거

간질환의 진단적 접근

1 간질환의 증상 및 징후

1) 증상 : 황달, 피로, 가려움, 우상복부 통증, 오심, 식욕저하, 복부팽만, 장출혈
2) 징후 : 공막황달, 간비비대, 거미혈관종 등
3) 증상 및 징후가 있기 전에 간기능검사를 통해 진단되는 경우가 많음

2 간질환의 진단적 접근

1) 간질환 유무되는 경우 진단평가

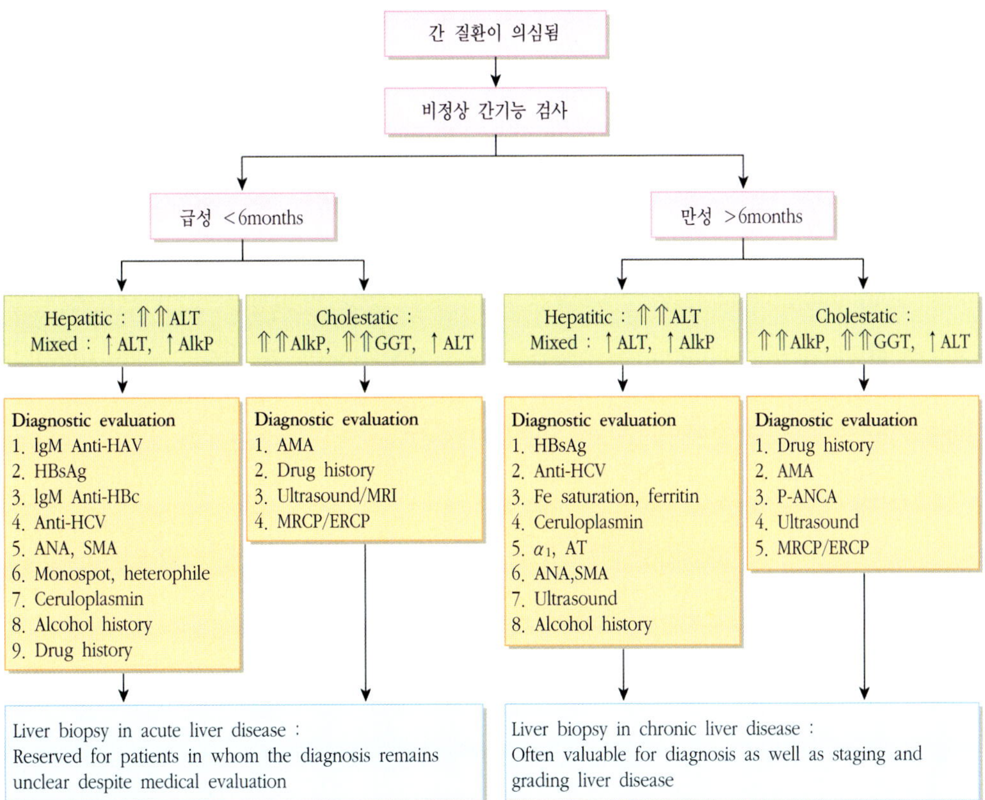

그림 1-5 Evaluation of abnormal liver tests

2) 중증도 및 병기 평가(grading and staging)

(1) Grading

① 간질환의 활동성 및 중증도를 평가하는 것

② 아미노전이효소, 바이러스 역가, 간생검 등을 통해 평가함

(2) Staging

① 급성/만성 여부, 간경변 진행 정도 등을 평가하는 것

② Child-Pugh 분류, MELD 점수, 간생검 등을 통해 평가함

표 1-2 Child-Pugh 분류

평가요소	단위	1	2	3
혈청 빌리루빈	mg/dL	<2.0	2.0~3.0	>3.0
혈청 알부민	g/dL	>3.5	3.0~3.5	>3.5
프로트롬빈 시간	seconds prolonged	0~4	4~6	>6
	INR	<1.7	1.7~2.3	>2.3
복수		없음	잘 조절됨	잘 조절되지 않음
간성 뇌증		없음	경증	중증

Class A : 5~6점, Class B : 7~9점, Class C : 10~15점
Class A : 간이식 필요없음(compensated)
Class B, C : 간이식 필요(decompensated)

꼭 알아둡시다!!

MELD(Model for End-stage Liver Disease) 점수

- 혈청 빌리루빈, 프로트롬빈 시간(INR), 혈청 크레아티닌 수치를 이용해서 간질환 환자의 사망률을 예측하는 도구로 간이식 대상자를 선별할 때 반영된다.
- MELD 점수=3.78*ln(serum Bil(mg/dL))+11.2*ln(INR)+9.57*ln(serum Cr(mg/dL))+6.43

MELD 점수	40~	30~39	20	10~19	~9
3개월 사망률	71.3%	52.6%	19.6%	6.0%	1.9%

간기능 검사의 평가

간질환에 사용되는 검사에는 크게 간 기능을 반영하는 검사와 간 손상이나 담즙정체를 나타내는 검사가 있습니다. 간질환을 평가할 때는 이런 검사들을 묶어서 시행하게 되며 검사 결과는 〈그림 1-5〉와 같은 4가지 패턴을 보이게 됩니다.

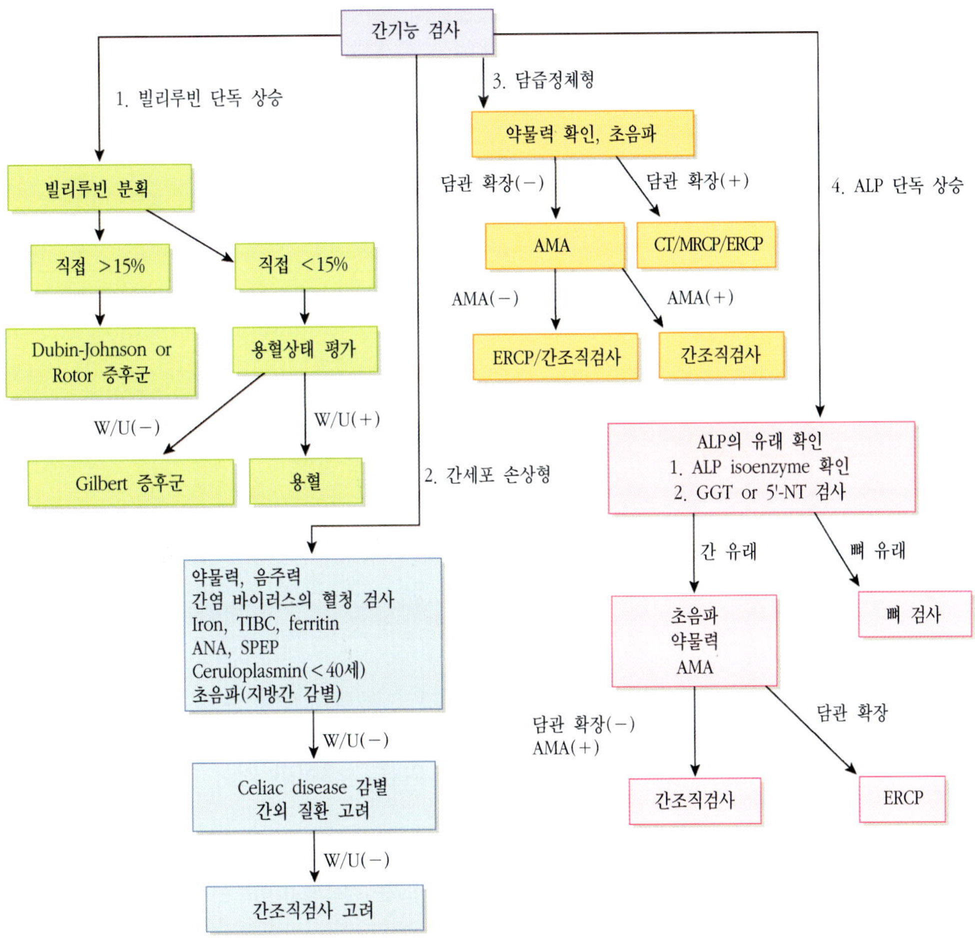

그림 1-6 간기능 검사의 평가 알고리즘

AMA, antimitochondrial antibody; ANA, antinuclear antibody; SMA, smooth muscle antibody; SPEP, serum protein electrophoresis; TIBC, total iron-binding capacity

여기서 잠깐!!

- 간기능 검사에서 여러 가지 수치가 이상소견을 보이는 경우는 2가지 패턴이 있다.
  - 간세포 손상형 : ALT↑↑, ALP/GGT ↑
  - 담즙정체형 : ALP/GGT ↑↑, AST/ALT ↑

1 간세포의 손상을 나타내는 효소

1) 아미노전이효소(aminotransferase)

(1) 간세포 손상의 민감한 지표

(2) 대부분의 간질환에서 AST/ALT 상승 가능 : 보통 <300U/L

(3) AST(aspartate aminotransferase) = SGOT

① 간, 심장근, 골격근, 신장 뇌, 췌장, 폐, 백혈구, 적혈구 등에 존재
→ 간 손상 외에 질환에서도 증가

② 간세포의 세포질과 미토콘드리아에 존재

(4) ALT(alanine aminotransferase) = SGPT

① 주로 간세포에 존재(세포질에 존재)

② AST보다 간세포 손상의 더 특이적인 지표

(5) 혈중 수치가 **간세포의 괴사 정도,** 급성 간질환의 예후와는 관련이 적다.★

꼭 알아둡시다!!

아미노전이효소가 >1,000U/L 이상 상승할 수 있는 경우

- 바이러스 간염
- 허혈성 간 손상 : 지속적인 저혈압, 급성 심장 부전
- 독성 간손상, 약물 유발 간 손상

(6) AST/ALT ratio

① 대부분의 간질환에서는 AST/ALT <1

② 알코올 간질환 : AST/ALT ≥2이면 의심, >3이면 가능성 매우 높음

여기서 잠깐!!

- 알코올 간질환에서는 pyridoxal phosphate 결핍에 의해 ALT는 감소되고 미토콘드리아의 AST는 증가되어 AST/ALT ratio가 증가한다.

2) LDH(lactate dehydrogenase)

(1) 간질환이 발생하면 상승할 수 있으나 특이도가 AST/ALT보다 낮다.

(2) 간 손상보다는 용혈(hemolysis)을 확인하는 데 도움

2 담즙정체를 나타내는 효소

1) Alkaline phosphatase(ALP)

(1) 담즙정체가 발생하면 상승

(2) 간, 뼈, 태반, 소장에 주로 분포 → 서로 다른 isoenzyme

(3) 반감기 약 1주, 담도폐쇄가 호전된 후에도 수일~수주 상승

(4) 정상적으로 상승되는 경우

① 60세 이상

② 혈액형 B, O형에서 지방식 섭취 후 일시적 증가

③ 소아청소년기의 급격한 뼈 성장

④ 임신 말기

(5) 상승되는 질환

① 간 실질의 질환(간염, 간경변증) : 보통 3배 이내로 상승

② 담즙정체성 간질환에서 현저한 상승 : 4배 이상 상승

③ 침윤성 질환 : 암, 아밀로이드증 등

④ 뼈 회전(turnover)이 빠른 질환 : Paget's disease, 뼈전이

(6) ALP만 단독으로 상승되는 경우

① 담즙정체의 초기(가장 흔함)

② 종양 등 침습적 질환

③ 호지킨 병, 당뇨, 갑상선 기능항진증, 염증성 장질환, 울혈성 심부전

(7) Isoenzyme을 구별하기 위한 검사

① 전기영동(electrophoresis)

② Heat stability

③ 5′-NT, GGT 검사

여기서 잠깐 !!

담즙정체를 나타내는 효소의 간 세포 내 분포

- ALP, 5′-NT : 간세포의 bile canalicular membrane에 분포
- GGT : bile canalicular membrane, endoplasmic reticulum 등 분포 범위가 상대적으로 넓어 담즙정체에 덜 특이적

2) Gamma glutamyl transpeptidase(GGT = γ GT)

(1) 증가하는 경우

① 간담도계 질환 : ALP와 비례하여 상승

② 알코올, 기타 microsomal enzyme inducer

③ 심근경색, 신경근육질환, 췌장 질환, 폐질환, 당뇨

(2) **뼈 질환에서는 보통 정상** → ALP 상승이 간 유래인지 확인하는데 이용

(3) 문제점 : 간담도계 질환에 대한 특이도가 낮다.

3) 5′-nucleotidase(5′-NT)

(1) 담즙정체에서 ALP와 비례하여 상승

(2) **뼈 질환에서는 정상** → ALP 상승이 간 유래인지 확인하는데 이용

(3) 임신 후기에 상승할 수 있다.

3 해독과 배설 기능에 대한 검사

1) 빌리루빈(bilirubin)

(1) Heme을 함유한 단백질의 분해산물

(2) 간에서 비결합형(unconjugated) 빌리루빈이 결합형(conjugated)으로 전환

(3) 빌리루빈뇨증(bilirubinuria)

① 결합형 빌리루빈이 상승된 경우에만 발생

② 발생하는 경우 간질환 발생을 의미(100% 정확도)

2) 암모니아(ammonia)

(1) 아미노산이 장내 세균에 의해 대사되어 생산

(2) 간에서 요소(urea)로 변환되어 소변으로 제거됨

(3) 간성 혼수의 진단과 치료 효과 판정에 쓰이지만 중증도와 비례하지는 않음

(4) 상승되는 경우

① 문맥-전신 단락 발생

② 심한 간 기능 부전

③ 기타 : 장내 세균에 의한 생산 증가(고단백 식이, 위장관 출혈), 대사성 알칼리증/저칼륨혈증, 요소 합성에 영향을 주는 유전성 질환

4 간의 합성 기능에 대한 검사

1) 알부민(albumin)

(1) **반감기** 18~20일, 하루에 4% 파괴
→ 반감기가 길어 급성, 경증의 간 기능 부전을 반영하지 못함★

(2) 일부 급성 간질환에서 경미하게 감소
: 바이러스 간염, 약물 유발 간염, 폐쇄성 황달

(3) 3.0g/dL 이하의 감소는 만성 간질환을 시사한다.

(4) 간질환 외에 저알부민혈증이 발생하는 경우
① 알부민 소실 : protein losing enteropathy, 콩팥증후군 등
② 알부민 합성 저하 : 만성 감염(∵ 알부민 합성을 방해하는 IL-1, TNF↑)
③ 알부민 분포의 문제 : 복수가 있는 경우(합성 능력은 정상이더라도)

2) 혈청 글로불린(globulin)

(1) 전기영동법에 의해 3가지의 글로불린으로 나눠진다.
① α, β-globulin : 간세포에서 생성
② γ-globulin : B 세포에서 생성

(2) γ-globulin(=immunoglobulin)에 여러 가지 isotype이 존재
① IgG : 자가면역성 간염에서 상승
② IgM : 원발성 쓸개관 간경화(primary biliary cirrhosis)에서 상승
③ IgA : 알코올성 간질환에서 상승

여기서 **잠깐 !!**

- 만성 간질환에서는 알부민과 α, β-globulin은 감소하고 γ-globulin은 증가하게 되며 전체적인 albumin/globulin ratio(A/G ratio)가 감소된다.

3) 응고인자(coagulation factor)

(1) Factor Ⅷ를 제외한 모든 응고인자는 간세포에서만 합성된다.

(2) 알부민보다 반감기가 훨씬 짧다.
① Factor Ⅶ : 6시간 ~ fibrinogen : 5일
② Factor Ⅶ : 가장 짧은 반감기 → 합성 장애에서 가장 먼저, 심하게 감소
③ 반감기가 짧아 급성 간질환 발생의 감시, 진단, 예후 평가에 유용★

(3) 혈청 프로트롬빈 시간(prothrombin time, PT)

① Vit. K 의존성 응고인자(factor Ⅱ, Ⅴ, Ⅶ, Ⅹ)를 반영

② 간질환과 Vit. K 결핍을 유발하는 질환에서 연장

- Vit. K 결핍을 유발하는 질환 : 폐쇄성 황달, 지방 흡수장애

③ 불량한 예후

- Control에 비해 5초 이상 연장된 경우
- Vit. K 정주 후에도 교정되지 않는 경우

여기서 **잠깐!!**

- 간질환의 중증도를 반영하는 가장 중요한 검사 : PT

표 1-3 간기능검사의 정상 수치

항목	참고치
빌리루빈(total/direct)	0.3~1.0 / 0.1~0.3
AST/ALT	~40
ALP	30~130
γ GT	10~50
알부민	3.5~5
프로트롬빈 시간	INR<1.2

Chapter 02

고빌리루빈혈증

Hyperbilirubinemias

기본적인 빌리루빈 대사에 대해 이해하고 결합형 빌리루빈과 비결합형 빌리루빈의 차이점을 알아두세요. 개괄적인 내용을 이해하면 황달이 있는 환자에서 감별하는 방법과 고빌리루빈혈증의 원인 질환에 대해 쉽게 이해가 됩니다.

빌리루빈 대사 및 황달

1 빌리루빈 대사

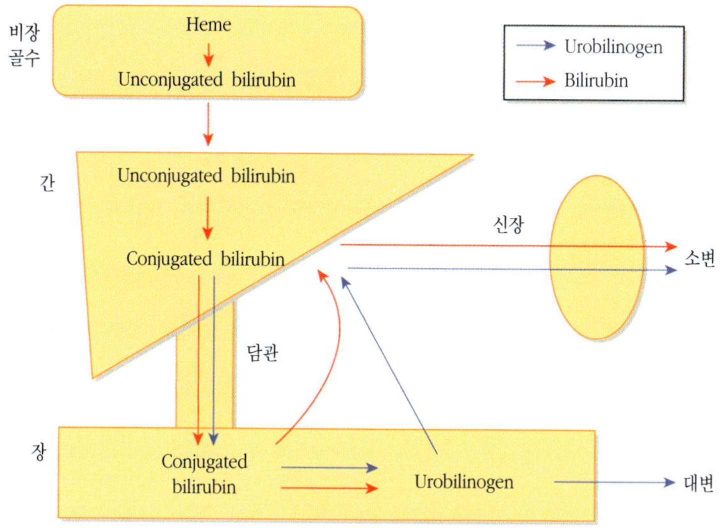

그림 2-1 빌리루빈의 개괄적인 대사 과정

1) 빌리루빈의 생성

(1) **비결합형** 빌리루빈(unconjugated bilirubin)은 heme의 분해산물이다.

(2) 빌리루빈 생성

① 적혈구 파괴로 유리되는 heme으로부터 비결합 빌리루빈 생성(70~90%)

② 다른 heme 함유 단백인 myoglobin, cytochrome P450, peroxidase, catalase 등의 대사로 생성

2) 빌리루빈의 혈장 내 운반

(1) 생산된 비결합형 빌리루빈은 지용성이며 알부민과 가역적으로 결합한 상태로 간으로 운반된다.

(2) 결합형 빌리루빈은 수용성이며 알부민과 약한 가역성 결합을 한다.

여기서 잠깐!!

- "Delta 분획" : 결합형 빌리루빈혈증이 장기간 지속되는 경우 결합 빌리루빈이 알부민과 비가역성 공유결합을 하는 것
  - 간질환 회복기에 수 주간 고빌리루빈혈증이 지속되는 원인

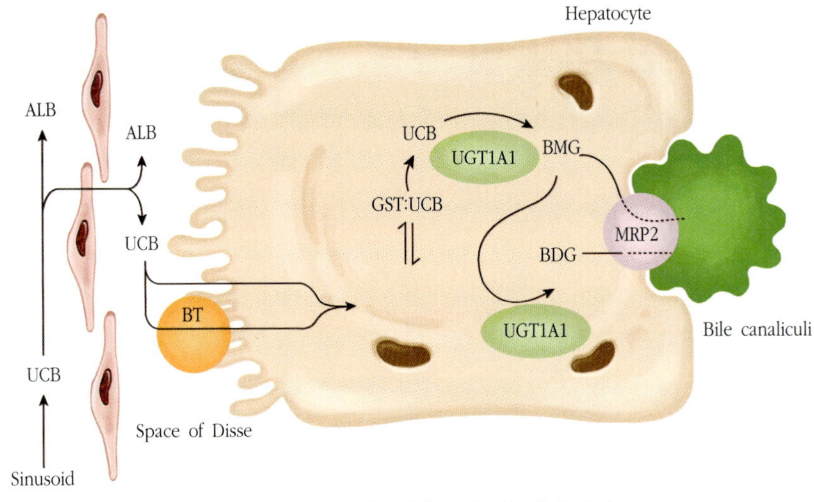

그림 2-2 간세포 내에서의 빌리루빈 대사 과정

ALB : Albumin; UCB : unconjugated bilirubin; UGT1A1 : bilirubin-UDP-glucuronosyltransferase; BMG : bilirubin monoglucuronide; GST : glutathione-S-transferase; MRP2 : multidrug resistance-associated protein-2; BDG : bilirubin diglucuronide, BT; proposed bilirubin transporter

3) 간세포 내에서 빌리루빈 대사과정

(1) 간세포 섭취(hepatocellular uptake)

: 운반체에 의한 이동과 수동적 확산의 2가지 방법으로 섭취

(2) 세포내 결합(intracellular binding)

: 간세포 안에서 ligandin(=glutathione-S-transferase, GST)과 결합

(3) 결합(conjugation)

① 지용성의 비결합 빌리루빈이 수용성의 결합 빌리루빈이 되는 과정

② UDP-glucuronosyltranferase(UGT1A1)에 의해 매개
- 비결합 빌리루빈과 1～2개의 glucuronic acid가 결합
- bilirubin monoglucuronide(BMG), bilirubin diglucuronide(BDG) 생성

③ 빌리루빈이 담즙으로 배설될 수 있도록 하는 중요한 과정이다.

여기서 잠깐!!

- 정상 담즙 : 비결합 빌리루빈 <5%, BMG 7%, BDG 90%

(4) 담즙분비(biliary excretion)

① 결합 빌리루빈(BMG, BDG)는 bile canaliculus로 분비

② 이 과정에 MRP2(multidrug resistance-associated protein 2)라는 ATP-dependent transport가 관여

③ 빌리루빈 대사의 속도조절 단계이며 간손상 시 가장 손상되기 쉬운 단계

표 2-1 결합형과 비결합형 빌리루빈 비교

특성	비결합형(= 간접)	결합형(= 직접)
친화성	지용성	수용성
신장배설, 담즙배설	−	+
Van den Bergh 반응	간접	직접
혈청 알부민 결합의 가역성	+++	+
빌리루빈-알부민 비가역 결합체 형성 (=delta bilirubin fraction)	−	+

여기서 잠깐!!

- 비결합형 빌리루빈은 지용성이기 때문에 혈액-뇌 장벽(BBB)을 통과하여 신생아에서 핵황달을 일으킬 수 있다.

4) 빌리루빈의 장간 순환(enterohepatic circulation)

(1) 담즙으로 분비된 결합 빌리루빈은 대변을 통해 배설되거나 장내 세균의 β-glucuronidase에 의해 urobilinogen으로 대사된다.

(2) "장간 순환"

① Urobilinogen의 80～90%는 대변으로 배설

② Urobilinogen의 10～20%는 장에서 재흡수 되어 간으로 섭취되었다가 다시 담즙을 통해 장으로 분비

③ 간으로 재흡수된 urobilinogen 일부는 전신 순환으로 분비되어 신장을 통해 배설된다.

꼭 알아둡시다!!

▎소변 urobilinogen 수치가 변동되는 경우

- 정상 : 소량만 배설
- 간질환이 있어 urobilinogen의 간세포 섭취에 장애가 있으면 소변 urobilinogen이 증가
- 간질환이 심하거나 담즙정체가 있으면 장내로 배설이 안 되어 소변 urobilinogen이 감소

5) 빌리루빈의 신장 배설

(1) 소변에서 검출되는 빌리루빈은 항상 결합형 빌리루빈이다.

(2) 비결합형 빌리루빈은 알부민에 강하게 결합되어 있어 신세뇨관에서 분비되지 않으므로 신장배설이 없다.

(3) 소변 빌리루빈이 양성이면 진한 색 소변이 된다.

2 황달

1) 개요

(1) 고빌리루빈혈증으로 인한 빌리루빈 침착으로 조직이 노랗게 변색되는 것

(2) 빌리루빈 농도가 3.0mg/dL을 넘으면 공막 황달이 관찰되고 수치가 더 올라가면 피부도 변색된다.

(3) 황달이 심하고 오래되는 경우 빌리루빈이 biliverdin으로 산화되어 피부가 녹색으로 변색된다.

2) 황달과 고빌리루빈혈증의 발생기전

(1) 빌리루빈의 과생산

(2) 빌리루빈 섭취, 결합(conjugation), 배설의 장애

(3) 간세포, 담도계의 손상에 의한 결합, 비결합 빌리루빈의 역류

3) 황달과 고빌리루빈혈증 환자에서 접근법

(1) 고빌리루빈혈증이 비결합형, 결합형인지 확인

(2) 고빌리루빈혈증 외에 다른 간기능 검사에서 이상 소견 확인

① AST/ALT가 주로 증가 → 간세포 손상이 주 기전인 경우

② ALP, GGT가 주로 증가 → 담즙정체가 주 기전인 경우

(3) 담즙정체가 주 기전인 경우 간내, 간외 담즙 정체 감별

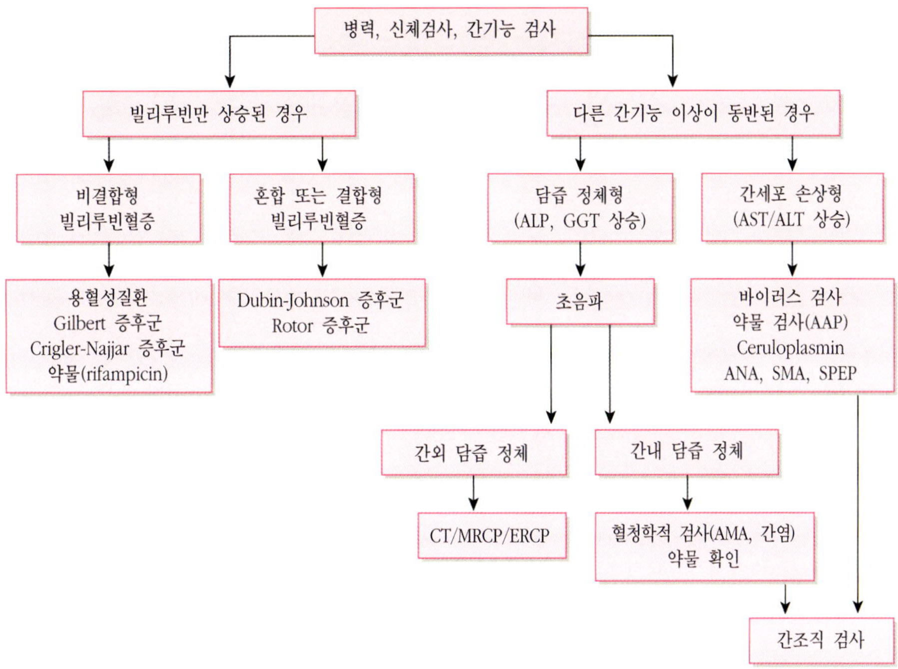

그림 2-3 황달 환자에서 평가 알고리즘

SMA, smooth-muscle antibody; AMA, antimitochondrial antibody; LKM, liver-kidney microsomal antibody; SPEP, serum protein electrophoresis

표 2-2 다른 간기능 이상을 동반 고빌리루빈혈증의 원인

간세포 손상 상태	
바이러스 간염 : HAV, HBV, HCV, HDV, HEV, EBV, CMV, herpes simplex 알코올 약물 : acetaminophen, isoniazid 환경적 독성 물질 윌슨병 자가면역성 간염	
담즙 정체 상태	
간내 담즙 정체	**간외 담즙정체**
바이러스 간염 알코올 약물 : 경구피임약, anabolic steroid, chlorpromazine Primary biliary cirrhosis Primary sclerosing cholangitis 임신에서 담즙정체 TPN Venoocclusive disease 이식편대 숙주반응 침윤성 질환 : 결핵, 림프종, 아밀로이드증	담관 결석 수술 후 담도 협착 Primary sclerosing cholangitis 만성 췌장염 AIDS cholangiopathy Mirizzi 증후군 기생충 질환(ascariasis) 악성 종양 : 담관암, 췌장암, 담낭암, 바터팽대부암, 간문 주위 림프절의 침습

비결합형 고빌리루빈혈증

비결합형 고빌리루빈혈증은 결합 빌리루빈의 비율이 15% 이하이며 대부분 간 자체의 원인보다는 용혈 등 간 이외의 원인이 대부분이다.

1 빌리루빈의 생산 증가

1) 용혈

(1) 비결합형 고빌리루빈혈증의 가장 흔한 원인

(2) 구형적혈구증(spherocytosis), 겸상적혈구 빈혈(sickle cell anemia), 미세혈관용혈빈혈(microangiopathic hemolytic anemia), 면역 용혈(immune hemolysis) 등

(3) 용혈만 있을 경우 4mg/dL 이상 증가하지는 않는다.

2) Ineffective erythropoiesis

(1) 적혈구가 성숙되는 과정 중 골수 내에서 파괴되는 것(정상 : 10~15%)

(2) 지중해 빈혈증(thalassemia), 거대적혈모구 빈혈(megaloblastic anemia), 납 중독 등에서 ineffective erythropoiesis가 70% 이상으로 증가

2 빌리루빈 결합의 유전적 장애

1) Gilbert 증후군

(1) 양성, 경증 지속성 비결합형 고빌리루빈혈증

(2) 남자에 호발하며 어린 나이에 대부분 진단된다. 유병률 약 8%

(3) 발생기전

① 간세포의 UGT1A1 활성도 감소(정상의 10~35%) → 빌리루빈 결합 장애

② 간세포의 빌리루빈 섭취에도 장애가 있다.

③ 약 50%에서 경미한 용혈이 동반된다.

(4) 임상양상

① 빌리루빈 수치는 대개 3mg/dL 이하

② 빌리루빈 수치가 상승하는 경우★

: 금식, 심한 운동, 스트레스, 음주, 피로, 다른 질환이 동반된 경우

③ Phenobarbital을 투여하면 빌리루빈이 감소(∵ UGT1A1 활성도 증가)

④ 간기능 검사, 간 조직검사는 정상

(5) 특별한 치료는 필요 없다.

2) Crigler-Najjar 증후군

(1) Ⅰ형 : UGT1A1의 활성이 없음

① 매우 드물고 대개는 핵황달에 의해 1세 이전에 사망

② 비결합 빌리루빈이 20~45mg/dL까지 상승

③ 간기능 검사나 간조직 검사는 정상

④ 치료 - 혈장분리반출술(plasmapheresis), 간이식

(2) Ⅱ형 : UGT1A1 활성의 부분 결핍(10% 이하)

① 핵황달은 드물고 청소년기가 지나서 황달이 나타난다.

② 비결합형 빌리루빈이 6~20mg/dL까지 상승

③ 치료 : phenobarbital

표 2-3 유전성 비결합형 고빌리루빈혈증

	Gilbert 증후군	Crigler-Najjar 증후군	
		Ⅱ형	Ⅰ형
빈도	흔함(유병률 약 8%)	드묾	매우 드묾
원인	UGT1A1 활성감소(10~35%) 빌리루빈 섭취 장애 경미한 용혈	UGT1A1 활성감소 (<10%)	UGT1A1 활성 소실
유전양상	다양	AR	AR
임상특징	금식 후 빌리루빈 상승	황달이 늦게 나타남	유아기에 핵황달
빌리루빈(mg/dL)	1~6	6~20	20~45
간기능검사	정상	정상	정상
간조직검사	정상	정상	정상
Phenobarbital 반응	빌리루빈이 정상까지 감소	빌리루빈 25% 이상 감소	반응 없음
치료	불필요	Phenobarbital	광선요법, 간이식

결합형 고빌리루빈혈증

결합형 고빌리루빈혈증은 결합형 빌리루빈의 비율이 50% 이상, 대부분 간담도계 질환이 원인

1 선천적인 간세포 배설 기능의 이상

1) Dubin－Johnson 증후군

(1) 간세포에서 빌리루빈의 배설을 담당하는 MRP2 단백질의 이상(AR 유전)

(2) 빌리루빈 수치는 보통 2～5mg/dL

→ 경구피임약, 임신, 다른 질환 등이 동반되면 악화된다.

(3) 황달 외에는 증상이 없으며 다른 간기능 검사도 정상

(4) 경구 또는 경정맥 담낭조영술에서 담낭이 조영되지 않는다.

(5) 간조직 검사 : 간세포의 중심소엽 부위에 짙은 색소침착이 특징

(6) 특별한 치료는 필요 없으나 여성의 경우 estrogen제제를 주의한다.

2) Rotor 증후군

(1) Dubin-Johnson 증후군과 유사한 양성의 결합형 고빌루빈혈증

(2) Dubin-Johnson 증후군과 차이점

① 간세포 내에 색소침착이 없다.

② 담낭조영술에서 담낭이 조영된다.

③ BSP 검사에서 90분에 상승을 보이지 않는다.

2 후천적 원인에 의한 결합형 고빌리루빈혈증

1) 간염과 간경변증

(1) 황달을 일으키는 가장 흔한 질환

(2) 빌리루빈 대사 중 섭취, 결합, 배설에 모두 장애를 보이지만 배설과정이 가장 많이 영향 받음 → 결합형 고빌리루빈혈증

2) 수술 후 담즙정체

(1) 원인

① 색소 부하 증가 : 수혈 받은 적혈구 파괴, 혈종 흡수, 용혈성 빈혈

② 간세포 기능 저하 : 간독성 약물, 저혈압, 저산소증, 패혈증, 신기능 저하

③ 간외 담도폐쇄 : 수술에 따른 담도 손상이나 결석

(2) 임상양상

① 수술 후 2~10일 후 황달 발생

② 빌리루빈 수치는 10~40mg/dL

③ ALP, GGT도 상승, 아미노전이효소는 거의 정상

④ 경과는 양호하며 2~3주 안에 회복

3) 재발성 임신성 황달

(1) 원인 : estrogen이나 progesterone의 담즙 저류 효과에 대한 감수성 증가

(2) 주로 임신 3기에 발생한다.

(3) 출산 후 증상이 호전되며 7~14일 내에 정상화

(4) 치료는 보통 필요 없다.

P A C I F I C
INTERNAL MEDICINE

Chapter 03 급성 바이러스 간염

Acute viral hepatitis

개론에서는 각각의 간염 바이러스의 특징과 차이점을 비교해서 알아두세요.
각론에서는 B형 간염 바이러스가 가장 중요하며 최근 증가추세에 있는 A형 간염에 대해서도 전반적인 내용을 알고 있어야 합니다. 특히 혈청학적 소견의 해석과 예방법이 중요합니다.
만성화되는 B형과 C형 간염의 경우는 만성 간염과 연결해서 공부하도록 하세요.

개 론

1 정의

1) 간염 바이러스에 의한 전신 감염증으로 주로 간을 침범한다.
2) 염증의 지속기간을 기준으로 6개월 이내에 회복 또는 완치된다.

2 원인

5가지 간염 바이러스가 있다. : HAV, HBV, HCV, HDV, HEV

1) HBV, HCV, HDV

(1) 급성과 만성 간염 모두 가능, serum hepatitis의 형태
(2) 비경구적 감염(parenteral route)이 주경로
(3) 전염력이 높지 않아 주로 산발적으로(sporadic) 발생
(4) 만성으로 진행하여 간경변증, 간세포암 발생 가능

2) HAV, HEV

(1) 급성 간염만 가능, infectious hepatitis의 형태
(2) 대변-경구 감염(fecal to oral route), 위생 상태와 관련
(3) 전염력이 높아 집단 발생도 가능하다.

표 3-1 간염 바이러스의 특징

		HAV	HBV	HCV	HDV	HEV
Genome		RNA	DNA	RNA	RNA	RNA
잠복기(일)		15~45 (평균 30)	30~180 (평균 60~90)	15~160 (평균 50)	30~180 (평균 60~90)	14~60 (평균 40)
전파경로	Fecal to oral	+++	−	−	−	+++
	Percutaneous	드묾	+++	+++	+++	−
	Perinatal	−	+++	±	+	−
	Sexual	±	++	±	++	−
전격성 간염		0.1%	0.1~1%	0.1%	5~20%	1~2%
만성화		−	1~10% 신생아 90%	85%	흔함	−
암 발생		−	+	+	±	−
예방법		면역글로불린 백신	면역글로불린 백신	없음	HBV 백신	백신

3 임상양상

무증상 감염부터 중증, 전격성 감염까지 다양한 양상을 보인다.

1) 잠복기(incubation period)

(1) 혈청에서 바이러스가 검출(바이러스에 대한 항체는 검출되지 않는다.)
(2) AST/ALT, 빌리루빈 정상

2) 황달 전기(preicteric phase)

(1) 피로, 오심, 식욕부진, 발열 등 비특이적 전신 증상 발생(황달은 없다.)
(2) 바이러스 역가가 최고치에 달하고 AST/ALT가 상승하기 시작
(3) 바이러스에 대한 특이 항체가 나타남

3) 황달기(icteric phase)

(1) 빌리루빈이 상승하여 최고치까지 올라가고 황달, 진한 소변 발생

(2) 심한 경우 간비장비대 발생

(3) 바이러스 역가는 감소하기 시작

4) 회복기(convalescent phase)

(1) 전신 증상이 회복되고 간기능 검사 소견 호전

(2) 바이러스 증식은 없어지고, 바이러스에 대한 중화 항체가 최고치

여기서 잠깐!!

• 대략적으로 "바이러스 역가 상승 → 전신 증상 발생과 AST/ALT 상승 → 황달 발생과 빌리루빈 상승"의 순서로 나타난다고 알고 있으면 된다.

5) 합병증

(1) 만성 간염

① 바이러스혈증이 6개월 이상 지속되는 경우

② 증상 발생 후 3개월 이상 바이러스혈증이 지속되는 경우 의심

(2) 전격성 간부전

① 전체적으로 1～2%

② 전격성 간부전으로 이행되는 확률은 HDV가 가장 높다.

(3) 재발성 간염(relapsing hepatitis), 담즙정체 간염(cholestatic hepatitis)

① 담즙정체 간염 : 황달이 호전, 악화를 반복하면서 지속되는 양상

② 예후는 좋으며 결국 호전됨, 주로 HAV에서 발생

(4) 간외 증상

① 바이러스 종류에 따라 호발하는 합병증에 차이가 있다.

② 주로 항원－항체 복합체(Ag-Ab complex)에 의해 발생한다.

③ Serum sickness-like syndrome, 심한 두통, 뇌염, 무균수막염, 경련, acute ascending flaccid paralysis, 신증후군, seronegative arthritis 등

꼭 알아둡시다!!

급성 바이러스 간염에서 만성화 가능성이 높은 경우

• 식욕부진, 체중감소, 피로감, 간비대 등 임상증상이 지속
• 간 조직 검사에서 bridging/interface or multilobular hepatic necrosis 소견
• 6～12개월 이내에 AST/ALT, 빌리루빈, 글로불린 등이 정상화 되지 않는 경우
• HBeAg이 3개월 이상, HBsAg이 6개월 이상 지속되는 경우

4 검사소견

1) AST/ALT
   (1) 간세포 손상 정도와 비례하지 않는다.
   (2) 빌리루빈보다 먼저 올라가며 400~4,000IU까지 상승할 수 있다.
2) 빌리루빈
   (1) 5~20mg/dL까지 상승, 20mg/dL 이상 올라가면 중증 질환
   (2) 2.5mg/dL 이상 올라가면 황달 소견을 보인다.
3) 프로트롬빈 시간－연장되는 경우 불량한 예후를 시사
4) Alkaline phosphatase 정상이거나 약간 상승
5) Neutropenia, lymphopenia

5 진단

1) 모든 종류의 바이러스 간염은 임상적으로 유사하여 혈청학적 검사로 구별한다.
2) 조직검사 : 권장되지 않으나 진단이 불분명하거나 치료결정에 필요한 경우 시행 (조직 소견으로 원인 바이러스를 구별할 수는 없다.)

표 3-2 급성 간염 환자에서 혈청학적 검사의 해석

HBsAg	IgM Anti-HBc	IgM Anti-HAV	Anti-HCV	해석
+	+	−	−	급성 B형 간염
+	−	−	−	만성 B형 간염
+	−	+	−	만성 B형 간염+급성 A형 간염
+	+	+	−	급성 B형 간염+급성 A형 간염
−	−	+	−	급성 A형 간염
−	+	+	−	급성 B형 간염+급성 A형 간염 (HBsAg below detection threshold)
−	+	−	−	급성 B형 간염(HBsAg below detection threshold)
−	−	−	+	급성 C형 간염

꼭 알아둡시다!!

급성 바이러스 간염이 의심될 때 우선 시행하는 검사 4가지

- HBsAg → HBV 감염 여부 검사(급성, 만성 여부에 관계없이)
- IgM anti-HBc → HBV 감염되었다면 급성인지 감별
- IgM anti-HAV → HAV 감염 여부 검사
- Anti-HCV → HCV 감염 여부 검사

6 치료

1) 안정, 충분한 영양 공급, 금주 등 대증적 치료
2) 예방접종 받을 때까지 성적 접촉 주의
3) 중증의 급성 간염의 경우 조기에 간이식 의뢰

A형 간염 바이러스

급성 A형 간염은 최근 국내에서 급격한 증가 추세를 보이고 있는 질환입니다. 연간 환자수가 2002년에는 300여명 수준이었으나 2008년에는 약 8천명으로 약 26배 가까이 급증하였습니다.

1 역학

1) 저개발사회 : 유년시기에 무증상 감염
2) 산업화된 사회 : 어린이의 감염이 적으나 성인으로 갈수록 유병률이 높아지고 임상적 감염으로 나타난다.
3) 산발적으로 발생할 수도 있고 집단 발병의 형태로 나타날 수도 있다.
4) 전파경로
   (1) 대변 : 경구 감염(fecal to oral route) → 위생 상태와 관련
   (2) 경피적(수혈 등), 성접촉에 의한 전파는 거의 없음
5) 위험인자
   (1) 보육원(child-care center), 신생아 집중치료실
   (2) 동성애 남자
   (3) 주사약물 사용자
   (4) 농축응고인자를 투여 받는 경우
   (5) 개발도상국으로 여행

2 원인(virology)

1) Nonenveloped 27nm RNA 바이러스
2) 바이러스는 single RNA와 capsid protein으로 구성된다.
3) 바이러스 복제는 대부분 간에서 일어나며 잠복기와 황달전기에 간, 담즙, 대변, 혈액에서 바이러스가 관찰된다. → 이 시기에 전염력이 있다.
4) 황달이 나타나는 시점부터 대변에서의 바이러스가 감소하고 바이러스혈증, 감염력도 급속하게 감소★
5) Anti-HAV 항체 : 혈청 아미노전이효소가 증가하고 대변에서 바이러스가 감소하는 시기에 검출된다.

3 임상양상

1) 나이가 어릴수록 무증상이며 성인의 경우 증상이 심하고 오래 지속
2) 임상적 감염
   (1) 잠복기는 약 4주
   (2) 전구증상 : 피로, 쇠약감, 오심, 구토, 복통, 발열, 두통, 관절통, 근육통, 설사 → 이후에 진한 소변, 황달, 간비장비대, 임파선 종대
   (3) 황달 발생 전에 감염력이 높고 황달이 나타나면 이미 대변 내에서는 바이러스가 검출되지 않아 감염력이 감소함★
   → 황달 발생하여 병원입원하면 격리할 필요 없다.
3) 전격성 감염(0.1%) : 고령, 만성 간질환(만성 C형 간염)있는 경우 발생 가능

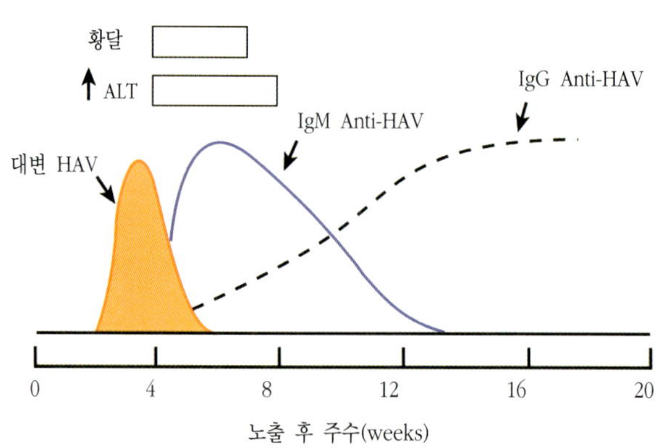

그림 3-1 급성 A형 간염의 임상 경과

4 진단

1) IgM anti-HAV : 확진, 증상 발생 직전부터 검출되어 드물게는 6~12개월 지속
2) IgG anti-HAV : 증상이 소실되는 시기에 증폭되어 평생 지속, protective Ab
→ 과거감염과 면역력 획득을 의미

5 치료/예후

1) 보균자, 만성간염과 같은 합병증 없이 자연 치유된다.
2) 질환의 경과를 단축시키는 치료는 없고 대증적 치료를 한다.
3) 입원 당시에는 바이러스 배출이 적기 때문에 격리가 필요 없다.
4) 가족 내 긴밀한 접촉자들은 면역글로불린과 백신 접종
5) 재발성, 담즙정체 간염 발생 가능

6 예방

1) 능동면역(예방접종)

(1) 불활성화 백신 1mL 근육주사, 2회 접종(0, 6~12개월)
(2) 접종 후 4주가 지나야 예방 효과가 나타나며 장기간 예방 효과가 있다.
(3) 접종하면 95% 이상에서 항체가 생성되지만 만성 간질환, HIV 감염자, 면역저하자에서는 항체 생성률이 떨어짐
(4) 접종 후에 항체 생성여부 확인과 추가접종(booster)은 권고되지 않는다.
(5) 접종 전에 항체 확인은 필요 없다(호발지역의 성인이면 확인하기도 함).

여기서 **잠깐 !!**

• 대한의사협회가 2009년 7월에 발표한 지침안에서는 30세 이상 성인의 경우 예방접종 전에 IgG 항체를 검사하도록 권장하고 있다.

(6) 대상 : 1세 이상의 소아
① 노출 위험이 지속적인 사람
② 군인
③ 호발지역의 거주하거나 호발 지역으로 여행하는 경우
④ 보육원 직원(day-care center)
⑤ 영장류 사육사

⑥ 만성간질환 환자
⑦ 동성애 남자, 주사 약물 사용자, 농축응고인자 투여가 자주 필요한 사람

2) 수동면역(노출후 예방) : 면역글로불린

(1) 노출 즉시 면역 글로불린 근육 주사 : 노출 후 2주 이내에 투여해야 효과
(2) 필요 없는 경우 : 일상적 접촉, 고령(대부분 면역), 혈청 anti-HAV(+)
(3) 호발지역으로 여행이 긴박한 경우에 백신 주사하고 다른 부위에 면역글로불린을 동시 투여

B형 간염 바이러스

1 역학

1) 국내 만성간염, 간경변증, 간세포암의 가장 흔한 원인
2) 전파경로★
(1) 주산기 감염 : 국내에서 가장 중요한 감염 경로
① 어머니가 만성 B형 간염 보균자이거나 임신 3기/출산 직후에 급성 B형 간염에 감염된 경우 전파
② 대부분 출산 시에 발생하며 수유와는 관계없다.
③ 모체의 HBeAg 여부와 바이러스 복제 레벨이 감염력의 중요한 지표
(2) 비경구적 경로 : 수혈 등
(3) 친밀한 개인적 접촉(성적 접촉 포함), 가족 내 감염
3) 혈청이 가장 전염력이 높으며 정액, 타액도 경구적/비경구적 노출 시 전염 가능
4) 고위험군
(1) 호발 지역에서 출생한 자
(2) 경피적 약물 사용자
(3) 혈액 투석자
(4) HIV 감염자
(5) B형간염 환자의 가족, 배우자, 성적접촉자, 동성애 남자
(6) 혈액을 다루는 의료기관 종사자
(7) 자주 수혈을 받는 환자

꼭 알아둡시다!!

A급성 B형 간염에서 만성화 가능성이 높은 환자들

- 신생아
- 다운 증후군
- 투석 환자
- 면역저하자

2 원인(virology)

1) Partially double-stranded DNA, envelope과 nucleocapsid의 이중 구조
2) 간염 바이러스 중 유일한 DNA 바이러스
3) DNA 복제 과정에서 reverse transcription이 일어나는 특징이 있다.
4) 3가지 형태의 virion으로 존재하며 완전한 형태는 42nm 크기의 구형, 이중 구조
5) 간세포에서 대부분이 복제되고 일부가 췌장, 골수, 비장에서 복제됨
6) 바이러스는 거의 모든 체액에 존재 (혈청이 가장 전염력 높음)

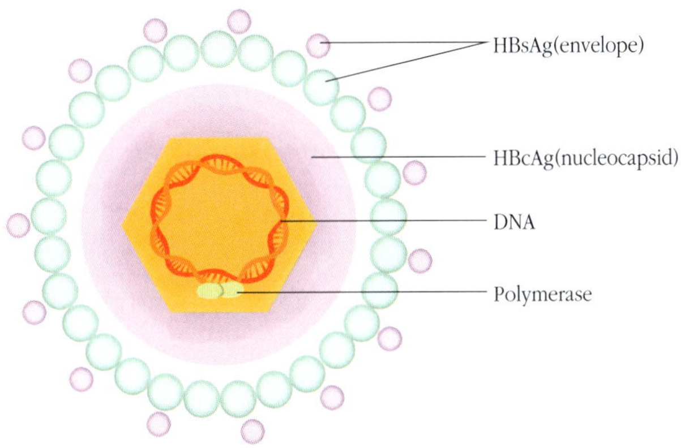

그림 3-2 Intact HBV virion

7) 4개의 유전자가 있다.
   (1) S gene에는 3개의 start codon이 있으면 각기 다른 크기의 HBsAg을 만듦
      ① S gene → small HBsAg
      ② S+pre-S2 → middle HBsAg
      ③ S+pre-S2+pre-S1 → large HBsAg
   (2) C gene은 2개의 start codon이 있다.
      ① Core region → HBcAg

② Precore region → HBeAg

(3) P gene → DNA polymerase(DNA-dependent DNA polymerase와 RNA-dependent reverse transcriptase 기능이 있다.)

(4) X gene → HBxAg(transactivating function), p53과 결합하여 carcinogenesis에 영향을 미칠 것으로 추측됨

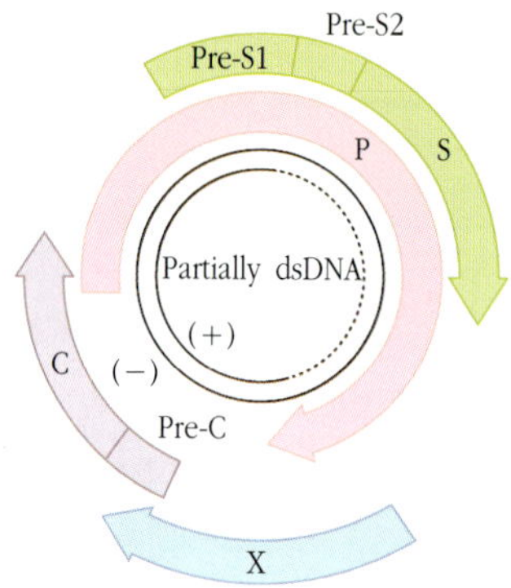

그림 3-3 B형 간염 바이러스의 유전자

3 혈청표지자(serologic marker)

1) HBsAg

(1) S gene에서 만들어지며 envelope protein이다.

(2) 바이러스가 체내에 존재함을 의미 → 급성간염, 만성간염에서 양성

(3) 임상증상, AST/ALT 상승보다 2~6주 먼저 검출 → 가장 먼저 양성

(4) 급성 간염의 경우 황달 발생 1~2개월 후에 없어지며 6개월 이상 검출되는 경우는 매우 드물다.

(5) HBsAg 역가와 질병의 중증도와는 연관이 없다.

(6) HBsAg subdeterminant에 따라 여러 개의 subtype과 genotype 존재

2) HBeAg

(1) C gene의 precore region에서 만들어져 혈청으로 분비되는 soluble protein

(2) HBsAg과 동시 혹은 출현 직후에 나타나서 아미노전이효소 수치가 최고조에 달한 후 없어지며 HBsAg보다 먼저 소실됨

(3) 임상적 의미★

① HBV replication의 정성적 지표, 높은 감염력 의미

② 수직 감염에서 감염력의 중요한 예측인자

→ 모체의 HBeAg(+)이면 90%, anti-HBe(+)이면 10~15%에서 전파

③ 급성 간염에서 소실되는 경우 임상적 호전을 의미

④ 초기 3개월 이후에 지속적으로 존재하는 경우 만성화 가능성이 높다.

3) HBcAg

(1) C gene의 core region에서 만들어진다.

(2) 혈청으로 분비되지 않고 간세포에서 HBV virion의 nucleocapsid를 구성

(3) HBsAg에 둘러싸여 있어 혈청에서 검출되지 않는다(간세포 내에서만 검출).

4) Anti-HBs

(1) Protective antibody → 감염 후 면역력이 생겼거나 백신 접종 후 양성

(2) 일반적으로 HBsAg 소실 후 나타나며 지속기간은 다양함

여기서 **잠깐!!**

• B형 간염 예방접종은 HBsAg만으로 만들어져서 접종 후에는 혈중에 anti-HBs만 나타난다.

꼭 알아둡시다!!

HBsAg과 anti-HBs가 동시에 검출되는 경우

• HBsAg과 다른 아형(heterotypic subtype)에 대한 anti-HBs 동반
  - 예방접종으로 anti-HBs가 생성되었으나 이와 다른 아형의 HBsAg에 감염된 경우
• 혈청전환(seroconversion)
  - HBsAg은 감소하고 anti-HBs가 나타나는 과도기, 거의 없다.

5) Anti-HBc

(1) HBV 바이러스가 들어왔던 흔적, 과거와 현재의 HBV 감염을 감별

(2) HBsAg이 나타난 후 1~2주 내에 검출되어 감염된 지 수년까지 검출 가능
(단, IgM anti-HBc는 anti-HBs가 나타나기 전까지 검출된다.)

(3) IgM anti-HBc

① 급성 감염 후 첫 6개월 내에 주로 나타난 후 감소

② Window period에서 혈청 표지자 중에 유일하게 양성일 수 있다.

③ 만성간염이 재활성된 경우에도 양성

(4) IgG anti-HBc

① 과거의 감염 후 회복된 경우 양성

② 보균자를 포함하여 만성화된 경우에 양성

꼭 알아둡시다!!

Window period

- 급성 간염에서 HBsAg이 소실된 후 anti-HBs가 나올 때까지의 기간
- 급성 B형 간염인데 HBsAg(－), anti-HBs(－) 소견을 보인다.
- IgM anti-HBc가 대략 이 시기에 나타나므로 이 시기에 IgM anti-HBc가 급성 B형 간염의 유일한 표지자일 수 있다.
- 최근에는 검사의 민감도 증가로 window period를 보긴 어렵다.

6) Anti－HBe

(1) Protective Ab는 아님, 낮은 감염력을 의미

(2) 급성 간염의 회복기, 만성감염, 보균자에서 양성

7) HBV DNA

(1) 바이러스 증식의 정량적 지표

(2) 면역이 정상인 경우 질환의 중증도와 연관이 있다.

(3) 만성 감염에서는 간경변, decompensation, HCC 발생 위험도와 연관

표 3-3 B형 간염의 혈청학적 소견과 해석

HBsAg	Anti–HBs	Anti–HBc	HBeAg	Anti–HBe	해석
+	–	IgM	+	–	급성 B형 간염(전염력 높은 상태)
+	–	IgG	+	–	만성 B형 간염(전염력 높은 상태)
+	–	IgG	–	+	1. 급성 B형 간염의 후기 또는 만성 B형 간염(전염력 낮은 상태) 2. HBeAg(–) B형 간염(precore–mutant)(만성, 드물게 급성)
+	+	+	+/–	+/–	1. HBsAg 아형(subtype)과 heterotypic anti–HBs 공존 상태(흔함) 2. HBsAg에서 anti–HBs로 혈청전환(드묾)
–	–	IgM	+/–	+/–	1. 급성 B형 간염 2. Window period
–	–	IgG	–	+/–	1. Low–level hepatitis B carrier 2. 과거 감염
–	+	IgG	–	+/–	B형 간염으로부터 회복
–	+	–	–	–	1. 백신접종 후 상태(면역화 상태) 2. 과거 감염(?) 3. 위양성

꼭 알아둡시다!!

HBV의 복제(replication)를 나타내는 지표 → 높은 감염력을 의미

- HBeAg
- HBV DNA
- DNA polymerase
- Intact HBV virion(=Dane particle)

8) 분자학적 변종

(1) **Precore, core-promoter region mutant**

① Precore mutant : Pre-C gene에서 1896번째 nucleotide의 G가 A로 치환
→ Tryptophan codon(TGG)이 stop codon(TAG)으로 바뀜
→ HBeAg의 translation을 막아 HBeAg(−) 소견을 보임

② 혈청 소견 : HBsAg(+), HBV DNA(+), HBeAg(−), anti-HBe(+)

③ 심한 간질환을 보이고 급격히 간병변증으로 진행된다.

④ DNA는 10^5IU/mL 이하로 낮게 유지

(2) **Escape mutant(HBV/a mutant)**

① HBsAg의 모든 subtype에 존재하는 a 결정인자의 glycine이 arginine으로 치환

② 구조가 크게 변화되어 anti-HBs에 의해 중화되지 않는다. → 감염 가능

③ 발생하는 경우 : 능동, 수동 면역

- 백신 접종으로 anti-HBs(+)인데 B형 간염에 감염된 경우
- B형 간염 환자가 간이식을 받을 때 지속적으로 HBIG를 받으면 발생

4 임상경과

1) 성인에서 감염된 경우 대부분 자연치유 된다.

2) 만성 간염

(1) 감염당시 나이에 따라 만성화 비율 다름→주산기(90%), 성인(약 1%)★

(2) 남자, 면역저하자의 경우 만성화 확률이 높다.

3) 전격성 감염이나 불량한 예후를 보이는 경우 : 고령, 여성, HBeAg(−) 바이러스

4) 림프선, 골수, 림프구, 비장, 췌장에서도 B형 간염 항원과 HBV DNA 검출가능
→ 조직 손상을 일으키지 않으나 간이식 후 재발에 관련된다.

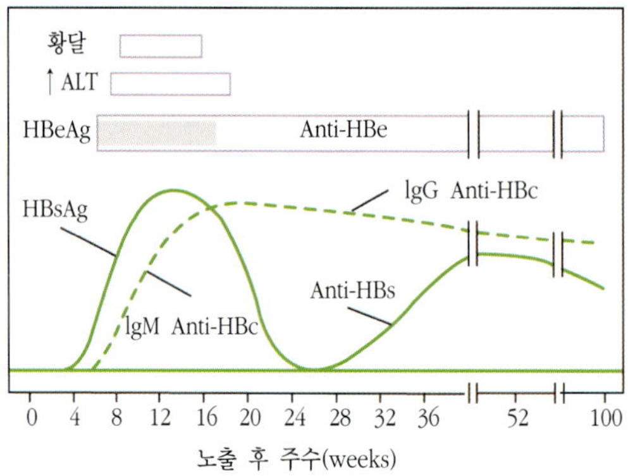

그림 3-4 급성 B형 간염의 임상 경과

꼭 알아둡시다!!

▎임상경과에 따른 혈청 표지자의 변화양상

- 급성 간염 시 출현순서 : HBsAg → HBeAg → IgM anti-HBc → anti-HBe → anti-HBs
- 회복 시 없어지는 순서 : HBeAg → HBsAg → IgM anti-HBc → anti-HBe

5 진단

1) 급성 간염에 합당한 증상+생화학적 소견+HBsAg과 IgM anti-HBc 양성
2) HBeAg, anti-HBe, HBV DNA, anti-HBs는 진단에는 별 도움이 안 되나 예후 예측에는 도움 → 만성간염의 발생 가능성 등을 알 수 있다.
3) 방사선학적 검사
   (1) 복부 초음파 검사 : 간 실질의 이상, 복수, 담도폐쇄, 종양 등의 감별
   (2) CT, MRI : 잘 시행하지 않음

6 치료

1) 급성 간염에서의 항바이러스제 사용은 논란이 있다.
   (1) 전격성 간질환의 소견이 있는 경우 고려(특히 HBV DNA수치가 높을 때)
   (2) oral nucleoside analogue(entecavir/tenofovir)를 HBsAg seroconversion 후 3개월까지 또는 HBeAg seroconversion 후 6개월까지 지속
2) 만성 간염 발생을 감시하기 위해 HBsAg, ALT 수치를 3~6개월 후에 검사한다.
3) 가족은 모두 백신을 접종하고 성적 접촉이 있은 경우 HBIG도 같이 준다.

7 예방

1) 노출 전 예방(예방접종)

(1) 접종방법 : 0,1,6개월로 3회 접종, 성인은 deltoid m.에 접종(not gluteal m.)

(2) 건강한 성인의 경우 90% 이상에서 항체가 생성된다.
(흡연자, 비만, 고령, 면역저하자는 생성률이 떨어져 더 많은 용량 필요)

(3) 80～90%까지 최소 5년간 예방 효과, 60～80%에서 10년간 예방효과

(4) Anti-HBs가 생성되지 않아도 임상적 B형 간염, HBsAg antigenemia, 만성 B형 간염에 예방 효과가 있다.

(5) 고위험 성인은 예방접종 전에 혈청 검사를 한다(호발지역 거주, IV 약물 사용자, 남성 동성애자, HIV 등).

(6) 접종 후 항체 생성 확인을 위한 anti-HBs 검사는 일반적으로 필요 없다.

(7) 추가접종(booster) : 최근에는 추천되지 않으나 anti-HBs ＜10mIU/mL이면서
① 지속적으로 HBsAg에 노출되는 경우, 면역저하자에서 고려한다.
② 특히 혈액투석 환자는 예방접종 후에 매년 항체 수치를 검사한다.

(8) 임신은 예방접종의 금기증 아님

(9) **노출 전 예방의 적응증 : 모든 신생아, 어린이, 청소년, 고위험군 성인**
① 혈액에 노출되는 의료기관 종사자
② 투석환자와 의료진
③ 주사약물 사용자
④ 동성애 남성, 성관계 상대가 여러 명인 경우
⑤ 지속적으로 혈액제재를 수혈 받아야 하는 경우
⑥ HBsAg(＋) 환자의 가족, 성적접촉을 하는 경우
⑦ 호발지역에 거주하거나 여행하는 경우
⑧ 18세 미만 백신 미접종자, chronic liver disease, DM, ESRD, HIV 등

2) 노출 후 예방

(1) 노출 후 HBIG(hepatitis B Ig) 접종

(2) 원인이 되는 사람 또는 물질이 HBsAg(＋)이고 노출된 사람이 감염의 위험을 갖고 있는 경우(즉, HBsAg, HBsAb 모두 음성) 접종한다.

(3) HBIG와 백신은 동시에 접종 가능(각각 다른 부위에 접종)

3) 실제 예방접종 방법

(1) HBsAg(+) 모체에서 태어난 신생아

→ 생후 즉시 HBIG 0.5mL IM 1회(허벅지)+생후 12시간 내에 백신 시작

(2) HBsAg(+) 혈액이나 체액에 직접적으로 노출되는 경우

→ 노출 즉시 HBIG 0.06mL/kg+1주 안에 백신 시작

(3) 급성 B형 간염 환자와 성적 접촉

→ 노출 2주 이내 HBIG 0.06mL/kg 1회+백신 접종

(4) 만성 B형 간염 환자와 성적 접촉 또는 일상적 접촉

→ 백신 단독 접종

C형 간염 바이러스

1 역학

1) 전파 경로

(1) 비경구적 경로(주경로) : 마약, 수혈, 문신, 혈액투석, 주사바늘에 찔린 경우

(2) 성적 접촉 후 감염, 주산기 감염도 가능하나 매우 낮다.

(3) 감염 경로가 불확실한 경우도 많다.

(4) 과거 수혈 후 발생하는 간염의 가장 흔한 원인

2) 경과

(1) 급성 간염 후 50~85%가 만성 간염으로 진행

(2) 혈청 ALT가 정상인 환자의 1/3~1/2에서 조직 검사에 만성 간염 소견

2 원인(virology)

1) Single stranded RNA 바이러스, 이중구조(envelope+nucleocapsid)로 되어있다.

2) RNA에서 바이러스의 구조(structure) 단백질 3개와 기타 단백질이 만들어 진다.

3) 바이러스의 구조를 이루는 단백질

(1) Envelope antigen(E1, E2) : 변이가 많은 부분

(2) Nucleocapsid protein(C) : 상대적으로 변이가 적은 부분

4) 대부분 간에서 복제된다.

5) Genomic variation이 많아 재감염이 가능하고 백신 개발이 어렵다.

3 임상양상

1) 경증에서 급성 간부전에 이르기까지 다양한 경과
2) 급성 간염 시기에는 대부분 무증상이거나 경미한 증상
3) 아미노전이효소에 변화가 많다.
4) 만성화 되는 경우 HCV RNA가 지속적으로 검출되고 아미노전이효소 수치가 높은 상태로 남아있거나 오르내리는 양상을 보일 수 있다.
5) 간외 합병증
   (1) Immune complex phenomena, cryoglobulinemia(만성 간염에서 더 흔함)
   (2) 전격성 간염은 드묾

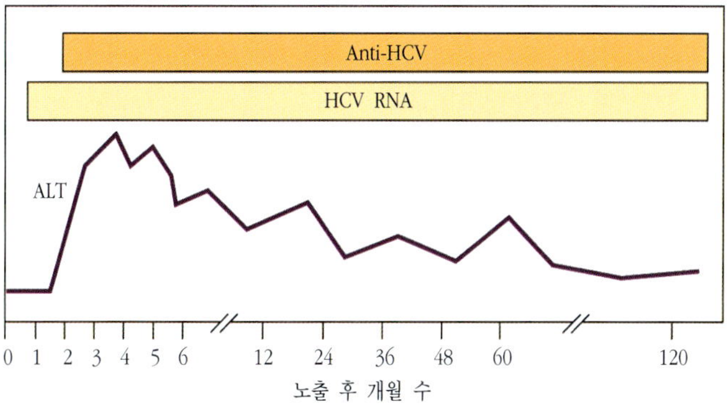

그림 3-5 C형 간염의 임상 경과

4 진단

1) 급성 간염의 임상적, 생화학적 소견이 있으면서 anti-HCV 양성이면 진단
2) Anti HCV
   (1) 증상 발생 초기, 아미노전이효소 상승 시에는 음성일 수 있다.
   (2) 임상적으로 감염이 의심되면 재검하거나 HCV RNA 검사
   (3) Protective Ab 아님
3) HCV RNA PCR★
   (1) HCV 감염에서 가장 먼저 검출되고(노출 후 1~2주 내) 가장 민감한 지표
   (2) 항바이러스 치료에 대한 반응 예측
   (3) 간염의 중증도나 예후와는 무관

여기서 잠깐 !!

• Anti HCV(−), HCV RNA(+) 인 경우 → 아직 Anti HCV가 나타나기 전인 급성 C형 간염 초기 소견

5 치료

1) 급성 C형 간염은 자연 회복이 드물고 만성화 비율이 높아 항바이러스 치료를 고려한다.
   (1) 사용 약제 : peginterferon + ribavirin 24주간 유지
   (2) 증상 발현 2~3개월 내 시작
2) 만성 C형 간염에 사용하는 약제인 Protease inhibitor(telaprevir, boceprevir)는 추천되지 않음
3) 황달 있는 여성 환자의 경우 IL28B CC haplotype을 가지면 자연회복을 시사함
4) 현재 짧은 기간 동안만 경구로 복용 가능한 항바이러스제가 개발 중에 있다.

D형 간염 바이러스

1) 스스로 증식할 수 없고 HBV 존재 하에서만 증식 가능
2) HBV 단독 감염보다 심한 경과를 보이고 전격성 간염으로 진행도 흔함
3) 2가지 감염 양상을 보임
   (1) Coinfection
      - HBV, HDV 감염이 동시에 발생
      - HBsAg(+), IgM anti-HBc(+), anti-HDV(+)
   (2) Superinfection
      - 만성 B형 간염, 보균자에서 급성 D형간염 발생
      - HBsAg(+), IgM anti-HBc(−), anti-HDV(+)
4) HBsAg으로 선별검사
5) 예방 : HBV에 대한 예방

E형 간염 바이러스

1) 대변 : 경구 감염, 급성 간염만 일으킨다.
2) Anti HEV Ab로 진단
3) 급성 간염 양상을 보이면서 최근 호발 지역을 여행한 경우에 의심해야 한다.
4) 예방 : 백신, 호발 지역을 여행하는 경우 주의

04 Chapter

만성 간염

Chronic hepatitis

만성 간염에서는 국내에서 가장 흔한 B형 간염이 중요하며 자연경과, 치료적응증, 치료약제 선택에 대해서는 꼭 알고 있어야 합니다. 개별 치료약제에 대해서는 자세한 내용보다는 특징 정도만 알아두세요.

개 요

1 정의/원인

1) 간의 염증과 괴사가 6개월 이상 지속되는 원인과 심한 정도가 다양한 일련의 간질환으로 심하면 반흔과 연관이 되며 더 진행하면 최종적으로 간경변이 된다.
2) 우리나라에서 원인 질환 : HBV(가장 흔함), HCV, 자가면역성 간염

2 분류

1) 원인에 의한 분류

(1) 바이러스 간염 : HBV, HCV, HDV
(2) 약물 유발 간염 : AAP, amiodarone, aspirin, ethanol, isoniazid 등
(3) 자가면역성 간염
(4) 대사질환 : 알코올성 간질환, 윌슨병, α_1-antitrypsin deficiency
(5) Cryptogenic(idiopathic) hepatitis

2) Grade(활동성, activity)에 의한 분류

(1) Necroinflammatory activity에 기초하여 mild, moderate, severe activity로 나눔
(2) Scoring system : histologic activity index(HAI)

3) Stage(섬유화)에 의한 분류

섬유화 정도에 기초하여 간염의 진행 정도에 따른 분류

만성 B형 간염

1 개요

1) 급성 간염이 만성화되는 비율은 감염된 시기에 따라 다르다.
   (1) 주산기 감염 → 90% 만성화 : 국내에서 가장 흔한 감염경로
   (2) 유년기 감염 → 약 20% 만성화
   (3) 성인 감염 → 약 1% 만성화
2) 출생 시나 영아기에 감염 시 간세포암 발생의 위험도 증가
3) 간세포 손상은 면역학적 기전에 의한다.
   (1) Antigen-specific cytotoxic T-cell이 바이러스 제거와 간세포 손상에 중요
   (2) Cytotoxic T-cell이 인식하는 HBV의 목표 항원 → HBcAg, HBeAg
   (3) HBV 항원에 대한 cytotoxic T-cell의 반응이 낮은 경우 만성화 확률 높다.
   (4) 혈청전환(seroconversion)도 면역학적 기전과 관계된다.
4) 바이러스 복제(replication)의 정도가 간세포 손상과 간경변증, 간세포암 발생의 가장 중요한 위험인자이다(조직학적 소견보다 더 중요).★

여기서 잠깐 !!

• 조직학적 소견과 바이러스 복제 정도는 항상 일치하지는 않는다

2 자연경과

1) HBeAg－reactive(＝HBeAg－positive) 만성 B형 간염

(1) 바이러스의 복제 정도에 따라 replicative, nonreplicative phase로 나눔
(2) 전형적인 경과 : replicative phase → seroconversion → nonreplicative phase
(3) 증식기(replicative phase)
   ① HBeAg(+), HBV DNA > 10^3 ~ 10^4IU/mL, 간세포 내 HBcAg(+)
   ② 감염력 높고 간 손상이 심함, 중증의 만성 간염 상태

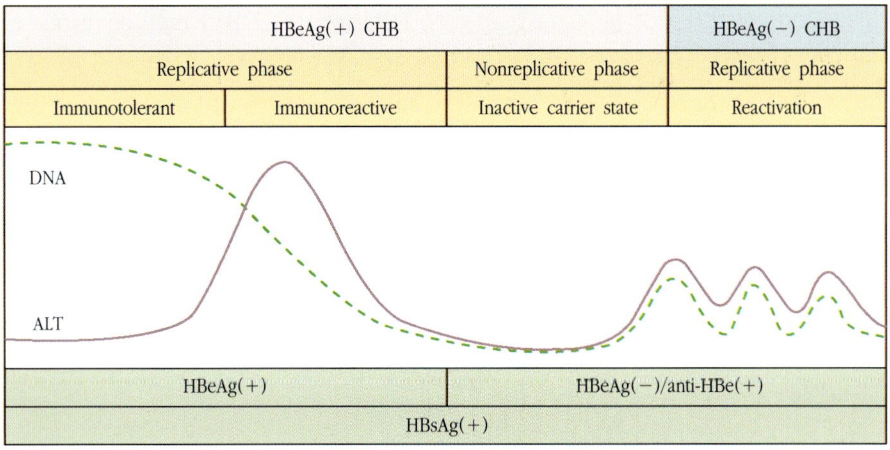

그림 4-1 만성 B형 간염의 자연경과(주산기 감염의 경우)

꼭 알아둡시다!!

▍주산기 감염에서 임상 경과의 특징

- 면역관용(immunologic tolerance)이 존재한다. : 바이러스 복제는 심한데 간 손상이 거의 없는 상태
  - 모체의 HBeAg이 자궁을 통해 태아에게 넘어가서 HBV nucleocapsid 항원에 대한 T cell tolerance가 발생
  - 면역학적 기전에 의한 바이러스 제거가 일어나지 않는다.
  - 급성 간염의 임상양상이 나타나지 않고 만성화가 잘된다.
  - 성인 감염에서는 면역관용의 기간이 매우 짧거나 없다.
- 면역 관용기(immunotolerant phase)가 10~30년 정도 지속되고 나서 갑자기 바이러스 제거가 일어나는 면역 제거기(immunoclearance phase)가 나타난다.

③ 주산기 감염의 경우 다시 “immunotolerant” phase, “immunoreactive” phase로 나누기도 한다.

(4) 혈청전환(seroconversion) : HBeAg(+)에서 anti-HBe(+)로 전환되는 것

① 일시적으로 급성 간염과 유사한 아미노전이효소 상승 발생
→ 바이러스에 감염된 간세포에 대한 면역학적 제거

② 실제 호전인지 precore mutant에 의한 HBeAg(−)CHB인지 감별해야 한다.

③ 매년 약 10~15%에서 혈청전환

(5) 비증식기(nonreplicative phase)

① HBeAg(−), anti-HBe(+), HBV DNA ~10^3 IU/mL, 간세포내 HBcAg(−)

② 감염력 낮고 조직 소견에서 경미한 간 손상

③ 경증 만성 간염, 비활동성 보균자 상태에 해당된다.

④ 이 상태가 유지될 수도 있고 다시 HBeAg(+) CHB의 replicative phase로 전환되거나 HBeAg(−) CHB로 될 수도 있다.

표 4-1 Replicative phase와 nonreplicative phase

	HBeAg(+) 만성 간염		HBeAg(−) 만성 간염
	Replicative phase	Nonreplicative phase	
HBsAg	+	+	+
HBV DNA(IU/ml)	$>10^3 \sim 10^4$(보통) $>10^9$	$<10^3$	$<10^5 \sim 10^6$
HBeAg	+	−	−
Anti-HBe	−	+	+
간 세포내 HBcAg	+(nuclear)	−	+(cytoplasmic)
감염력	높다	낮다	높다
간 손상	심하다	경미하다	심하다

2) HBeAg−negative 만성 B형 간염

(1) 대부분 precore, core-promotor mutant

(2) HBV DNA(+), HBeAg(−), anti-HBe(+)

(3) HBeAg(+) 만성 간염보다 HBV DNA 수치는 낮지만 활발한 바이러스 복제와 지속적인 간 손상이 발생하고 있다.
→ HBeAg(+) 만성 간염의 replicative phase에 해당

(4) 조직 소견에서 염증/괴사는 더 심하며 항바이러스제에 대한 반응률 낮다.

(5) 대부분 HBsAg(+) 만성 간염의 nonreplicative phase 뒤에 이행되지만, 일부는 replicative phase의 면역제거기에서 바로 이행 가능

(6) 아시아에 상대적으로 많고 세계적으로 증가 추세(∵감염자의 고령화 추세)

3) 비활동성 보균자 상태(inactive carrier state)

(1) HBsAg(+)이지만 활동성 간질환이 없고(정상 아미노전이효소 수치), 바이러스 복제는 매우 낮은 상태(HBV DNA $\leq 10^3$ IU/mL)
→ nonreplicative phase에 해당된다.

(2) 치료 방법도 없고 항바이러스 치료의 적응이 아님

(3) 간세포암의 고위험군 → 정기적인 선별검사 : 초음파, αFP

(4) 혈청학적 소견이 유사하여 HBeAg(−) 만성 간염과 감별해야 한다.

3 임상양상

1) 대부분 서서히 발병, 성인 환자의 대부분은 급성 간염에 감염된 사실을 모름
2) 피로감이 가장 흔한 증상, 중증의 경우 황달 발생
3) 아미노전이효소 상승은 심하지 않고 100~1,000U/L 사이에서 변동(ALT > AST)
4) 바이러스 복제 정도와 조직소견, 증상이 항상 일치하는 것은 아님
5) 바이러스 복제가 심하고 오래될수록 간세포암의 발생위험이 높음(→ 주산기)
6) 간 외 합병증 : hepatitis B Ag-Ab complex 침착과 관련
   (1) Arthralgia/arthritis(가장 흔함)
   (2) Purpuric cutaneous lesion(leukocytoclastic vasculitis)
   (3) Immune complex glomerulonephritis
   (4) Generalized vasculitis(Polyarteritis nodosa)

꼭 알아둡시다!!

만성 B형 간염에서 급성 악화를 보이는 경우

- 간염의 재활성 : HBeAg(+), IgM anti-HBc(+)
- 혈청전환
- 다른 바이러스 간염, 알코올성 간염, 약물 유발 간염 합병
- Precore mutation
- 간세포암 발생
- Steroid 중단

4 치료

- 치료목표 : 바이러스 증식 억제 → 간 조직 내 염증 완화, 섬유화 방지
  → 장기적으로 간경변증, 간기능 상실, 간세포암으로 진행을 방지
- 치료대상 : HBV DNA, ALT, 조직 소견에 따라 치료 여부 결정 〈표 4-2〉

1) Interferon

(1) 처음 승인된 약제, 현재는 대부분 PEG IFN으로 사용
(2) 피하주사, 매일 5백만 단위 or 주3회 천만단위, 16주 사용
(3) 작용기전 : cytotoxic T-cell 활성화, cytokine 유도, IL-2 activity ↑ 등
(4) 합병증
   ① Flu-like symptom(가장 흔함)

② Marrow suppression

③ Emotional liability

④ Autoimmune reactions(특히 autoimmune thyroiditis)

⑤ 기타 : alopecia, rash, diarrhea, numbness

2) Pegylated interferon(PEG IFN)

(1) 주 1회 투여, 180μg(PEG IFN α-2a) or 1.5μg/kg(α-2b), 24~48주 사용

(2) 기존의 IFN보다 반응률이 우수하고 부작용은 비슷하다.

(3) Lamivudine 등 다른 약제와 병합해도 효과에 차이는 없다.

(4) 효과가 좋은 경우

① 혈청 아미노전이효소 수치가 높은 경우(정상치의 2~5배 이상)

② HBV DNA가 낮은 경우($<10^7$ copies/mL)

③ HBV genotype A와 B

④ 간생검에서 높은 조직 활성 지표

⑤ 면역저하가 없는 경우

(5) 효과가 떨어지는 경우

① 아미노전이효소가 정상이거나 정상에 가까운 경우

② 수직 감염된 소아

③ 면역저하자

(6) 금기증 : 진행된 간경변증, 고형 장기 이식 수혜자, 중증 질환

여기서 **잠깐 !!**

- PEG IFN은 경구약제에 비해 치료 기간이 정해져 있고 치료효과가 오래 지속되며 약제 내성이 없다는 장점이 있으나 피하주사를 해야 되는 불편함과 고비용에 비해 상대적으로 높은 부작용 때문에 현재는 경구 약제를 선호한다.
- 경구약제는 복용이 쉽고 부작용이 적으나 아직 치료 기간이 명확하게 확립되어 있지 않고 중단 시 재발과 내성 발생의 문제가 있다.

3) Lamivudine(Zeffix®)

(1) 100mg/day, 경구 투여

(2) 기전

① RNA-dependent reverse transcriptase 활성 억제

② 간세포 핵 내의 cccDNA에는 영향을 미치지 못함

③ 간세포의 염색체에 삽입된 HBV는 제거하지 못함

(3) 투여 기간은 아직 확립되어 있지 않다.
  ① HBeAg(+) CHB : 보통 혈청전환 후 1년 이상 더 투여
  ② HBeAg(−) CHB : 일반적으로 2년 이상 사용
(4) HBeAg(−) 만성 간염에서도 반응률이 높으나 중단하면 재발한다.
(5) 초기반응은 좋으나 장기간 사용 시 내성바이러스(YMDD mutation) 출현
  → 이런 이유로 현재는 초치료로 adefovir, entecavir가 더 선호된다.

꼭 알아둡시다!!

Lamivudine 치료 중단 후 재발이 적은 경우

- 환자가 젊은 경우(40세 미만)
- 치료 종료 시점에 혈청 HBV DNA가 낮은 경우
- HBeAg 혈청 전환 후 약제 투여 기간이 긴 경우

YMDD mutation

- Polymerase gene의 YMDD motif 변화(YMDD → YIDD or YVDD)
- Lamivudine 사용 1년 후 20~25%, 5년 후에는 70%에서 mutation이 발생
- 투여기간에 비례하여 발생
- Lamivudine 사용 중 HBV DNA, ALT가 갑자기 증가하게 된다(바이러스 돌파현상).
- 야생형(wild-type) HBV보다는 증식력/병원성 떨어짐
- Mutation이 발견되면 adefovir/tenofovir를 추가하거나, tenofovir나 entecavir로 대체한다.

4) Adefovir dipivoxil(Hepsera®)

(1) 10mg/day, 경구 투여
(2) Acyclic nucleotide analogue, cccDNA도 억제
(3) Lamivudine과 비교하여 치료 효과, 투여기간 비슷하고 내성 발생률은 낮음
(4) 야생형(wild-type) 외에도 Lamivudine 내성 환자에도 효과
(5) HBeAg(−) 만성 간염에서도 반응률이 좋지만 중단할 경우 재발한다.
(6) 부작용 : 신장독성(드묾)
  → 기저치보다 0.5mg/dL 이상 상승하면 용량 조절 또는 일시 중단이 필요

5) Entecavir(Baraclude®)

(1) 0.5mg/day, 경구 투여
(2) Guanosine analogue polymerase inhibitor, most potent antiviral agent
(3) 내성 발생률이 매우 낮으나 중단하면 재발 → 장기 사용이 필요

(4) Lamivudine 내성 환자에도 효과(adefovir/tenofovir 만큼 효과적이지는 않음)
→ Lamivudine 내성에 사용하는 경우 초치료로 entecavir를 사용하는 경우보다 entecavir에 대한 내성 발생률이 높다.

(5) 다른 경구 약제와의 병합요법이 단독요법보다 더 효과적이지는 않다.

6) Telbivudine

(1) 600mg/day, 경구 투여

(2) Cytosine analogue, Entecavir보다는 less potent

(3) Lamivudine보다는 내성이 덜 생기지만 사용 후 2년이 지나면 내성 증가(22%)
→ 1차 약제로 권고되지 않음

7) Tenofovir

(1) 300mg/day, 하루 1회 경구 투여

(2) Acyclic nucleotide analogue, HIV 감염에도 효과

(3) Adefovir보다 더 potent하고, lamivudine 내성에도 효과적(add-on 가능)

여기서 **잠깐 !!**

- 1st-line therapy : PEG IFN, Entecavir, Tenofovir

8) 특수한 경우의 치료

(1) 면역억제요법, 항암화학요법 환자, 골수 이식 환자

① 치료 중 바이러스 복제가 증가되고 세포면역은 억제되어 치료 종료 후 치명적인 HBV 재활성의 위험성이 있다.

② 치료 시작 전에 경구약제 시작, 항암제 사용 후 최소 6개월 유지

(2) 간이식 환자 : 대부분 HBV가 재발 → HBIG+경구약제 병합요법

(3) 임신 : Telbivudine, Tenofovir(Category : B)

(4) HBV-HIV coinfection : Tenofovir or Tenofovir/emtricitabine 병합제

표 4-2 Recommendations for treatment of chronic hepatitis B★

HBeAg status	Clinical	HBV DNA(IU/mL)	ALT	Recommendation
HBeAg–reactive	[b]	$>2\times10^4$	$\le 2\times$ULN[c,d]	No treatment; monitor. In patients >40, with family history of hepatocellular carcinoma, and/or ALT persistently at the high end of the twofold range, liver biopsy may help in decision to treat
	Chronic hepatitis	$>2\times10^{4}$[d]	$>2\times$ULN[c,d]	Treat[e]
	Cirrhosis compensated	$>2\times10^3$	< or >ULN	Treat[e] with oral agents, not PEG IFN
	Cirrhosis decompensated	$<2\times10^3$	>ULN	Consider treatment[f]
		Detectable	< or >ULN	Treat[e] with oral agents[g], not PEG IFN; refer for liver transplantation
		Undetectable	< or >ULN	Observe; refer for liver transplantation
HBeAg–negative	[b]	$\le 2\times10^3$	≤ULN	Inactive carrier; treatment not necessary
	Chronic hepatitis	$>10^3$	1 to $>2\times$ULD[d]	Consider liver biopsy; treat[h] if biopsy shows moderate to severe inflammation of fibrosis
		$>10^4$	$>2\times$ULD[d]	Treat[h, i]
	Cirrhosis compensated	$>2\times10^3$	< or >ULN	Treate with oral agents, not PEG IFN
		$<2\times10^3$	>ULN	Consider treatment[f]
	Cirrhosis decompensated	Detectable	< or >ULN	Treat[h] with oral agents[g], not PEG IFN; refer for liver transplantation
		Undetectable	< or >ULN	Observe; refer for liver transplantation

[a]Based on practice guidelines of the American Association for the Study of Liver Diseases(AASLD). Except as indicated in footnotes, these guidelines are similar to those issued by the European Association for the study of the Liver(EASL). [b]Liver disease tends to be mild or inactive clinically; most such patients do not undergo liver biopsy. [c]This pattern is common during early decades of life in Asian patients infected apt birth. [d]According to the EASL guidelines, treat of HBV DNA is $>2\times10^3$IU/mL and ALT>ULN. [e]One of the potent oral drugs with a high barrier to resistance(entecavir or tenofovir) or PEG IFN can be used as first–line therapy(see text). These oral agents, but not PEG IFN, should be used for interferon–refractory /intolerant and immunocopromised patients. PEG IFN is administered weekly by subcataneous injection for a year; the oral agents are administered daily for at least a year and continued indefinitely or until at least 6 months after HBeAg serocinversion. [f]According th EASL guidelines, patients with compensated cirrhosis and detectable HBV DNA ao any level, even with normal ALT, are candidates for therapy. Most authorities would treat indefinitely, even in HBeAg–positive disease after HBeAg seroconversion. [g]Beause the emergence of resistance can lead to loss of antiviral benefit and further deterioration idn decompensated cirrhosis, a low–resistance regimen is recommended–entecavir or tenofovir monotherapy or combination therapy with the more resistance–prone lamivudine(or telbivudine) plus adefovir. therapy should be ininstituted urgently. [h]Becuse HBeAg serocinversion is not an option, the goal of thearapy is to suppress HBV DNA and maintain a normal ALT. PEG IFN is administered by subcutaneous injection weekly for a year; caution is warranted in relying on a 6–month post–treatment interval to define a sustained response, because the majority of such responses are lost thereafter. Oral agent, entecavir or tenofovir, are administered daily, usually indefinitely or until, as very rarely occurs, virologic and biochemical responses are accompanied by HBsAg seroconversion. [i]For older patients and those with advanced fibrosis, consider lowering the HBV DNA threshould to $>2\times10^3$IU/mL.

표 4-3 B형간염의 치료약제 비교

		PEG IFN	Lamivudine	Adefovir	Entecavir	Tenofovir
투약 경로		피하주사	경구	경구	경구	경구
치료 기간(주)		48~52	≥52	≥48	≥48	≥48
HBeAg 혈청전환(1년 후, %)		18~20	16~21	12	21	21
HBeAg 혈청전환(>1년, %)			<50(5년)	43(3년)	44(6년)	40(5년)
HBN DNA 감소 (Log10 copies/ml)	HBeAg(+)	4.5	5.5	3.5~5	6.9	6.2
	HBeAg(−)	4.1	4.4~4.7	3.5~3.9	5.0	4.6
HBV DNA PCR 음성전환(1년 후,%)	HBeAg(+)	10~25	36~44	13~21	67	76
	HBeAg(−)	63	60~73	48~77	90	93
ALT 정상화 (1년 후, %)	HBeAg(+)	39	41~75	48~61	68	68
	HBeAg(−)	34~38	62~79	48~77	78	76
HBsAg 소실(1년, %)		3~4	<1	0	2	3
조직학적 호전	HBeAg(+)	38(6개월)	49~62	53~68	72	74
	HBeAg(−)	48(6개월)	61~66	64	70	72
내성(%)		없다	15~30(1년) 70(5년)	없다(1년) 29(5년)	<1(1년) 1.2(6년)	0(5년까지)
부작용		많다	적다	적다	적다	적다

여기서 **잠깐 !!**

- 실제 임상에서 사용되는 치료 반응의 평가 지표 : ALT의 정상화, 혈청 HBV DNA의 감소, HBeAg의 혈청소실 혹은 혈청전환, 조직 소견의 호전

만성 C형 간염

1 역학

1) B형 간염에 비해 느린 진행
2) 만성화와 말기 간부전이 발생해도 장기적인 예후는 상대적으로 좋다.
3) 감염경로와 상관없이 급성 간염 후 50~85%가 만성 간염으로 진행
4) 20년 정도 지나면 약 20~25% 환자에서 간경변증으로 진행
5) 30년 이상 지난 경우 간세포암 발생률은 연간 1~4%

2 임상양상

1) 임상증상과 검사 소견은 만성 B형간염과 유사하며 서서히 진행한다.
2) 피로감(가장 흔함), 황달은 드묾
3) 간 외 합병증은 만성 B형간염보다 드물지만 EMC만 예외적으로 더 많다.
4) 아미노전이효소의 기복이 심하고 수치는 더 낮다.
5) 자가항체가 나타난다(anti-LKM1).

3 예후

1) 장기적인 예후는 만성 B형 감염보다 좋다.
2) 가장 중요한 예후 인자 → 간 조직 소견
3) 아미노전이효소, HCV RNA 수치는 예후와 관련 없음

꼭 알아둡시다!!

만성 C형 간염에서 간질환이 진행하기 쉬운 경우

- 고령
- 감염 기간이 긴 경우(가장 중요)
- 간조직 검사에서 중등도 이상의 염증이 있거나 섬유화가 있을 때
- 유전자형 1(특히 1b)
- More complex quasispecies diversity
- 간 내 철 증가
- 다른 간질환이 동반된 경우(알코올성 간질환, 만성B형 간염, 혈색소침착증 등)
- HIV 감염
- 비만, Steatohepatitis

4 치료

1) 개요

(1) 치료목표 : HCV RNA 음전 → 심한 간질환 예방
(2) 표준요법 : PEG IFN+ribavirin
(3) 2011년 등장한 protease inhibitor인 telaprevir, boceprevir가 genotype 1에 사용
(4) 치료반응 예측의 가장 중요한 인자 : HCV 유전자형(genotype)
(5) 적응증

① 혈액에서 HCV RNA 검출

② 조직 검사 : portal/bridging fibrosis 또는 moderate to severe hepatitis

(6) 개인에 따라 치료를 할 수도 있는 경우

① 소아(<18세) : protease inhibitor는 추천되지 않음, IFN/ribavirin은 가능

② 고령(>70세)

③ 간조직 검사 : mild hepatitis

④ severe renal insufficieny가 동반된 경우 : PEG IFN과 ribavirin 용량 조절

(6) 금기

① 비대상성 간경변증 → 항바이러스 제재보다는 간이식 고려

② 임신(∵ ribavirin teratogenicity)

꼭 알아둡시다!!

치료 반응이 떨어지는 경우

- 전자형 1(특히 1a)
- HCV RNA(>800,000 IU/mL=>2,000,000 copies/mL)
- 섬유화가 진행된 경우(bridging fibrosis, 간경변증)
- 질병 기간이 긴 경우
- >40세
- High HCV quasispecies diversity
- 면역저하가 있는 경우
- African American, Latin
- 비만, Hepatic Steatosis
- Insulin resistance, type 2 DM
- 협조가 안 되는 경우

2) 치료 약제

(1) 표준요법 : PEG IFN+ribavirin

① 유전자형 1 : 48주 사용 & Protease inhibitor 추가(telaprevir, boceprevir)

② 유전자형 2, 3 : 24주 사용

(2) Ribavirin 치료의 금기 대상인 경우 : PEG IFN 단독요법

(3) PEG IFN

① 주 1회 투여, 약물 농도가 더 안정적으로 유지

② 단일요법으로 6개월 치료 시 50% 정도가 반응하지만 이중에 반수에서 재발하여 결국 10~20% 정도에서 SVR

(4) Ribavirin

① 단독으로는 효과 없으나 IFN과 병합 시 재발을 감소시킨다.

② 부작용 : 용혈, 소양증, 통풍, 비강, 흉부 울혈

③ 금기 : 빈혈, 관상동맥질환, 뇌혈관질환, 신부전, 임신

(5) Protease inhibitors(telaprevir, boceprevir)

① 과거 치료 경력 유무와 상관없이 genotype 1 환자에게 사용 가능

② 내성이 잘 생기므로 단독 사용은 금기

③ 처음 치료를 받거나 이전 치료에 반응을 잘 보인 경우, HCV genotype 1b, fibrosis 진행이 덜 된 경우, 백인, 낮은 BMI 등에서 효과 좋다.

④ 부작용

- telaprevir : 심한 전신의 rash, pruritis, rectal burning, nausea, diarrhea, anemia
- boceprevir : anemia, neutropenia, thrombocytopenia, fatigue, nausea, dry mouth 등

→ 사용 시 CBC f/u 필요함

3) 치료 반응의 평가

(1) 치료 반응은 약 90%에서 첫 3개월 이내에 나타남

(2) 치료 반응의 평가 인자

① 바이러스 반응(virologic response, 가장 중요) : EVR, SVR

② 혈청 아미노전이효소 호전

③ 간 조직 검사소견의 호전

(3) 항바이러스 치료 전, 치료 중 검사 : HCV RNA 정량, HCV 유전자형

(4) 바이러스 반응

① EVR(early viral response) : 치료 12주째 HCV 농도가 2log10 이상 감소하거나 소실되는 것, 유전자형 1에서 EVR은 SVR의 중요한 예측인자

② SVR(sustained viral response) : 치료 종료 6개월 후에도 지속적으로 HCV RNA가 검출되지 않는 것, 치료효과 판정

여기서 잠깐 !!

- EVR이 없으면 치료 실패의 가능성이 높기 때문에 12주째 HCV RNA를 측정하는 것이 권장된다(특히 genotype 1). → 치료 12주째 EVR이 없으면 치료 중단을 고려한다.

꼭 알아둡시다!!

치료 반응의 평가

- 치료 반응군
  치료 시작 후 HCV RNA 역가가 빠르게 감소하기 시작하여 3개월 이내에 혈액 내에서 더 이상 검출되지 않고 치료 종결 시 ALT도 대부분 정상화되는 경우, 일시적인 ALT상승 소견이 없다.
- 치료 무반응군
  ALT는 감소하거나 정상화될 수 있으나 HCV RNA가 계속 검출되는 경우(10%) → 치료중단
- 재발(relapse)
  치료에 반응을 보이나 치료 종결 후 바로 HCV RNA가 재 검출되고 ALT가 증가하는 경우

자가면역성 간염(autoimmune hepatitis)

1 개요

1) 정의 : 원인 불명의 만성 염증성 간질환으로 지속적인 간세포 괴사, 염증, 섬유화를 동반하고 간경변증과 간부전으로 진행할 수 있다.
2) 특징 : 자가항체 양성, 높은 혈청 면역글로불린 수치, 다른 자가면역 질환 동반
3) 발병기전은 불분명하나 위와 같은 특징을 고려하여 자가면역성 기전으로 생각

2 역학

1) 여성에서 흔함
2) 소아기나 젊은 성인(15～25세)에서 발생하거나 폐경기(45～60세)에 발생
3) 자가면역성 간염의 변형된 형태 : overlap syndrome, outlier syndrome
4) 10년 생존율 : 80～90%

3 임상양상

1) 만성 바이러스 간염과 비슷한 임상양상
2) 우연히 발견되는 경우도 있지만 대부분 황달, 피로감으로 발견(만성 바이러스 간염보다 발병 시 더 심하게 나타남)
3) 젊은 여성, 중년 여성에서 hyperglobulinemia, ANA(+)가 동반되는 경우 의심

4) 면역치료를 하지 않는 경우 대부분 말기 간질환으로 진행한다.
5) 중증인 경우(20%)
   (1) ALT>10배로 증가
   (2) 심한 hyperglobulinemia
   (3) 심한 조직학적 소견(bridging necrosis, multilobular collapse, 간경변증)
   (4) 치료하지 않는 경우의 6개월 사망률 : 40%

4 검사소견/분류

1) 다른 만성 간질환에서 보이는 것과 비슷한 검사 소견을 보임
2) 특징적인 소견 : hypergammaglobulinemia(특히 IgG), 자가 항체 양성
3) 분류
   (1) 제1형(classic) 자가면역성 간염
      ① 젊은 여성, lupoid feature
      ② Antinuclear Ab(ANA), actin에 대한 antibody, atypical pANCA와 연관
   (2) 제2형 자가면역성 간염
      ① 소아, 대부분 유럽
      ② Anti-LKM1(anti-liver-kidney microsomal 1), anti-liver cytosol 1 Ab
      ③ ANA, SMA는 없다.
   (3) 제3형 자가면역성 간염(anti-SLA와 연관)
      ① 제1형과 임상양상 비슷하다.
      ② Soluble liver antigen에 대한 Ab(anti-SLA)
      ③ ANA, anti-LKM1은 없다.

5 진단

1) 다른 간질환 배제
2) Inclusive criteria : hyperglobulinemia, 자가항체, 특징적 조직학적 소견
3) 자가면역성 간염을 시사하는 소견
   (1) 여성
   (2) 아미노전이효소 상승이 우세한 경우(ALP 상승보다)
   (3) Globulin 상승

(4) 자가항체 양성(ANA, anti SMA, anti LKM1 Ab)

(5) 자가면역 질환 동반

(6) 특징적 조직 소견(interface hepatitis, plasma cells, rosettes)

(7) 치료에 반응이 좋은 경우

(8) HLA-DR3 or DR4 marker

6 치료

1) Glucocorticoid therapy

(1) 가장 중요한 치료, prednisone 20～30mg/day

(2) 80%에서 치료에 반응하지만 간경변증으로 진행을 막지는 못함

(3) 장기 사용의 부작용을 막기 위해 azathioprine과 병합하여 사용하기도 한다.

(4) 유지요법이 필요한 경우도 있다.

(5) 적응증

① 증상이 심한 경우

② AST > 정상 상한치의 10배

③ AST > 정상 상한치의 5배+gamma globulin ≥ 정상치의 2배

④ 조직 소견 : bridging necrosis, multilobular necrosis

2) 예후

(1) Histologic stage와 초기 치료에 좌우된다.

(2) 면역억제치료에 잘 반응하는 경우 예후 좋다.

(3) 간이식하는 경우 예후 좋다.

05 Chapter

약물 유발 간염

Toxic & Drug-induced hepatitis

약물 유발 간염의 전반적인 내용을 이해하고 간 손상의 유형을 비교해서 알아두세요.
개별 약물에 대해서는 독성을 증가시키는 요인을 알아두세요.

개 요

1 정의/역학

1) 약물이나 독성 물질에 의해 초래되는 간 손상
2) 약물 자체 또는 간에서 대사된 약물의 대사산물이 독성을 갖는다.
3) 급성 간부전의 가장 큰 원인
4) 자세한 병력 조사 : 작업장 또는 집에서의 화학물 노출, 최근에 처방받은 약물, 한약, 건강보조제 복용 여부 확인

2 간의 약물 대사

대부분의 약물은 소수성(hydrophobic)이며 간에서 대사과정(phase Ⅰ, Ⅱ reaction)을 거쳐 친수성(hydrophilic)으로 변환되어 담즙이나 소변으로 배설된다.

1) Phase Ⅰ reaction

(1) 간세포의 endoplasmic reticulum에 존재하는 cytochrome P450 효소군이 작용
(2) 산화, 환원, 메틸화, 가수분해 반응 등이 일어난다.
(3) 대부분의 약물 유발 간 손상은 phase Ⅰ reaction에서 만들어진 독성 대사산물에 의해 발생한다.

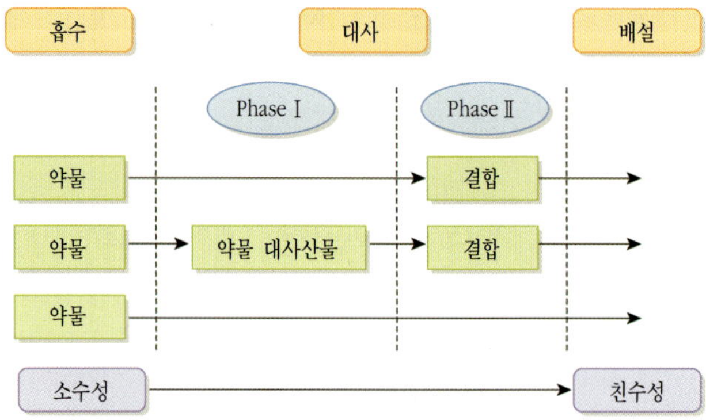

그림 5-1 간의 약물 대사

2) Phase II reaction

(1) 약물, 약물의 대사산물에 glucuronic acid, sulfate, glutathione 등을 결합(conjugation) 시키는 반응 → 약물의 독성이 제거되는 과정

(2) 대부분의 약물은 phase II reaction을 거쳐 친수성 물질이 된다.

꼭 알아둡시다!!

약물의 간독성에 영향을 주는 인자

- 연령 : 고령에서 간독성 잘 발생
- 성별 : 여성에서 간독성 잘 발생
- 알코올 : cytochrome P450 2E1을 유도하여 이 효소가 관여하는 약물 대사에 영향
- 기존 간질환 : direct toxic reaction에 의한 독성이 심해진다.
- 신장 질환 : 약물 농도 증가
- 다른 약물 병용 : 약물 상호작용으로 부작용 증가
- 유전적 요인 : enzyme polymorphism, HLA phenotype에 따라 간독성 달라짐

3 약물에 의한 간 손상 기전

표 5-1 약물에 의한 간 손상의 유형

	Direct toxic(=intrinsic) type	Idiosyncratic type
특징	• 용량에 비례(dose-related) • 예측 가능 • 잠복기가 짧고 일정 • 모든 사람에서 발생 가능 • 형태학적 변화가 특징적이고 재현성 있음 • 발생빈도가 비교적 높음	• 용량과 관계없음 • 예측 불가능 • 잠복기가 일정하지 않음 • 감수성 있는 사람에서 발생 • 형태학적 변화가 다양함 • 약 1/4에서 알레르기성 증상(발열, 발진, 호산구증)
약물	Acetaminophen	Halothane, Isoniazid, Chlorpromazine

1) 간독성의 주요 유형 2가지

(1) Direct toxic(=intrinsic) type : phase I 대사산물에 의해 독성 발생

(2) Idiosyncratic type : 면역학적 기전, 대사산물에 의한 간독성, 숙주 감수성, 자가 항체, neoantigen 등의 기전으로 발생

(3) 대부분의 약제는 idiosyncratic reaction으로 간 손상을 일으킨다.

2) 간손상의 형태학적 양상

(1) 간세포성(hepatocellular), 담즙정체성(cholestatic), 혼합형(mixed)의 3가지 양상이 대표적인 양상

(2) 간세포성이 가장 흔한 타입(90%)

(3) 하나의 약제가 여러 가지 형태학적 소견을 보이기도 한다.

표 5-2 간손상의 형태학적 양상

양상	약제
Cholestatic	Anabolic steroid, Carbamazepine, Chlorpromazine, Erythromycin, Oral contraceptive
Fatty liver	Amiodarone, Tetracycline, Valproic acid, Zidovudine
Hepatitis	Halothane, Isoniazid, Rifampicin, Phenytoin, Ketoconazole, Ibuprofen, Calcium channel blocker, Troglitazone, Antiviral(zidovudine, didanosine, ritonavir등)
Mixed	Amoxicillin-clavulanic acid, TMP-SMX, Azathioprine, Clindaymycin, Lovastatin
Toxic(Necrosis)	Acetaminophen, Carbon tetrachloride
Granuloma	Quinidine, Diltiazem, Sulfonamide, Carbamazepine, Allopurinol
Vascular injury	Oxaliplatin, Melphalan

4 진단

1) 임상 양상은 바이러스 간염과 유사

2) 시간적 연관성이 있으면서 다른 간손상의 원인이 배제되고 의심되는 약물 중단 후 호전을 보이는 경우 약물에 의한 간 손상 가능성이 높다.

3) 감별진단 : 바이러스 간염, 담석, 알코올성 간질환, 임신, 심한 우심부전, 저혈압, CMV, EBV, 헤르페스 바이러스 등

5 치료

1) 조기 발견과 원인 약물 중단이 가장 중요
2) 일반적인 보존적 치료
3) 해독제가 있는 경우 사용한다. : acetaminophen → N-acetylcysteine
4) 간이식 : 전격성 간부전에서 시행
5) 알레르기성 양상을 보이는 간독성에 glucocorticoid를 투여하거나 담즙정체성 간독성에 UDCA를 사용하는 것은 효과 없다.

개별 약물의 간 손상

1 Acetaminophen

1) Direct toxic type, centrilobular hepatic necrosis 소견
   (1) 10~15g 이상 복용하면 간 손상 발생
   (2) 25g 이상 복용하면 전격성 간부전 발생
   (3) 약물의 혈중 농도와 간 손상 정도는 비례
2) Acetaminophen은 대부분 phase Ⅱ reaction으로 대사되며 소량이 phase Ⅰ reaction (cytochrome P450 CYP2E1)으로 대사되어 간독성 물질이 만들어진다.
3) 임상양상
   (1) 초기 4~12시간 : 오심, 구토, 설사, 복통 등
   (2) 복용 24~48시간 이후 : 간 손상이 뚜렷해진다.
   (3) 복용 3~5일 후에 간 손상 최대
   (4) 아미노전이효소 수치가 보통 10,000U/L 이상으로 올라간다.
4) 치료
   (1) 위세척, 활성탄(activated charcoal), cholestylamine
   → 위에 남은 약물의 흡수 억제, 30분 이상 경과된 후에는 소용없다.
   (2) N-acetylcysteine
   → 8시간 내에 투여해야 최대 효과, 24~36시간 이내에 투여해야 효과
   (3) 간부전의 소견이 있는 경우 간이식 시행
   (4) 회복 후 후유증은 없다.

꼭 알아둡시다!!

Acetaminophen에 의한 간독성이 심해지는 경우

- 알코올 : 알코올은 cytochrome P450 CYP2E1을 유도하여 AAP의 독성 대사산물 생성을 촉진하고 glutathione을 합성을 억제하여 독성 대사산물의 중화를 방해한다.
- 금식
- Phenobarbital, isoniazid, 기타 약물
- 중증 질환

2 Halothane

1) Idiosyncratic type
2) 전신 마취 후 12시간~6주 사이에 발생
3) 보통 노출 1주 후 발열, 백혈구 증가증, 호산구 증가증, 황달 등의 소견
4) 간독성이 심한 경우 : 성인, 여성, 비만, 유전적 소인, 이전에 halothane 노출 경험 (기존의 간질환은 위험인자가 아님)
5) Methoxyfluorane은 교차반응이 있어 사용하면 안 된다.

3 Isoniazid

1) Idiosyncratic type
2) 간독성은 INH 자체가 아니라 cytochrome P450에 의해 대사되어 생성된 대사산물에 의해 발생한다.
3) 50%에서 복용 시작 2개월 이내에 발생, 나머지는 수개월 뒤에 발생하기도 한다.
4) 항결핵 치료로 INH를 복용하는 경우 약 10%에서 LFT가 상승하지만 200U/L 이하인 경우는 약물 중단과 상관없이 몇 주 내로 정상화 된다.
5) 간독성이 심한 경우 : CYP450 유도 약물(알코올, rifampin, pyrazinamide), 고령

P A C I F I C
INTERNAL MEDICINE

06 Chapter 유전성, 대사성 간질환

Genetic, Metabolic liver disease

NASH에서는 병인으로 인슐린 저항성이 중요하다는 것과 조직소견별 원인, 치료의 큰 흐름을 알아두시고 알코올성 간질환에서는 원인/위험인자, 치료(특히 중증에서)를 잘 알아두세요.
윌슨병과 혈색소침착증은 간을 침범하는 대표적인 유전성 질환으로 각각 철과 구리 대사 측면에서 생각해보면 이해가 쉽습니다.

Nonalcoholic fatty liver disease (NAFLD)

1 개요

1) NAFLD : 알코올 이외에 원인에 의한 지방간 질환
   (1) Spectrum : 지방증 → 지방간염 → 간 섬유화 → 간경변증
   (2) 지방증(steatosis) : 간세포 내에 지방이 축적된 상태
   (3) 비알코올성 지방간염(nonalcoholic steatohepatitis, NASH)
      ① 지방증+간세포 괴사 및 염증 세포 침윤
      ② 알코올성 지방간과 유사한 조직 소견을 보이지만 음주와 관계없이 발생
2) 인슐린 저항성과 관련성이 높으며 대부분의 환자에서 인슐린 저항성이 발견★

여기서 잠깐 !!

발생기전(참고)

- 간세포에서 지방을 제거하는 대사보다 축적하고 합성하는 대사 과정이 상대적으로 더 많이 일어나면 NAFLD가 발생하며 아래의 인자가 중요한 역할을 한다.
- Fatty acid : 인슐린 저항성/고인슐린혈증이 있으면 간으로 이동하는 free fatty acid가 증가하고 free fatty acid는 TNF-α 생산을 촉진한다.
- TNF-α : 간세포 지방증과 인슐린 저항성을 증가시키고 간세포의 세포자멸사를 촉진, 염증세포를 모으는 작용을 하여 NAFLD 발생에 기여. adiponectin과 길항작용
- Adiponectin : 간세포 내에 지질 축적을 줄임, 중요한 insulin-sensitizing agent

3) 미국, 유럽의 NAFLD 유병률 : 약 25%

4) 지방간염의 최소 6%에서 간경변증으로 진행한다.

2 원인

표 6-1 지방증(hepatic steatosis)의 원인

Macrovesicular hepatic steatosis	Microvesicular hepatic steatosis
중심성 비만, 2형 당뇨, 대사증후군 관련 질환 약제(glucocorticoid, estrogen, tamoxifen, amiodarone, methotrexate, aspirin, Vit. A) 급격한 체중 감소 금식 상태(starvation), 단백질 결핍(Kwashiorkor) 알코올성 간질환 윌슨병 만성 C형 간염 genotype 3 Total parenteral nutrition Jejunoileal bypass	Reye's syndrome Acute fatty liver of pregnancy Jamaican vomiting sickness 약제(valproic acid, tetracycline)

꼭 알아둡시다!!

Acute fatty liver of pregnancy

- 임신 3기에 발생, 초산부/쌍둥이 임신에서 호발
- 조직소견은 microvesicular steatohepatitis
- 황달과 간부전 발생 가능
- 간의 크기는 특징적으로 작다.
- 치료를 위해서 분만해야 되며 회복되면 다음 임신에서 재발은 드물다.

3 임상양상

1) 대부분 무증상이며 피로감, 모호한 우상복부 불편감이 있을 수 있다.

2) 간기능검사 이상, 단순 간비대로 우연히 발견되는 경우가 많다.

3) 대부분 다른 대사 증후군과 함께 나타난다.

4) 지방간염의 10~50%에서 간경변증 발생

5) 질환의 진행과 연관된 인자 : 연령(>45세), 비만, 당뇨

6) 조직학적으로 2가지 유형

(1) Macrovesicular fatty liver : 흔한 유형, 증상이 경미하며 예후가 좋다.

(2) Microvesicular fatty liver : 드문 유형, 예후가 나쁘다.

4 진단

민감도, 특이도가 충분한 검사가 없어 침습적, 비침습적 검사를 조합하여 진단

1) 병력

(1) 바이러스 간염에 대한 위험인자, 음주력, 약물력

(2) 비만, 2형 당뇨, 기타 다른 인슐린 저항성 증후군

(3) 유전성 질환, 만성 간질환 확인

2) 검사실 검사

(1) 지방증, 지방간염, 간경변을 구별하지 못하며 중증도와 비례하지 않음

(2) 아미노전이효소 수치는 정상치의 4배 이하로 상승, 10배 이상은 드물다.

(3) Alkaline phosphatase는 약간 상승, 빌리루빈 상승은 드묾

3) 영상검사

(1) 초음파

① 선별검사로 사용되는 가장 흔한 영상 검사, 전반적인 고에코성

② Fibroscan이 liver stiffiness를 측정해 fibrosis 진행 정도를 파악

(2) CT : 초음파보다 민감도 떨어짐, 간이 비장에 비해 저음영을 보임

(3) MRI : 가장 믿을만한 비침습적 검사이지만 고비용의 문제

4) 간조직 검사

(1) 진단이 확실치 않을 때 gold standard

(2) Macrovesicular steatohepatitis : 간세포 내의 지방에 의해 핵이 주변으로 밀려나 있고 간 실질에 염증세포 침윤

(3) Microvesicular steatohepatitis : 간세포 내의 작은 공포가 여러 개 있음

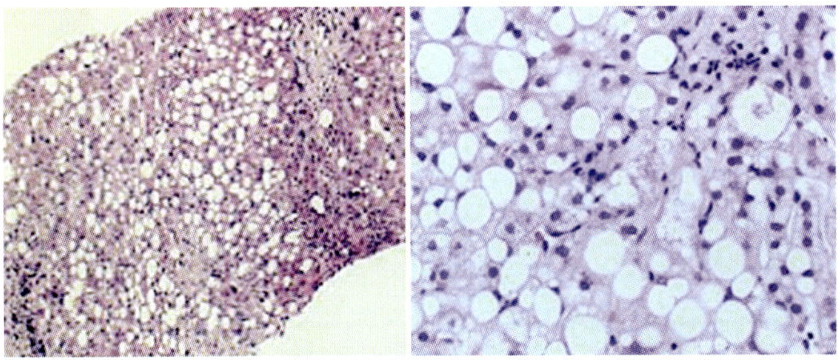

그림 6-1 지방간염(macrovesicular steatohepatitis)의 조직소견

5 치료

간세포에 대한 fatty acid, TNF-α 활성을 감소시키고 adiponectin 활성을 증가시켜 인슐린 저항성을 개선시킨다.

1) 식사습관 개선, 운동, 적당한 체중감소 → 인슐린 저항성 개선
   (1) 체중감소 효과가 있는 치료 : orlistat, bariatric surgery
   (2) 급격한 체중감소는 오히려 간경변 진행과 담석증의 위험 증가
2) Metformin, thiazolidinedione → 인슐린 저항성 개선
3) 항산화제 : Vit. E → TNF-α 활성을 감소
4) Statin : 간수치 개선 효과
5) Pentoxifylline : TNF antagonist
6) UDCA, betaine : 효과 없음

알코올성 간질환(alcoholic liver disease)

1 개요

알코올성 간질환은 병리 소견에 따라 3가지 종류로 구분

1) 알코올성 지방간

(1) 만성 과음자의 90%에서 발생
(2) 일부에서 간염 발생, 일부에서는 간경화로 바로 진행
(3) 금주 시 정상화

2) 알코올성 간염

(1) Heavy drunker의 10~20%에서만 지방간에서 간염으로 진행
→ 알코올성 간질환의 악화에 음주 외에 다른 요인이 작용함을 의미
(2) 금주 시 정상화

3) 알코올성 간경변

(1) 미국에서 간경화의 가장 흔한 원인
(2) 4년 사망률 60%

2 원인/위험인자

1) 음주의 양과 기간(가장 중요)

(1) 남자의 경우 하루 40∼80g의 에탄올 섭취로 지방간 발생, 하루 160g씩 10∼20년간 에탄올 섭취하면 간염과 간경화 발생 가능

(2) 음주를 지속해도 15% 정도에서만 지방간염 이상의 알코올성 간질환 발생
→ 지방간염 이상의 진행에는 다른 위험인자가 작용하는 것으로 생각★

(3) 술의 종류, 음주 패턴의 관련성은 불분명

2) 성별

여성의 경우 적은 양의 음주(>20g)에서도 같은 위험도를 보인다.

3) C형 간염

알코올성 간질환과 병발하는 경우 더 젊은 나이에 진행하고 예후 나쁨

4) 유전적 소인

Patatin-like phospholipase domain-containing protein 3(PNPLA3) : 알코올성 간경변

5) 지방간

비만과 NAFLD는 위험 인자(malnutrition은 아님)

3 임상양상/검사소견

1) 대부분 무증상이고 비알코올성 지방간 질환과 유사한 임상 양상과 검사소견
→ 음주력 이외에는 명확한 감별 방법이 없다.

2) 검사실 소견 : 보통 AST/ALT, GGT만 약간 상승
   (1) AST/ALT는 정상치의 2∼7배 정도 증가, 대부분 <400U/L
   (2) AST/ALT >1
   (3) GGT는 모든 지방간 질환에서 증가 가능
   (4) 빌리루빈, ALP는 경미한 증가

3) 조직소견 : 비알코올성 지방간 질환과 유사, Mallory's body가 좀 더 많이 발견

4) 중증 알코올성 지방간염의 소견

(1) Coagulopathy(PT > 5s)

(2) 빌리루빈 증가(> 8mg/dL)

(3) 알부민 감소(< 2.5mg/dL)

(4) 빈혈

(5) 신부전

(6) 복수

4 치료

1) 금주(가장 중요)

금주 시 생존율 증가, 조직학적 손상의 회복

2) 영양공급, 정신과적 상담

3) Glucocorticoid

(1) 적응증 : 중증 간염(discriminant function > 32, MELD > 20)

(2) 금기증 : 활동성 위장관 출혈, 패혈증, 신부전, 췌장염

4) Pentoxyfylline

(1) Nonspecific TNF inhibitor

(2) 치료적응 : glucocorticoid 금기인 중증 간염에서 사용

꼭 알아둡시다!!

Discriminant function = 4.6 × [PT control(sec) + bilirubin(mg/dL)]

중증 간염(discriminant function > 32)의 경우에 약물 치료를 한다.

- Preferred : prednisolone 32mg/day 4주, 이후 4주간 감량
- Alternative : pentoxyfylline 400mg tid 4주

5) 간이식

Immediate LT의 대상은 아님 → 금주 완벽히 된 후 재평가

6) 불량한 예후인자

(1) Discriminant function > 32

(2) 복수, 식도 정맥류 출혈, 심한 뇌병증, 간신 증후군

여기서 잠깐 !!

- 알코올성 간질환은 알코올의 직접적인 독성보다는 알코올이 간세포에서 유발시키는 여러 가지 대사반응에 의해 간접적으로 발생한다.
- 이런 간접적인 대사 반응에는 toxic protein-adduct 생성, endotoxin 생성, oxidative stress, 자가항체 생성, 염증 유발 cytokine(특히 TNF-α) 발생 등이 있으며, 심한 알코올성 간질환에서는 이런 기전을 target으로 하는 약제(steroid, pentoxifylline)를 사용한다.

윌슨병 (Wilson's disease)

1 개요

1) 구리 대사의 이상으로 간을 포함한 여러 장기에 구리가 침착되어 독성과 기능 장애를 일으키는 유전성 질환
2) 염색체 13번의 *ATP7B* 유전자의 이상(상염색체 열성)
   → 구리 배설 장애, 구리와 apoceruloplasmin 결합 장애(ceruloplasmin 생성 장애)
   → 간 내 구리 축적
3) 발병률 1 : 30,000~40,000

꼭 알아둡시다!!

간세포에서 ATP7B 단백질의 기능

- 간세포로 들어온 구리를 담즙으로 배설 → 구리 배설의 주경로
- 간세포로 들어온 구리를 apoceruloplasmin와 결합시켜 ceruloplasmin 생성
  - 혈청 구리의 90%는 ceruloplasmin에 결합하여 존재

2 임상양상

구리독성은 주로 간과 신경계에 발생한다.

1) 간의 증상

(1) 대부분 15세 전에 증상 발생

(2) 지방증, 간염, 간경변, 간부전 등 여러 가지 형태로 나타날 수 있다.

(3) 중증 간부전이 되면 용혈성 빈혈이 동반될 수 있다.

2) 신경학적 증상

(1) 주로 20대 초에 신경학적 증상이 발현한다.

(2) 주요 증상은 운동 장애의 형태를 보인다.

→ 근육긴장이상(dystonia), 협동운동장애(incoordination), 진전(tremor)

3) 기타 증상

(1) 반복적 유산, 무월경

(2) 담석증, 신석증, 현미경적 혈뇨, 관절염

(3) 정신과적 증상 : 행동 장애, 우울증, 과행동

(4) Kayser-Fleischer rings

3 검사소견/진단

1) 혈청 ceruloplasmin <20mg/dL : 환자의 10%에서는 정상 소견

2) 혈청 유리 구리 >25μg/dL

3) 24시간 소변 구리 배설 >100μg

4) Kayser-Fleischer ring : 신경학적/정신과적 증상이 있는 경우 99%에서 양성

5) 뇌 MRI, CT : basal ganglia, pons, medulla, thalamus, cerebellum 등의 변화

6) 간조직 검사 : 조직 내 구리 >200μg/g이면 진단을 강력히 시사

7) 유전학적 검사는 어려움(∵*ATP7B* 유전자에서 발생 가능한 변이가 200개 이상)

4 치료

효과적인 치료가 가능하므로 조기진단이 중요

1) 구리-킬레이트 약제

(1) 아연(Zinc) : 간부전이 없는 만성간염과 간경변에서 사용, 독성이 없다.

(2) Trientine : 독성이 적으나 독성에 대한 감시 필요

(3) Tetrathiomolybdate : 신경학적 증상을 동반한 환자에게 사용

(4) Penicillamine : 현재는 독성(신경학적 증상의 악화) 때문에 사용하지 않는다.

2) 간이식

(1) 간부전이 오거나 지속적으로 질환이 진행되는 환자의 유일한 치료방법

(2) 신경학적 증상이 없을 경우 예후가 좋음

표 6-2 윌슨병의 치료

	1차 선택 약제	2차 선택 약제
간염, 간경변(간부전이 없는 경우)	아연	Trientine
간부전(mild & moderate)	아연+Trientine	아연+Penicillamine
간부전(severe)	간이식	아연+Trientine
신경계 질환	아연+Tetrathiomolybdate	아연
유지요법*	아연	Trientine
소아	아연	Trientine
임산부	아연	Trientine

* 중단하면 재발하므로 유지요법이 필요하다.

혈색소침착증 (Hereditary hemochromatosis)

1 개요

1) 위장관에서 철의 흡수가 비정상적으로 증가되면서 여러 장기에 침착되어 장기 기능에 장애를 일으키는 유전성 질환
2) 대부분 염색체 6번의 *HFE* 유전자 이상과 관련된다(상염색체 열성).

여기서 잠깐 !!

- HFE 유전자의 이상으로 hepcidin 결핍이 발생한다.
- Hepcidin은 간세포에서 분비하는 혈중 peptide로 십이지장에서 철 흡수를 억제한다(사람에게는 철을 효과적으로 배설하는 기전이 없어 철 흡수를 조절하여 균형을 유지).

2 임상양상

1) 남성이 여성에 비해 약 5~10배 많다.
2) 보통 증상이 늦게 나타나고(40~60세) 초기 증상은 비특이적이다.
3) 증상이 있는 경우 간비대가 대부분 있지만 간기능검사 이상은 없는 경우도 많다.
4) 간경변이 있는 환자의 30%에서 간세포암이 발생한다.
5) 청동색 피부(bronze skin), 당뇨, 심장질환, 관절병증, 생식샘저하증 등

3 진단

1) 의심되는 경우 철에 대한 혈청 검사로 선별검사
   (1) Transferrin saturation 증가(>50%)
   (2) 혈청 ferritin 증가
2) 선별검사에 이상을 보이면 *HFE* 유전자 검사로 확진
3) 간 MRI : 방사선학적 검사 중 가장 우수함
4) 간조직검사 : 간경변이 있는 경우 간세포암의 위험이 있어 유용

4 치료/예후

1) 과잉된 철의 제거
   (1) 정맥절개술(phlebotomy)
   (2) 킬레이트 약제 : deferoxamine → 정맥절개술을 하기 힘들 때 사용
2) 간경변이 발생하지 않은 경우 적절한 치료 시에 생존율이 정상인과 동일하다.
   → 조기 진단과 가족에 대한 선별 검사가 중요함
3) 간이식은 권장되지 않음
4) 치료하지 않는 경우 주요 사망 원인 : 심장부전, 간부전, 간세포암

07 Chapter

간경변증

Liver cirrhosis

원인에 상관없이 대부분 임상양상은 비슷하며 간경변증 자체보다는 주요 합병증에 대한 치료가 중요합니다. 개요에서는 정의, 원인, stellate cell이 섬유화에 중요하다는 점을 알아두시고 개별 합병증에 대해서 자세히 알아두세요.

개 요

1 정의

1) 간경변증

정상 간구조의 비정상적인 변형(regenerative nodule)과 섬유화를 특징으로 하는 여러 만성 간질환의 최종 단계로 대부분 비가역적이다.

2) 비대상성 간경변증(decompensated cirrhosis)

간경변증에 의한 문맥고혈압, 간 기능 부전으로 복수, 정맥류 출혈, 뇌병증, 황달 등의 합병증이 발생한 상태

여기서 잠깐 !!

- 과거에는 간경변증이 비가역적이라고 생각했으나 최근에는 유발 인자를 제거하면 섬유화가 호전될 수 있다고 하며 만성 C형 간염, 알코올성 간질환, 혈색소침착증이 해당된다.

2 병리소견/발생기전

1) 병리 소견

(1) 재생결절(regenerative nodule)에 의한 구조적 변형이 주요 소견

(2) 원인에 관계없이 최종적인 조직학적 변화는 비슷하다.

2) 발생기전

(1) 주요 세포 : stellate cell(=Ito cell), sinusoidal endothelial cell

(2) 간세포 손상에 의해 stellate cell이 활성화되면

→ Extracellular matrix(collagen, sulfated proteoglycan, glycoprotein) 분비

→ Space of Disse에 collagen이 축적되어 섬유화

→ Sinusoid의 "capillarization" 발생

여기서 잠깐 !!

"Capillarization"이란?

- 모세혈관과 달리 sinusoidal endothelial cell 에는 기저막(basement membrane)이 없고 fenestration이 있어서 sinusoid로 들어오는 분자량이 큰 물질도 간세포와 상호작용이 일어난다. 그런데 space of Disse에 collagen이 축적되면 이런 fenestration이 막히게 되어 이것을 capillarizaton이라고 한다.

3 원인

우리나라에 흔한 원인 : HBV > 알코올 > HCV

표 7-1 간경변증의 원인

주요 원인	기타 원인
만성 바이러스 간염 : HBV, HCV 알코올 비알코올성 지방간염(NASH)	자가면역성 간염 담관성 간경변증(biliary cirrhosis) : primary biliary cirrhosis, primary sclerosing cholangitis 심장성 간경화증(cardiac cirrhosis) 유전성, 대사성 질환 : 혈색소침착증, 윌슨병, α_1-antitrypsin deficiency, cystic fibrosis 약물 원인 미상(cryptogenic cirrhosis)

4 임상양상

1) 대상성 간경변증

(1) 문맥압이 정상이거나 합병증 발생 직전 수준

(2) 무증상인 경우가 많고 간기능 검사도 거의 정상 소견을 보이는 경우가 많다.

(3) 매년 5~7%에서 비대상성으로 진행

2) 비대상성 간경변증

(1) 문맥고혈압, 간기능 부전이 심해지고 그에 의한 합병증 발생

(2) 복수(가장 흔함), 황달, 간성혼수, 상부위장관출혈 등의 소견을 보인다.

5 진단

1) 신체검사

(1) 간경변증의 stigmata : 근육위축, spider angioma, palmar erythema

(2) 간이 단단하게 결절성으로 촉지되기도 하고 위축되어 안 만져질 수도 있다.

(3) 비장비대, 복벽의 측부순환, 여성형 유방, 고환위축, 점상출혈 등

2) 검사실 검사

(1) 혈소판 감소(<150,000/mm^3) : 간경화를 시사하는 가장 민감한 소견

(2) 기타 간기능 검사 소견에서 이상을 보인다.

3) 영상검사

초음파, CT, MRI

4) 간조직 검사

"Gold standard" : 특히 대상성 간경변증에서

5) 간질환 상태의 평가

Child-pugh 분류, MELD

표 7-2 Child-pugh 분류

		1	2	3
혈청 빌리루빈(mg/dL)		<2.0	2.0~3.0	>3.0
혈청 알부민(g/dL)		>3.5	3.0~3.5	<3.0
복수		없음	조절 잘 됨	조절 어려움
간성 혼수		없음	경증	중증
Prothrombin time	sec prolonged	0~4	4~6	>6
	INR	<1.7	1.7~2.3	>2.3

* class A : 5~6, class B : 7~9, class C : ≥10

꼭 알아둡시다!!

MELD(model of end-stage liver disease) score → 구성인자를 알아두세요.

$=[0.957\times \text{Log}_e(\text{creatinine in mg/dL})+0.378\times \text{Log}_e(\text{bilirubin in mg/dL})+1.12\times \text{Log}_e(\text{INR})+0.643\times (\text{원인질환})]\times 10$

간경변증의 주요 합병증

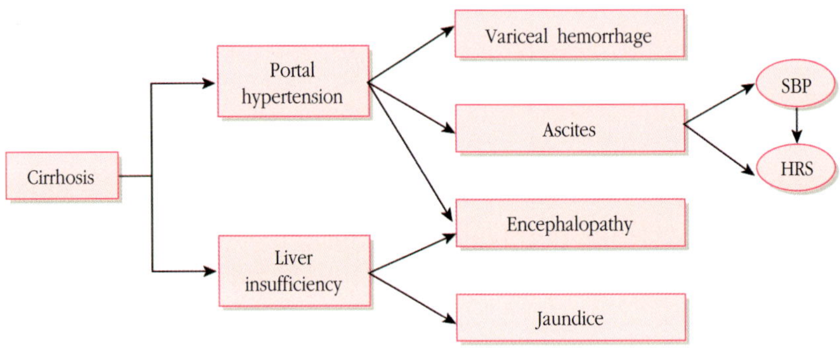

그림 7-1 간경변증의 주요 합병증

1 문맥고혈압

1) 문맥고혈압의 정의

(1) 문맥압 >10mmHg(정상 : 5~10mmHg)

(2) Hepatic venous pressure gradient(HVPG) >5mmHg(정상 <5mmHg)

2) 발생기전

(1) 문맥 혈류에 대한 저항 증가 ← 간경화, 재생결절에 의한 간내 저항 증가

(2) 문맥 혈류량의 증가 ← 내장(splanchnic)혈관 확장에 의한 내장 혈류 증가

여기서 잠깐!!

- 문맥계에는 판막이 없어 우심방부터 내장혈관(splanchnic vessel) 사이의 어느 부위에 저항이 생기더라도 상승된 압력에 의해 문맥고혈압이 발생한다.

표 7-3 문맥고혈압의 분류

Prehepatic	Hepatic	Posthepatic
Portal vein thrombosis Splenic vein thrombosis Massive splenomegaly	**Presinusoidal** Schistosomiasis Congenital hepatic fibrosis **Sinusoidal** Cirrhosis(가장 흔함) Alcoholic hepatitis **Postsinusoidal** Hepatic sinusoidal obstruction(venoocclusive syndrome)	Budd-Chiari syndrome IVC web Cardiac cause Restrictive CMP Constrictive pericarditis Severe CHF

* 간내 원인이 문맥고혈압의 95% 차지하며 문맥고혈압의 가장 흔한 원인은 간경변증이다.

3) 임상양상

(1) 합병증 : 정맥류 출혈, 비장비대와 비장기능 항진증, 복수, 간성 뇌증

(2) 여러 부위에 측부순환 발생 : 치질, 직장정맥류, 식도정맥류, caput medusae, 비신정맥 단락(splenorenal shunt)

(3) 간경변증의 60% 이상에서 문맥고혈압 존재

4) 진단/치료

(1) 간경변 환자에서 혈소판 감소, 비장비대, 복수, 뇌병증, 정맥류 등의 소견을 보이면 문맥고혈압과 간질환에 대해 평가한다.

(2) 측부순환을 확인하는 검사 : 내시경, 초음파, CT, MRI 등

(3) 문맥압 측정 : 자주 시행하지는 않는다.

① 직접 측정 : percutaneous transhepatic catheter로 문맥을 cannulation

② 간접 측정 : transjugular catheter를 간정맥 끝에 위치시켜 압력을 측정하여 (wedged hepatic venous pr., WHVP) 이것을 문맥압으로 간주

(4) 문맥고혈압에 따른 합병증 치료

표 7-4 HVPG를 이용한 문맥고혈압의 감별진단

문맥고혈압	문맥압	WHVP	FHVP	HVPG
Presinusoidal	↑	정상	정상	정상
Sinusoidal	↑	↑	정상	↑
Postsinusoidal	↑	↑	↑	정상 or ↑

* WHVP(wedged hepatic venous pr.)=sinusoidal pr. ≒portal pr.
* FHVP(free hepatic venous pr.)=IVC pr.
* HVPG(hepatic venous pressure gradient)=portal pr.−IVC pr. =WHVP−FHVP

2 정맥류 출혈

1) 개요

(1) 간경변 환자에서 내시경 검사를 시행하면 1/3에서 식도 정맥류가 발견

(2) 식도 정맥류 환자의 1/3에서 출혈이 발생하며 일단 출혈이 발생하면 대부분(70%) 2년 이내에 재출혈한다.

(3) 위식도 접합부(식도하부 1/3)에서 가장 흔하게 발생한다.

(4) 출혈의 위험 인자★

① 정맥류의 크기, 위치

② 문맥고혈압 : HVPG >12mmHg

③ 내시경 소견 : red whale sign, hematocystic spot, cherry red spot 등

④ 간기능 부전의 정도(Child-Pugh class, MELD score), tense ascites

2) 임상양상/진단

(1) 통증은 없으나 많은 양의 토혈(massive hematemesis), 흑색변(melena)

(2) 간경변 환자에서 발생하는 출혈의 30~50%는 정맥류와 관계없는 출혈이다.
→ 다른 위장관 출혈 원인(소화성 궤양, 문맥고혈압성 위병증)을 배제한다.

(3) 내시경 : 확진

3) 급성 정맥류 출혈의 치료

(1) 수액 공급, 혈액제재 투여

① 과다한 수액공급은 문맥압 항진과 재출혈을 일으킬 수 있어 주의

② Hb 8~10g/dL으로 유지

(2) 내시경적 지혈(band ligation, sclerotherapy)

① 내시경적 정맥류 결찰(endoscopic variceal ligation, EVL)로 90% 지혈 가능

② 위 정맥류가 있는 경우는 성공률이 떨어진다.

(3) 혈관수축제(vasoconstricting agent)

① Somatostatin, octreotide(somatostatin analogue)

② Vasopressin : 최근에는 잘 사용하지 않는다.

(4) Balloon tamponade(SB tube, Minnesota tube)

① 내시경을 할 수 없거나 내시경 전에 안정시키기 위해 시행

② 합병증 : 흡인성 폐렴, 식도 파열, 기도폐쇄, 재출혈

(5) TIPS(transjugular intrahepatic portosystemic shunt)
 ① 간정맥과 문맥 사이에 metal stent를 삽입하여 단락(shunt)을 만든다.
 ② 내시경적 치료와 약물로 조절되지 않는 출혈에 사용
 ③ 지혈효과는 좋지만 합병증의 위험이 높고 생존율을 향상시키지 못한다.
 ④ 합병증 : 간성 뇌증, 단락기능부전, 간기능 부전
(6) 항생제 : SBP 발생을 예방하기 위해 사용

여기서 **잠깐 !!**

• 급성 출혈에서는 β-blocker를 사용하지 않는다.

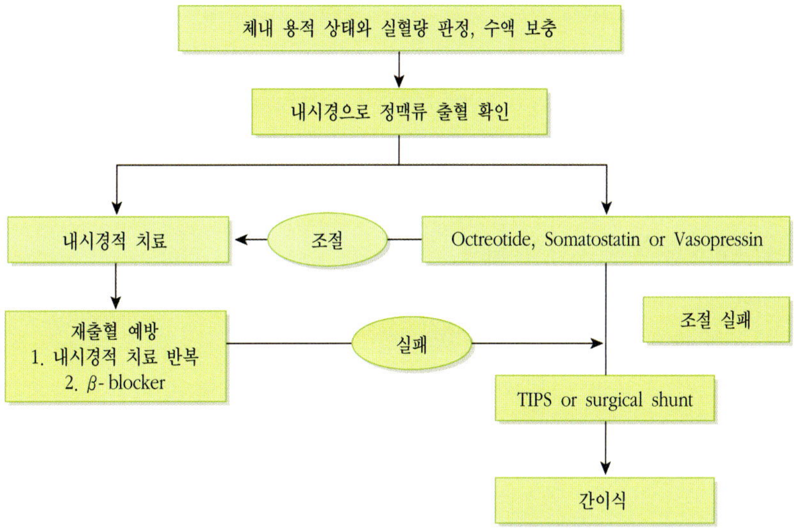

그림 7-2 정맥류 출혈의 치료 알고리즘

4) 초출혈의 예방(primary prophylaxis)

(1) 모든 환자에서 내시경 선별검사를 시행한다.
(2) 출혈 위험성이 높은 경우 : 비선택적 β-blocker, 식도정맥류 결찰요법
(3) β-blocker 용량 : 심박수 25% 감소 또는 HVPG $<$12mmHg로 적정

5) 재출혈의 예방(secondary prophylaxis)

(1) 내시경적 정맥류 결찰요법 : 정맥류가 안보일 때까지 반복 시행
(2) β-blocker(propranolol, nadolol) : EVL에 보조적으로 사용
(3) 지속적으로 재발하면 TIPS, shunt surgery, 간이식 등 고려

6) 위정맥류 출혈

(1) 식도정맥류와 혈류 공급 혈관의 경로가 다름

(2) 식도정맥류보다 출혈 빈도는 낮으나 파열되면 대량 출혈이 가능

(3) 내시경적 결찰이 어렵다.

(4) 치료

① Histoacryl® : 내시경을 이용하여 위정맥류에 주입하며 혈액과 접촉하면 응고되는 성질을 이용하여 지혈, 효과는 좋으나 색전증의 위험

② BRTO(balloon occluded retrograde transvenous obliteration) : gastrorenal shunt를 가진 위정맥류에 효과적, 간성뇌증이 호전되지만 식도정맥류가 악화될 수 있다.

7) 문맥고혈압성 위병증(Portal hypertensive gastropathy)

(1) 문맥고혈압에 의한 울혈성 위병증(congestive gastropathy)

(2) 점막하 출혈이 특징적 소견, 정맥류와 달리 많은 출혈은 없다.

(3) 내시경 : 충혈되고 약한 점막

(4) 치료

① β-blocker(propranolol)가 출혈예방

② 소화성 궤양의 치료제(H_2 antagonist)는 도움이 안 된다.

3 복수

1) 개요

(1) 복수의 가장 흔한 원인은 문맥고혈압이 발생한 간경변증

(2) 감염 또는 악성 복수를 반드시 감별해야 함

2) 발생기전

(1) 문맥고혈압과 그에 의한 내장 혈관 확장이 가장 중요한 기전

① 내장 혈관 확장으로 유효 동맥 혈류량의 저하
(내장 혈관 확장은 주로 Nitric oxide가 작용하여 발생)

② 전신 순환계의 동맥 저충만(arterial underfilling)

③ 유효 동맥 혈류량이 저하되면 보상 반응으로 혈관 조절 물질들과 항이뇨 호르몬들이 분비되어 신장에서 나트륨 재흡수가 증가(overflow)

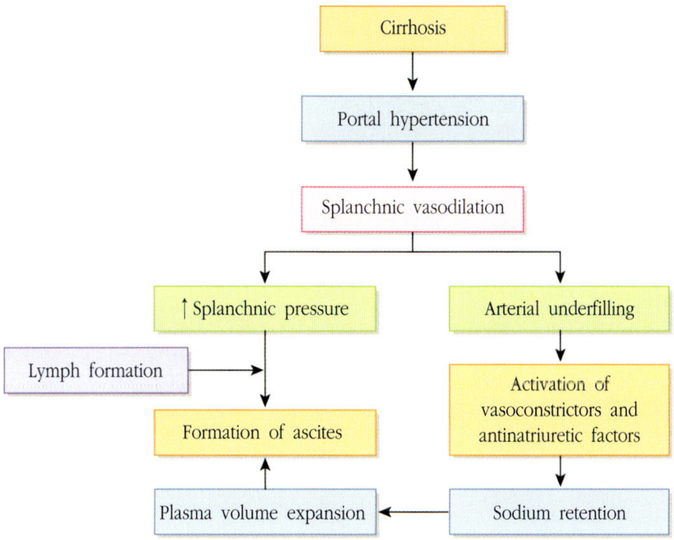

그림 7-3 Development of ascites in cirrhosis

(2) 문맥압 항진증과 내장 혈관 확장 자체가 장모세혈관 압력과 투과도를 변화시켜 복강 내에 수분을 축적

(3) 저알부민혈증에 의해 혈장 삼투압 감소로 복강 내로 수분 유출

3) 진단

(1) 신체검사 : bulging flank, 이동탁음(shifting dullness), fluid wave

(2) 초음파, CT : 적은양의 복수 확인

(3) 복수 천자★

① 적응증

- 새로 발생한 복수
- 입원을 요하는 경우
- 복수 감염이 의심되거나 감염의 전신 증상/징후가 있는 경우
- 원인 미상의 임상적 악화(간성 뇌증, 신기능 악화 등)

② SAAG(serum ascites albumin gradient) ＞1.1 → 문맥고혈압에 의한 복수

4) 치료

(1) 염분 제한 : NaCl ＜2g/day

(2) 이뇨제

① Spironolactone : 100～200mg/day로 시작

② Furosemide : spironolactone으로 조절되지 않으면 추가, 40～80mg/day

③ 체중감소 목표
- 복수만 있는 경우 : 0.5kg/day
- 복수+말초부종 : 1.0kg/day

(3) 난치성 복수
① 염분 제한이 잘되고 이뇨제 용량이 충분한데 조절되지 않는 경우
② Large-volume paracentesis
③ TIPS

(4) 간경변+복수 : 복수 발생 후 2년 내 생존률이 50% 미만 → LT 준비

4 자발 세균 복막염(spontaneous bacterial peritonitis, SBP)

1) 개요

(1) 정의 : 간경변성 복수를 가진 환자에서 복강 내에 뚜렷한 감염 원인이 없이 발생한 복수의 세균감염

(2) 주요기전 : 장내 세균이 창자간막림프절(mesenteric lymph node)로 퍼지면서 세균혈증을 일으키고 복수에 파종되어 발생된다고 생각

(3) 간경변 환자가 복수로 입원한 경우 SBP가 발생할 가능성은 약 30%

(4) 대개 단일 균에 의한 감염이며 *E. coli*가 50% 이상 차지
→ 2개 이상의 균이 배양되면 장천공 의심

2) 임상양상

(1) 발열(가장 흔함), 복통, 압통, 반발통

(2) 복부 증상 없이 황달 악화나 뇌병증만 있을 수도 있다.

(3) 증상이 경미하거나 없을 수도 있다.

3) 진단 → 복수검사

(1) Absolute Neutrophil Count(ANC) $>250/mm^3$

(2) 복수 배양은 40~50%에서 양성이며 진단율을 높이기 위해 혈액 배지 사용

4) 치료

(1) Cefotaxime, ceftriaxone, amoxicillin/clavulanic acid 등 사용

(2) 최소 5일 이상 사용

(3) 신장 기능 악화를 막기 위해 알부민을 같이 투여

(4) 항생제 치료 후 전형적인 임상 반응을 보일 경우에는 반드시 복수검사를 재시행할 필요는 없다.

5) 예방적 항생제 치료

(1) 재발률 감소 효과

(2) recurrent SBP의 경우 주 1회 항생제 투여

5 간신증후군(hepatorenal syndrome, HRS)

1) 개요

(1) 신장의 구조적 이상은 없으나 심한 간질환으로 신장의 혈류역학에 장애가 발생하여 신부전이 나타나는 합병증 → functional renal failure

(2) advanced cirrhosis 또는 acute liver failure의 약 10%에서 발생

(3) 소변검사, 신우조영술, 조직검사 모두 정상(신장기증도 가능)

2) 발생기전

(1) 복수 발생 기전과 유사하며 신혈관 수축이 중요한 역할을 한다.

(2) 문맥고혈압 → 문맥 혈류 감소 → 내장혈관 확장 물질(nitric oxide 등) 증가 → 내장혈관 확장 → arterial underfilling → 보상성으로 신장의 동맥 수축

꼭 알아둡시다!!

유발인자(유발인자 없이도 발생 가능)

- 심한 위장관 출혈
- 패혈증
- 혈장 보충 없이 대량 복수천자 시행
- 과도한 이뇨제 사용

3) 임상양상

(1) 대부분 이뇨제에 반응하지 않는 심한 복수와 부종을 동반

(2) 악화되는 질소혈증, 저나트륨혈증, 진행하는 핍뇨, 저혈압이 있으면 의심★

(3) 두 가지 임상형으로 분류

① Type Ⅰ HRS : 빠르게 진행, 1~2주 내에 Ccr이 감소

② Type Ⅱ HRS : 비교적 서서히 진행

(4) 95% 환자가 질소혈증(azotemia) 발생 수주 후에 사망한다.

4) 진단

(1) 신기능 장애를 일으킬 수 있는 다른 질환을 배제한 후 진단한다.

(2) 검사소견은 콩팥전질소혈증(prerenal azotemia)과 비슷하다.

표 7-5 간신증후군의 진단 기준

주 기준	부가 기준
• 급,만성 간부전과 간문맥압 항진증 • Cr >1.5mg/dL 또는 GFR <40mL/min • 쇼크, 지속되는 세균감염, 체액 소실, 신독성 약제 등의 원인 제외 • 이뇨제 중단과 1.5L 이상 등장성 식염수 정주 후에도 신기능 호전이 없음 • 단백뇨<500mg/day, 초음파 검사에서 폐쇄성 요로병증, 신장 실질 질환의 증거가 없음	• 요량 <500mL/day • 소변 나트륨 <10mEq/L • 소변 삼투농도 >혈장 삼투농도 • 소변 적혈구 수 <50개/고배율시야 • 혈청 나트륨 <130mEq/L

* 주 기준에만 해당되면 간신증후군 진단 가능

표 7-6 콩팥전질소혈증과 간신증후군의 감별진단

	콩팥전질소혈증	간신증후군
생리식염수 1.5L 투여 후 반응	Cr↓, 소변량↑	무반응
소변 나트륨 농도	<10mEq/L	<5mEq/L
PCWP, CVP(용적상태)	감소	정상/증가

* 간신증후군의 경우 소변 나트륨 농도가 더 많이 떨어진다.

5) 치료

(1) Midodrine(α-agonist), octreotide 등을 알부민과 함께 사용

(2) 간이식 : 가장 좋은 치료

(3) Dopamine, prostaglandin analogue는 효과 없다.

여기서 **잠깐!!**

• 간신증후군의 발생에는 신혈관 수축이 중요하며, 신혈관 수축을 유발하는 내장혈관 확장을 조절하기 위해 혈관수축 효과가 있는 α-agonist, octreotide 등을 사용한다.

6 간성 뇌병증(hepatic encephalopathy)

1) 개 요

(1) 간부전에서 발생하는 의식상태 변화와 인지기능의 장애

(2) 장에서 유래한 각종 질소화합물들이 심한 간세포 기능장애와 문맥 : 체순환 단락에 의해 체순환계로 유입되어 신경독성 물질로 작용

(3) 신경독성 물질 : 암모니아, GABA, 내인성 benzodiazepine 유사물질 등

표 7-7 간성 뇌병증의 유발 인자

질소 부하 증가	전해질, 대사성 불균형	약물	기타
위장관 출혈 과도한 단백질 섭취 질소혈증 변비	저칼륨혈증 저나트륨혈증 알칼리혈증 저산소증 혈량저하증	신경계 약물(narcotics, tranquilizers, sedatives) 이뇨제	감염 수술 급성 간질환의 발생 진행하는 간질환 문맥-체순환 단락

2) 임상양상

(1) 국소적 신경학적 결손을 포함한 어떠한 신경학적 이상도 나타날 수 있다.

(2) 의식 장애 : 건망증이 심한 정도에서부터 착란, 혼미, 혼수 등 다양

(3) 수면 장애와 수면 습관의 변화(뇌증의 초기), 성격 및 기분 장애

(4) 신경학적 증상 : 퍼덕이기 진전(asterexis), 과다반사(hyperreflexia), 경직(rigidity), 발바닥 전근반사(extensor plantar sign), 발작(seizure) 등 다양

3) 진단

(1) 확진할 수 있는 검사방법은 없으며 다른 질환을 배제함으로써 진단

(2) 암모니아 : 보통 상승되어 있으나 간성뇌증의 정도를 반영하지 못한다.

(3) 뇌파검사 : 높은 전압과 느린 삼상파 소견 등이 나타날 수 있다.

4) 치료

(1) 유발요인 제거(가장 중요)

(2) 혈중 암모니아를 낮추기 위한 방법

① 단백질 제한 : 영양불량을 초래할 수 있어 현재는 추천되지 않음

② Lactulose : 대장내 pH를 떨어뜨리는 효과, 하루 2~3회 무른 변 보도록

③ Neomycin, metronidazole, rifaximin : 요소분해효소를 생산하는 장내 세균에 대한 항생제

④ 아연 공급

(3) IV flumazenil : benzodiazepine으로 인해 발생한 간성뇌증의 경우

PACIFIC
INTERNAL MEDICINE

08 Chapter

간담도계 종양

Hepatobiliary malignancy

간의 양성 종양

각각의 종양에 대한 자세한 내용보다는 3가지 양성 종양의 차이점을 비교해서 알아두고 영상검사에서 간세포암과의 차이(특히 혈관종)를 알아두세요.

1 해면 혈관종(cavernous hemangioma)

1) 간의 가장 흔한 양성 종양
2) 대부분 무증상으로 우연히 발견
3) 진단
   (1) 초음파 : 경계가 분명하고 균일한 고에코성 병변
   (2) 역동적 조영증강 CT : 동맥기에 주변부부터 조영증강(peripheral nodular enhancement)이 시작되어 지연기에 중심부까지 조영증강되는 양상(fill in pattern)
   (3) ^{99m}Tc-RBC scan : 초기에 cold defect, 후기에 hot spot
   (4) Gadolinium MRI : T1 image에서 균일한 저음영 종괴, T2 image에서 경계가 뚜렷하고 균일한 고음영 종괴
   (5) 조직검사는 필요 없음

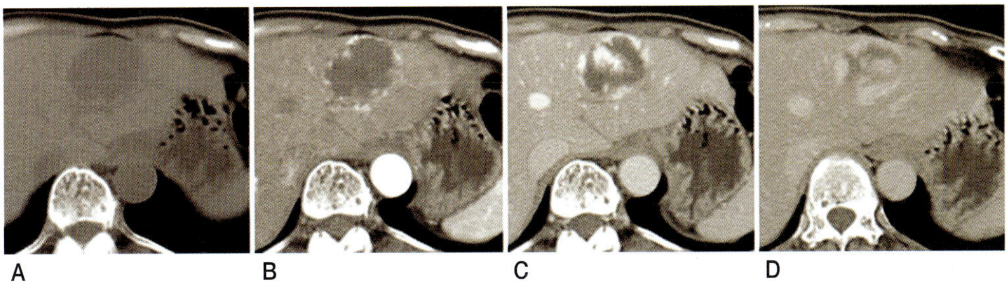

그림 8-1 해면혈관종의 역동적 조영증강 CT. A, 조영전. B, 동맥기. C, 문맥기. D, 지연기

4) 악성화 가능성 없어 증상이 없으면 특별한 치료 필요 없음

2 국소 결절성 과형성(focal nodular hyperplasia, FNH)

1) 중심부에 있는 별모양의 섬유성 반흔이 특징
2) 진단
   (1) 방사선 검사에서 중심부의 섬유성 반흔이 특징적
   (2) ^{99m}Tc-sulfur colloid scan : hot spot을 보일 수 있다(∵ Kupffer 세포 존재).
3) 악성화 가능성 없어 증상이 없으면 특별한 치료 필요 없음

3 간세포 샘종(hepatocellular adenoma)

1) 위험인자 : 경구피임약, 남성화 스테로이드(androgenic steroid), maturity-onset diabetes of the young, 당원축적병(glycogen storage disease), 혈색소침착증, 말단비대증
2) 증상 : 종양 출혈에 의한 통증, 우상복부 불편감
3) 진단
   (1) 역동적 조영증강 CT/MRI : 동맥기에 빠르게 조영 증강후 문맥/지연기에 빠르게 정상화되는 불균일한 종괴, 약 40%에서 출혈 소견, 약 5%에서 석회화 소견을 보임
   (2) ^{99m}Tc-sulfur colloid scan : 70%에서 섭취가 없다(∵ Kupffer 세포 부재).
   (3) 조직검사 : FNH와 혼동될 수 있고 출혈의 위험성이 있다.
4) 치료 : 경구피임약 중단, 수술, 고주파 열치료술(∵ 출혈, 악성화 위험성)

표 8-1 양성 간종양의 감별진단

	간세포 샘종	국소 결절성 과형성	혈관종(가장 흔함)
성별	여성	여성	여성
호발부위	우엽	우엽	우엽
원인	경구 피임제(90%)	불명	불명
임상양상	통증, 종괴 촉진	무증상	무증상
진단	초음파, CT, ^{99}mTc sulfur colloid scan (no uptake)	초음파, CT, ^{99}mTc sulfur colloid scan (hot uptake)	CT, MRI, 혈관조영술
치료	피임제 중단, 수술	관찰	관찰
예후	10% 악성화	악성화 없음	악성화 없음

간세포암(Hepatocellular carcinoma)

간세포암의 상태에 따른 치료방법과 각각의 적응증, 치료법의 특징을 아는 것이 가장 중요합니다. 이외에 발생의 위험인자, 고위험군에서 선별검사에 대해 알아두세요.

1 개요

1) 우리나라 암 발생률 중 4위(2005년 통계)
2) 호발연령 : 50~60세
3) 남 : 여=4 : 1
4) 다른 암에 비해 불량한 예후
   (1) 조기에 혈관 침습, 성장 속도가 빠르다.
   (2) 대부분 만성 간염이나 간경변증 등 만성 간질환 동반
   (3) 특이 증상이 없어 진행된 상태에서 발견되는 경우가 많다.

2 원인/위험인자

1) 간경변증 : 원인에 관계없이 위험인자
2) 만성 바이러스 간염
   (1) HBV
      ① 우리나라에서 가장 흔한 원인
      ② HBsAg(+)인 경우 HBsAg(−)인 경우보다 약 100배의 위험도
   (2) HCV
      ① 60세 이후의 흔한 원인
      ② 감염되고 약 30년 후에 발생한다.
3) 만성 음주
4) 비알코올성 지방간염(Nonalcoholic steatohepatitis, NASH)
5) Aflatoxin B_1- p53 유전자의 돌연변이와 연관
6) 기타 드문 원인
   (1) 원발쓸개관 간경화(primary biliary cirrhosis)
   (2) 혈색소침착증(hemochromatosis)
   (3) 윌슨병(Wilson's disease)

(4) α_1-antitrypsin 결핍
(5) 당원축적병(glycogen storage disease)
(6) 지연피부 포르피린증(porphyria cutanea tarda)
(7) Hereditary tyrosinemia
(8) Citrullinemia

3 임상양상

1) 증상 : 복부 통증(가장 흔함), 체중 감소, 쇠약감, 복부 팽만, 황달, 오심
2) 신체 검사소견 : 간비대, 복수, 비장비대, 발열, 복부잡음(abdominal bruit)
3) Paraneoplastic syndrome : 저혈당, 적혈구증가증, 고칼슘혈증, 고콜레스테롤혈증, dysfibrinogenemia, carcinoid syndrome, gynecomastia, testicular atrophy 등

4 진단

대다수의 환자들이 임상적 기준에 따라 비침습적으로 진단된다.

표 8-2 간세포암의 진단

1. 임상적 진단
• 위험인자(HBV 양성, HCV 양성, 간경변증)가 있으면서,
• αFP ≥200ng/mL이면, 역동적 조영증강 CT 또는 역동적 조영증강 MRI중 한 가지 이상에서 간세포암에 합당한 소견*을 보일 때
• αFP <200ng/mL이면, 아래 영상검사들 중 두 가지 이상에서 간세포암에 합당한 소견을 보일 때 (영상검사 : 역동적 조영증강 CT, 역동적 조영증강 MRI, 간동맥 혈관조영술)
• 단, 간경변증 환자의 2cm 이상 크기 종양은 역동적 조영증강 CT 또는 역동적 조영증강 MRI 중 한 가지 영상검사에서 간세포암에 합당한 소견이 있다면 αFP 수치와 관련 없이 간세포암으로 진단할 수 있다.
2. 조직학적 진단
• 임상적 진단 조건에 해당하지 않거나 간세포암종의 비전형적인 영상 소견을 보일 때는 진단을 위해 조직검사를 시행해야 한다.
* 간실질과 비교하여 동맥기 조영증강과 문맥/지연기 조영감소 소견(early enhancing and early wash out)

1) 종양표지자

(1) Alpha-fetoprotein(αFP)

① 간세포암의 50%에서만 상승, 소간세포암의 경우 35%에서 정상

② 200ng/ml 이상인 경우에 간세포암 진단의 양성 예측도가 가장 높다.

③ 종양의 크기에 비례

④ 종양의 진행이나 치료 후 재발에 대한 모니터링에 유용

⑤ 간세포암 외에 다른 질환에서도 상승할 수 있다.

(2) PIVKA-Ⅱ(protein induced by Vit. K absence-Ⅱ)

=Des-γ-carboxy prothrombin(DCP)

① 간에서 생성되는 비정상적인 프로트롬빈

② 간세포암의 유병률이 낮은 지역의 종양표지자로 유용

③ Vit. K 결핍, 와파린 복용 시에도 증가

2) 방사선학적 검사

(1) 초음파

① 선별검사(screening)로 유용

② 특징 : 고혈관성(hypervascularity) 종양, 종양 침습에 의한 문맥 혈전

(2) 역동적 조영증강 CT

① 특징 : 간실질과 비교하여 동맥기 조영증강과 문맥/지연기 조영감소

② 장점 : 단순 조영증강 CT에 비해 민감도가 상당히 상승

③ 단점 : 동맥 혈관 분포가 적거나 작은 결절 발견의 민감도가 떨어짐

(3) Lipiodol CT

① 특징 : 혈관조영술 때 lipiodol을 주입하고 2~4주 후 CT 촬영

② 장점 : 3cm 이하 종양에 높은 민감도(85%), 작은 종양의 조직검사에 유용

③ 단점 : CT 촬영을 기다리는 동안 종양이 성장하거나 전이할 위험성

(4) 역동적 조영증강 MRI(dynamic gadolinium-enhanced MRI)

역동적 조영증강 CT와 유사한 소견

(5) 혈관조영술

고혈관성(hypervascularity) 종양, 혈관 침범, 단락 확인

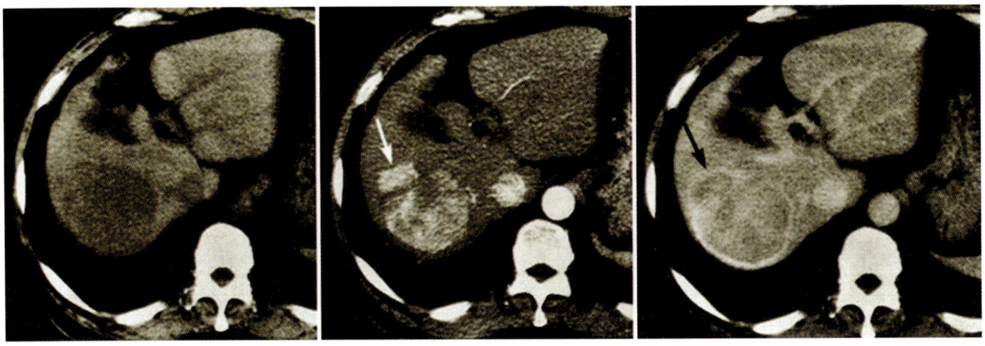

그림 8-2 간세포암의 역동적 조영증강 CT. A, 조영전. B, 동맥기. C, 문맥기

3) 조직검사

(1) 확진 검사이지만 반드시 필요한 것은 아님

(2) 진단 민감도 67~93%, 2cm 이하의 소간세포암의 경우 더 떨어짐

(3) 문제점 : 간기능 저하에 따른 출혈, 복수 등으로 인한 조직 검사의 어려움, 암종 파종의 위험성, 종양 표적(targeting)의 어려움, 위음성

(4) 시행하는 경우 : 위험인자가 없고 영상검사에서 전형적인 간세포암의 소견이 관찰되지 않는 환자, 다른 방법으로 진단이 모호한 환자

4) 고위험군에 대한 선별검사(screening)

(1) 대상 : B형 간염바이러스 양성, C형 간염바이러스 양성, 간경변증

(2) 방법 : 6개월 간격으로 초음파(or CT) 및 αFP 검사

(3) 선별검사에서 간세포암이 의심되는 경우
→ 역동적 조영증강 CT or 역동적 조영증강 MRI 시행

5 병기

해부학적인 분류인 TNM 병기와 간기능, 수행능력 등을 고려한 Okuda, CLIP, BCLC, JIS 등의 종합적 병기 분류법이 있다.

표 8-3 TNM staging

Primary tumor(T)	
TX	Primary tumor cannot be assessed
T0	No evidence of primary tumor
T1	Solitary tumor without vascular invasion
T2	Solitary tumor with vascular invasion or multiple tumors, none >5 cm
T3a	Multiple tumors >5 cm
T3b	Single tumor or multiple tumors of any size involving a major branch of the portal or hepatic vein
T4	Tumor(s) with direct invasion of adjacent organs other than gallbladder or with visceral peritoneum
Regional lymph nodes(N)	
NX	Regional lymph nodes cannot be assessed
N0	No regional lymph node metastasis
N1	Regional lymph node metastasis
Distant metastasis(M)	
M0	No distant metastasis
M1	Distant metastasis

Stage	T	N	M
I	T1	N0	M0
II	T2	N0	M0
IIIA	T3a	N0	M0
IIIB	T3b	N0	M0
IIIC	T4	N0	M0
IVA	Any T	N1	M0
IVB	Any T	Any N	M1

표 8-4 CLIP 병기

점수	0	1	2
Child-Pugh 등급	A	B	C
종양의 형태	단일 결절, 전체간의 <50%	다발성 결절, 전체간의 <50%	전체간의 >50%
α FP(ng/mL)	<400	≥400	
문맥혈전	−	+	

CLIP stage=각 점수의 합

표 8-5 Okuda 병기

	점수	
	0	1
종양크기	<전체간의 50%	≥전체간의 50%
복수	−	+
알부민(g/L)	>3.0	≤3.0
빌리루빈(mg/dL)	<3.0	≥3.0

stage Ⅰ, score 0 ; stage Ⅱ, score 1 or 2 ; stage Ⅲ, score 3 or 4

6 치료

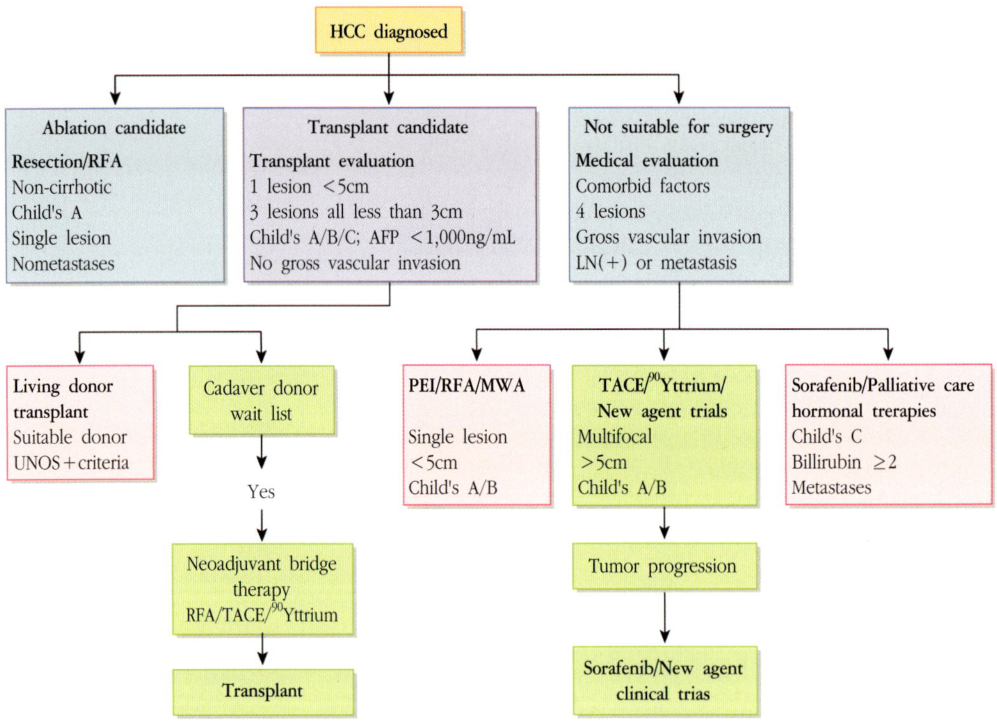

그림 8-3 Hepatocellular carcinoma(HCC) treatment algorithm

1) 간절제술

(1) 간경변증이 없고 절제 가능한 간세포암 환자에서 1차 치료법
(간경변증이 있는 경우에도 잔존 간기능이 충분한 경우 우선 고려)

(2) 적응증 : Child-Pugh A, 간에 국한된 단일 종양

(3) 절제 가능성(국소적 종양, 적절한 잔존 간기능) 평가 방법

① Child-Pugh 등급, ECOG 수행능력, ICG R15

② 혈청 빌리루빈 수치, 문맥압항진증

③ 역동적 조영증강 CT, MRI

④ 흉부 CT, 뼈스캔, ^{18}F-FDG PET CT → 간외 전이 병소 유무 확인

(4) 수술 전후의 보조요법은 효과가 검증된 것이 없다.

(5) 문제점 : 높은 재발률(3년 50%, 5년 70%)

(6) 재발 예측인자 : 미세 혈관 침윤, 종양세포 분화도, αFP, 위성 결절 등

여기서 **잠깐 !!**

- Indocyanine green(ICG) : 담즙을 통해서만 배설, 장간 순환을 하지 않고 다른 조직으로 흡수되지도 않는다.
- ICG R15(%) : ICG 투여 15분 후의 농도를 초기 농도의 백분율로 계산
  R15의 정상치는 10% 이하이고, 40% 이상인 경우에는 간절제술이 위험하다.

2) 국소 치료술(고주파 열치료술, 에탄올 주입술)

(1) 수술이 불가능하거나 수술을 거부하는 경우 근치적 목적으로 시행 가능

(2) 시술이 간편, 주변 간 조직의 손상을 덜 주면서 종양을 괴사시킬 수 있다.

(3) 적응증(종양의 크기가 작을수록 치료 성공률이 높다.)

① 단발성 종양은 5cm 이하

② 다발성 종양은 3개 이하이고 모두 3cm 이하

(4) 고주파 열치료술(radiofrequency ablation, RFA)

① 현재 가장 널리 이용되고 있는 간세포암 종양 소작술

② 종양의 크기가 2cm 이상인 경우 에탄올 주입술에 비해 높은 종양괴사율 (직경 2cm 이하의 간세포암의 경우 두 치료법의 효과는 동등)

③ 단점

- 주요 장기(간문, 대장)가 종양에 인접한 경우 합병증의 위험성↑
- 큰 혈관 주위에 인접한 경우 열전달이 충분치 않아 치료 효과↓
- 에탄올 주입술에 비해 부작용이 상대적으로 많다.

(5) 에탄올 주입술(Percutaneous ethanol injection, PEI)

① 장점 : 간편히 시술할 수 있고 부작용이 적다.

② 단점 : 고주파 치료술에 비해 여러 번에 걸쳐 시술해야 하고 직경 3cm 이상의 종양은 완전 괴사가 어렵다.

3) 경동맥 화학색전술(transarterial chemoembolization, TACE)

(1) 항암제(doxorubicin, cisplatin, mitomycin C)와 색전물질(폴리비닐 알코올, 젤라틴)을 투여
→ 간세포암에 대한 화학요법+선택적 허혈에 의한 종양 괴사 효과

(2) 근치적 치료가 어려운 암 중 주혈관 침습, 간외 전이가 없는 경우 생존율↑

(3) 문맥 침범이 있는 경우도 잔존 간기능이 좋고 간 내 종양이 국소적인 경우에 선택적 TACE를 시행할 수 있다.

여기서 잠깐!!

• 간세포암은 혈류공급의 90%를 간동맥에서 받는다.
- TACE 시에 간동맥을 막으면 종양을 괴사시킬 수 있다.
- 간문맥의 혈류 공급에 문제가 있는 경우 정상조직까지 괴사될 수 있다.

4) 간이식

(1) 적응증(밀란 기준)
① 이식 전 영상검사에서 간 외 전이와 혈관 침습이 없고
② 단일 결절인 경우 5cm 이하
③ 다발성인 경우 결절이 3개 이하이면서 각 결절이 3cm 이하

(2) 밀란 기준에 부합한 경우 높은 5년 생존율(약 70%), 낮은 재발률(10~20%)

(3) 공여자가 나타날 때까지 RFA, TACE 등의 brigde therapy로 유지

(4) 단점 : 이식 간부전 등의 수술적 위험성, 면역억제제 평생 사용, 고비용, 공여 장기 부족

(5) 재발 예측 인자 : 혈관침윤 여부, 종양의 크기 및 개수, 종양의 분화도, 혈청 αFP 및 PIVKA-Ⅱ 등

5) 방사선 치료

(1) 적응증
① Child-Pugh A 또는 상위 B이면서 종양이 전체 간부피의 2/3 이하
② 간문맥 종양혈전증을 동반한 간세포암
③ 종양으로 인한 담도폐색
④ 원발암 및 전이암으로 인한 증상 완화

(2) 제한점 : 방사선에 대한 정상 간의 내성이 종양 치사량보다 훨씬 적다.

6) 전신적 항암 화학요법

(1) 세포독성 화학요법제들은 치료 반응이 충분치 않고 반응 기간이 짧다.

(2) 대부분 만성간질환이나 간경변증을 동반

→ 충분한 용량의 항암제 투여가 어려운 경우가 많고 독성 가능성이 높다.

7) 새로운 치료법

(1) Sorafenib : 간세포암에서 생존 연장 효과가 입증

(2) 기타 : EGF receptor Ab, erlotinib, geftinib, Vit. K, IL-2, ^{90}Yttrium microspheres, ^{131}I-ethiodol 등

간의 전이성 종양

1) 개요

(1) 모든 종류의 암이 간으로 전이될 수 있다.

① 간은 임파선 다음으로 흔한 전이 부위

② 원발성 간 종양보다 전이성 종양이 더 흔함

(2) 흔한 간의 전이성 종양 : 대장암, 췌장암, 유방암, 폐암 등

(3) 간에 전이성 종양이 잘 생기는 이유

① 크기가 크고, 혈류량이 많다.

② 간동맥과 문맥에 의한 이중 혈류 공급

③ Kupffer 세포의 여과 기능

④ 전이성 착상이 잘되는 특징적 내피 구조

(4) 임상양상

① 간 전이에 의한 증상은 없거나 비특이적 증상이다.

② ALP 상승이 가장 흔하고 유일한 이상소견인 경우가 흔하다.

(5) 치료

① 대부분의 전이성 종양은 치료에 잘 반응하지 않음

② 일부에서 단일 종양인 경우 수술적으로 제거하기도 한다.

③ 전신적 항암 요법은 종양의 성장을 늦추고 증상을 경감시킬 수 있으나 예후를 변화시키지는 못함

④ 완화 목적 치료 : 화학색전술, 국소치료술, intrahepatic chemotherapy

2) 대장암의 간전이

(1) 간 전이를 수술적으로 제거하면 생명 연장 효과가 있다.

(2) 완화 목적 치료 : 화학색전술, 국소치료술(RFA, PEI)

(3) ^{90}Yttrium resin

담관암(cholangiocarcinoma)

1 개요

1) 담도에서 발생하는 점액(mucin) 분비 샘암(조직학적으로 대부분 샘암)
2) 간에서 발생하는 원발성 악성종양 중 두 번째로 많다.
3) 고령, 남자에서 호발
4) 대부분 뚜렷한 원인이 없이 발생하지만 선행인자가 있는 경우도 있다.
5) 해부학적 위치에 따른 분류
   (1) Intrahepatic
   (2) Hilar(=central, ~65%) : Klatskin tumor-총담관의 bifurcation에 생기는 종양
   (3) Peripheral(=distal, ~30%)

2 선행인자(predisposing factor)★

1) Primary sclerosing cholangitis(원발성 경화성 담관염)
2) 선천성 이상 : 총담관낭(choledochal cyst), biliary ectasia, Caroli's disease
3) 간 흡충증 : Clonorchis sinensis
4) Chronic biliary inflammation and injury, alcoholic liver disease
5) Choledocholithiasis

여기서 잠깐!!

• Primary biliary cirrhosis는 담관암의 선행인자가 아니다.

3 임상양상

1) 무통성 황달, 가려움증, 체중감소, 회색변
2) Courvoisier's sign : 하부 총담관에 발생한 암에서 확장된 담낭이 촉지되는 것
3) 상부에 발생한 담관암의 경우 담낭이 찌그러지고 담도계가 확장된다.

4 진단

1) 종양표지자
   (1) CEA, CA 19-9, CA-125
   (2) 상승되지만 비특이적, 치료 반응 판정에 쓰임
2) 영상검사
   (1) 초음파 검사를 보통 먼저 시행함
   (2) MRI, MRCP, CT : 담관 확장 소견, 병소의 위치 추정
3) ERCP
   (1) 조직검사
   (2) 치료적 목적 : 폐쇄된 담도 감압, 스텐트 삽입
4) 조직검사 : 확진
   (1) 조직 염색에서 cytokeratin 7, 8, 19에 양성, cytokeratin 20에 음성 소견
   (2) 조직 소견만으로는 대장암, 췌장암의 간 전이와 감별하지 못함

5 치료

1) 원위부 담관암 : Whipple's Op.
2) 중앙부 담관암 : 30%까지 절제 가능, 암주위 담관을 주위 림프절과 광범위 절제
3) 절제 불가능한 경우의 치료
   (1) 고식적 담관 스텐트
   (2) 관내 근접치료(intraluminal brachyradiotherapy)
   (3) 광선역학요법(photodynamic therapy)
   (4) 항암화학요법 : gemcitabine(5FU/leucovorin이나 capecitabine 병합하기도)
4) 간이식 : 일반적으로 적응증 아님
5) 예후가 매우 나쁘다(수술하는 경우도 생존 기간 약 24개월).

담낭암(gallbladder cancer)

1 개요

1) 위장관 악성종양 중 5번째 빈도
2) 고령, 여자에서 호발(cf. 간세포암, 담관암은 남자에서 호발)
3) 샘암이 90% 이상
4) 대부분 진단 시 진행된 상태로 발견되며 담관암보다 예후가 더 불량
   → 평균 생존기간 6개월 이내, 5년 생존율 5%

2 위험인자

80~90%에서 담석 동반

1) 담석증의 기간
2) 크기가 큰 담석(>3cm)
3) 석회화 담낭(porcelain GB)
4) 만성 담낭염
5) 1cm 이상의 담낭 용종
6) 총담관낭(choledochal cyst)
7) Anomalous pancreaticobiliary union
8) *S. typhi* carrier

여기서 잠깐 !!

• 담석증 환자의 0.2% 에서 담낭암이 발생하므로 증상이 없으면 암 예방을 위해 담낭절제술을 할 필요는 없다.

3 임상양상

1) 일단 증상이 발생하면 담낭 밖으로 암이 퍼진 경우가 대부분 → 절제 불가능
2) 만성 담낭염의 증상과 유사 : 만성 우상복부 통증, 체중감소, 황달
3) 국소적으로 퍼져서 간, 복강, 주변 림프절로 침범한다.

4 진단

1) 수술 전에는 발견이 어렵고 대개 우연히 시행한 담낭절제술에서 발견
2) 초음파/CT : 담낭 내강에 비균질의 종괴, 불규칙한 담낭벽
3) MRI/MRCP : 주변 간, 담도 폐쇄와 담낭암을 구별, 문맥 침범 확인
4) 조직검사(초음파 or CT 유도) : 방사선 검사에서 제거가 어려운 경우 시행
5) CEA, CA 19-9 : 비특이적

5 치료/예후

1) 수술은 암이 담낭에 국한되어 있을 때(T1a, T1b)만 효과적
   → 담낭 절제술(simple or radical cholecystectomy)만으로 치료는 충분하다.
   (1) 점막, 점막하에 국한(T1a) : 5년 생존율 100%
   (2) 근육층에 국한(T1b) : 5년 생존율 85%
2) 근육층 이상을 침범한 경우 임파선 전이의 가능성이 높다(T2 이상).
   → 국소 림프절의 광범위 절제를 포함한 확대 담낭절제술
3) 간을 침범한 경우
   → 종양에 대해 최소 2cm의 경계를 두고 간절제술
4) 수술 전에 담낭암이 발견된 경우
   (1) 반드시 개복하여 담낭절제술
   (2) 크기가 작은 경우(<1.5cm)에 일부에서 조심하여 복강경 수술도 시행
5) 절제 불가능한 경우(대부분) → 고식적 치료, 5년 생존율 <5%
6) 보조적 방사선, 항암화학요법은 효과 없다.

바터 팽대부암(carcinoma of the ampulla of Vater)

1 개요

1) 대부분 샘암(90%), 보통 샘종(adenoma)에서 진행하여 샘암(adenocarcinoma) 발생
2) 보통 50세에 진단
3) 대부분 국소 림프절 침범(50%), 간이 가장 흔한 전이 장소
4) 팽대부 주위암 중에 예후가 가장 좋다.

꼭 알아둡시다!!

팽대부 주위암(periampullary cancer)

- 정의 : 바터 팽대부에서 2cm 이내에 발생하는 악성 종양
- 종류(4가지) : 췌장머리암, 원위부 담관암, 바터 팽대부암, 십이지장암
- 빈도 : 췌장암 > 담관암 > 바터팽대부암 > 십이지장암
- 예후 : 바터팽대부암 > 담관 > 십이지장암 > 췌장암
- 치료 : 췌십이지장 절제술

2 임상양상

1) 황달(가장 흔함), 가려움증, 체중감소, 상복부 통증
2) 팽대부 주위암의 임상양상은 대부분 비슷하다.

3 진단

1) 초음파 : 혈관침범, 담관확장, 간의 병변 확인
2) CT, MRI/MRCP
3) EUS : 병기 결정에 유용
4) 확진은 내시경을 통한 조직검사

4 치료/예후

1) 치료/예후에 가장 큰 영향을 미치는 요인은 혈관 침범여부(celiac, SMA)
2) 진단 시 80%까지 절제 가능한 상태
    (1) 크기가 작거나 샘종(adenoma)인 경우 : 내시경적 팽대부절제(ampullectomy)
    (2) 권장되는 근치적 치료 : Whipple's OP, pylorus-sparing pancreaticoduodenectomy
3) 수술하는 경우 종양의 범위에 따라 5년 생존율 25~55%
4) 보조적 항암화학요법과 방사선 치료는 효과 없다.

간이식(liver transplantation)

1 적응증

표 8-6 간이식의 적응증

소아	성인
Biliary atresia(가장 흔함) Neonatal hepatitis Congenital hepatic fibrosis Alagille's disease Byler's disease α_1-antitrypsin deficiency Inherited disorders Wilson's disease Tyrosinemia Glycogen storage disease Lysosomal storage disease Protoporphyria Crigler-Najjar disease type 1 Familiar hypercholesterolemia Primary hyperoxaluria type 1 Hemophilia	Primary biliary cirrhosis Secondary biliary cirrhosis Primary sclerosing cholangitis Autoimmune hepatitis Caroli's disease Cryptogenic cirrhosis Chronic hepatitis with cirrhosis Hepatic vein thrombosis Fulminant hepatitis Alcoholic cirrhosis Chronic viral hepatitis Primary hepatocellular carcinoma Hepatic adenomas Nonalcoholic steatohepatitis Familial amyloid polyneuropathy

2 금기증

표 8-7 간이식의 금기증

절대 금기증	상대 금기증
Uncontrolled extrahepatobiliary infection Active, untreated sepsis Uncorrectable, life limiting congenital anomalies Active substance or alcohol abuse Advanced cardiopulmonary disease Extrahepatobiliary malignancy (not including nonmelanoma skin cancer) Metastatic malignancy to liver Cholangiocarcinoma AIDS Life threatening systemic disease	Age >70 Prior extensive hepatobiliary surgery Portal vein thrombosis Renal failure Previous extrahepatic malignancy (not including nonmelanoma skin cancer) Severe obesity Sever malnutrition Medical noncompliance HIV seropositivity Intrahepatic sepsis Severe hypoxemia secondary to right-to left intrapulmonary shunts($PaO_2 < 50$mmHg) Severe pulmonary hypertension (mean PA pressure >35mmHg) Uncontrolled psychiatric disorder

P A C I F I C
INTERNAL MEDICINE

09 Chapter

간농양

Liver abscess

화농성과 아메바 간농양의 차이점과 각각의 치료에 대해 잘 알아두세요.

화농성 간농양(pyogenic liver abscess)

1 개요

1) 감염경로

(1) 복강 내 인접한 감염부위에서 국소 전파
   ① 담도계 질환(가장 흔함)
   ② 신우신장염, 충수돌기염 등

(2) 혈행성 전파 : 여러 복강 내 감염이 문맥을 통해 전파

2) 원인균 - 감염경로에 따라 다름

(1) 담도계 질환의 상행성 전파 : GNB(*E. coli*-가장 흔함), enterococci

(2) 기타 복강 내 감염 : 다양한 장내 세균의 혼합성 감염(호기성균+혐기성균)

(3) 혈행성 전파 : 단일 균에 의한 감염, 특히 *S. aureus*, streptococcal species

(4) 캔디다 : 항암치료를 받은 환자, 호중구 감소증 환자

2 임상양상

1) 대부분 비특이적 증상 : 발열(가장 흔함), 오한, 오심, 구토, 식욕저하, 체중감소 (특히 고령층에서는 발열만 있는 경우가 많다.)

2) 우상복부 통증/압통, 간비대는 50%에서만 나타남

3) 검사소견

(1) ALP↑(70%, 가장 유용), 백혈구증가증(77%), 빌리루빈↑(50%), AST↑(48%), 빈혈(50%), 저알부민혈증(33%)

(2) 균혈증은 약 1/3에서 동반

3 진단

1) 대부분 비특이적 증상을 보이므로 임상적으로 의심하는 것이 중요

2) 배농 부위의 배양, 혈액 배양

3) 영상검사 : 가장 유용한 진단 방법

(1) 아메바 간농양보다 다발성인 경우가 많다(50%).

(2) 흉부 X-ray : 우측 횡격막의 상승 소견, 우측 폐하부의 침윤과 흉수 소견

(3) 초음파/CT

(4) Indium-labelled WBC or gallium scan, MRI

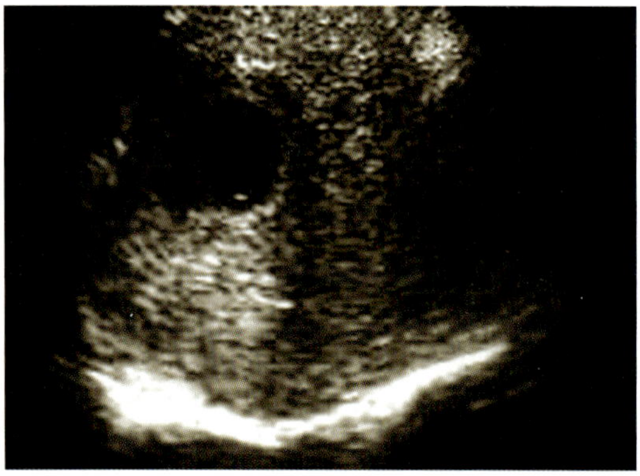

그림 9-1 **초음파 소견**. 저에코의 종괴 소견과 불규칙한 변연을 보인다.

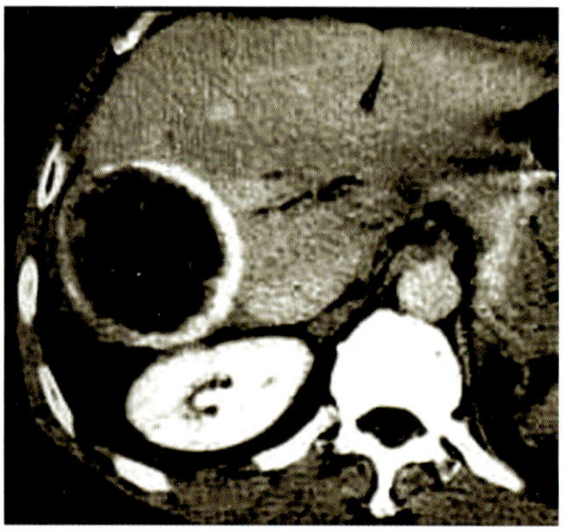

그림 9-2 **CT 소견**. 경계가 뚜렷한 저음영의 병변과 주위로 조영 증강되는 모습이 보인다.

4 치료/예후

1) 항생제

(1) 혐기균을 포함한 장내 세균을 목표로 하여 경험적 항생제 시작

(2) 항생제 시작 전에 농양을 흡인하여 검사하고 결과에 따라 항생제 조절 (그러나, 검사를 위해 항생제 시작을 지연시키면 안 됨)

(3) 배액을 하지 않으면 항생제 사용기간이 길어진다(∵농양내 항생제 침투↓).

(4) 경구약제를 포함한 항생제 사용기간은 4~6주

2) 경피적 또는 수술적 배액

(1) 경피적으로 배액을 하는 경우 수술보다 입원기간이 단축된다.

(2) 경피적 배액과 수술적 배액간에 증상 호전까지의 시간, 사망률 차이는 없다.

(3) 수술적 처치를 우선하는 경우

① 다발성, 크기가 큰 경우

② 점성이 강한 경우(∵ 카테터가 막힌다)

③ 수술이 필요한 질환 공존(담관계 질환 등)

④ 경피적 배액 4~7일 후에도 호전이 없는 경우

3) 예후

사망률 15%

아메바 간농양(amebic liver abscess)

1 개요

1) 원인 – Entamoeba histolytica

(1) 인간이 주요 숙주이다.

(2) 2가지 형태로 존재 : 포낭형(cyst), 영양형(trophozoite)

2) 감염경로

(1) 포낭으로 오염된 물이나 음식을 섭취하면 장내에 무증상으로 집락형성(colonization)

(2) 포낭형에서 조직 침습이 가능한 영양형으로 변형된 후

① 일부에서 장점막에 침투하여 아메바 장염(amebic colitis)을 발생

② 일부는 문맥을 통해 간으로 이동하여 간농양 발생

(3) 간농양 발생에 아메바 장염이 반드시 선행되지는 않는다.

(4) 간농양은 *E. histolytica*의 장 외 감염 중 가장 흔한 질환

2 임상양상

1) 남성에서 호발
2) 급성의 뚜렷한 증상을 보일 수도 있고 불명확한 임상양상을 보일 수도 있다.
3) 보통 젊은 환자의 경우 10~14일 동안 급성의 뚜렷한 임상양상을 보인다.
   (1) 발열, 우상복부 통증/압통, 우측 흉수, 급성 설사
   (2) 백혈구 증가증, ALP↑, AST↑
4) 보통 고령 환자의 경우 2주에서 6개월까지 지속되는 불명확한 임상양상을 보임
   (1) 체중감소, 간비대(발열, 복통은 드묾)
   (2) ALP↑, 빈혈(백혈구 증가증은 드묾)
5) 열만 있는 경우도 10~15% → 불명열에서 감별진단 필요
6) 합병증
   (1) 흉막, 폐 침범(가장 흔함) : 무균성 흉수, 흉막 공간으로 파열, 간기관지 누공
   (2) 복강으로 파열 : 무통성 누출, 급성 복통 유발
   (3) 심장막으로 파열 : 왼쪽 엽의 농양일 경우 발생, 수술적 배액이 필요

3 진단

비특이적 증상만을 보이는 경우가 많아 임상양상으로 진단이 어렵다.

1) 혈청학적 검사 – antiamebic antibody

(1) 아메바 장염, 간농양 환자의 95% 이상에서 양성(민감도, 특이도 높음)
(2) *E. histolytica*의 무증상 보균자도 항체를 형성한다.
(3) 치료하면 6~12개월 안에 다시 음성화 되므로 진단에 매우 유용

2) 대변검사

적혈구를 탐식한 *E. hystolytica*의 trophozoite 발견

3) 농양 흡인

(1) 초콜릿 색깔의 농양(anchovy paste)
(2) 영양형(trophozoite)은 농양 배액에서는 잘 발견되지 않는다(∵피막에 존재).

4) 기타 검사소견

(1) 급성이거나 합병증 발생 시 백혈구증가증

(2) 보통 호산구증가증은 없다.

(3) 크기가 큰 농양도 간기능 검사는 정상이거나 경미한 이상

5) 영상검사 : 초음파, CT, MRI

(1) 치료하면 2/3에서 6개월 안에 농양의 완전 소실

(2) 10%에서는 1년까지 이상이 발견될 수 있다.

4 치료

1) Metronidazole(TOC), tinidazole, ornidazole

(1) 90%의 환자가 72시간 안에 통증과 열이 사라진다.

(2) 치료기간 5～10일

2) Luminal agent(iodoquinol)

(1) 흡수되지 않고 장내에 고농도로 존재하여 장내에 남은 포낭(cyst)을 제거

(2) 포낭 제거와 전파 예방을 위해 metronidazole과 함께 사용

3) 배액(aspiration)

보통 필요 없으며 크기가 큰 경우도 배액으로 이득이 된다는 증거 없음

4) 예후

(1) 치료하면 사망률 <1%

(2) 재발은 드묾

꼭 알아둡시다!!

배액의 적응증

- 화농성 농양과의 감별(특히 다발성 농양)
- 3～5일 동안 치료에 반응이 없을 때
- 파열의 위험이 있을 때
- 좌엽의 농양이 심장막으로 파열되는 것을 방지하기 위해

표 9-1 화농성, 아메바 간농양의 비교

	화농성 간농양	아메바 간농양
역학	50~70세 남=여	20~40세 남>여(>10:1)
위험인자	복강 내 세균감염 담관 폐쇄 당뇨	호발지역의 거주, 여행
원인균	담관계 질환 : *E. coli*, enterococci 기타 복강 내 질환 : 혼합감염 혈행성 감염 : *S. aureus*, streptococci	*Entamoeba histolytica*
감염경로	담관계 감염의 상행 전파(가장 흔함) 복강 내 감염의 국소 전파 복강 내 감염의 혈행성 전파	장내 집락형성 후 문맥을 통한 혈행성 전파
진단	혈액배양 : 50~60%에서 양성 농양 배액 : 화농성, 80%에서 배양 양성 영상 검사 : 50%에서 다발성, 우엽, 불규칙한 경계	혈청학적 검사 : 아메바 항체 농양배액 : 다양한 성상과 색깔, 무균성, trophozoite는 거의 안보임 영상검사 : 80%에서 단발성, 우엽
치료	배액+항생제	Metronidazole

10 Chapter

담낭, 담관 질환

Diseases of gallbladder and bile ducts

담관계의 기본 생리

1 개요

1) 담관계(biliary system)

(1) 담관계의 구성

간세포의 biliary canaliculus, 간 내 담관(hepatic duct), 총담관(common bile duct), 담낭관(cystic duct), 담낭, 바터 팽대부(ampulla of Vater)

(2) 담관계의 기능

① 담즙산염(bile salt)의 저장과 분비

② 콜레스테롤 분비

③ 빌리루빈 분비

④ 약물 대사 물질을 포함한 유기 이온 분비

2) 담즙(bile)

(1) 하루에 500~600mL 생산

(2) 담즙의 구성

① 수분과 전해질 80~90%

② 용질 : 담즙산(bile acid) 80%, 레시틴(lecithin)과 기타 인지질(phospholipid) 16%, unesterified cholesterol 4%, 그 외 결합 빌리루빈, 단백질, 전해질, 점액, 약물과 대사물질 등

(3) 간에서 생성된 담즙(hepatic bile)은 등장성으로 혈장과 유사한 전해질 조성

(4) 담낭 담즙(gallbladder bile)은 무기 음이온, 염소, 중탄산염이 제거되고 수분이 흡수되어 용질 농도가 높다.

2 담즙산(bile acid)

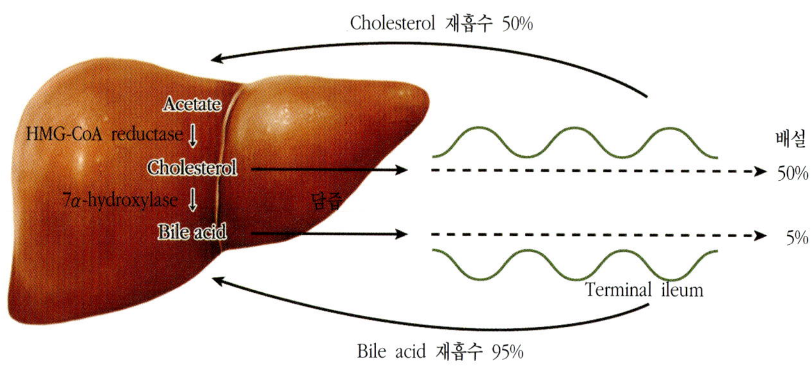

그림 10-1 담즙산의 생성과 장간순환

1) Primary bile acid : cholic acid, chenodeoxycholic acid(CDCA)

(1) 간세포에서 콜레스테롤로부터 생성

(2) Glycine이나 taurine과 결합(conjugation)되어 담즙산염(bile salt)을 형성

(3) 담즙으로 분비되어 지방의 흡수에 중요한 역할

① 인지질과 함께 mixed micelle을 형성하여 지방분해 산물, 콜레스테롤, 지용성 비타민들을 용해한 뒤 장관벽을 통해 흡수

② 담즙산염(bile salt)이 감소되면 지방 흡수장애, 지방변 발생

여기서 잠깐 !!

콜레스테롤의 담즙 내 용해도의 결정 요소

• 전체 지질 농도, 담즙산과 레시틴의 상대적 비율 → 정상 비율일 경우 mixed micelle 형성

2) Secondary bile acid : lithocholic acid, deoxycholic acid, UDCA

(1) Lithocholic acid, deoxycholic acid

① 대장에서 세균에 의해 일차 담즙산이 deconjugation되어 생성
→ 지용성이 되며 장에서 수동적으로 흡수됨

② 대장에서의 흡수 : lithocholic acid < deoxycholic acid

(2) Ursodeoxycholic acid(UDCA) : CDCA의 streoisomer

3 담즙의 장간순환(enterohepatic circulation)

1) 정상적으로 분비된 담즙산의 95% 이상이 재흡수
   → 문맥을 통해 간으로 이동하여 다시 담즙으로 분비
2) 담즙산의 흡수방법
   (1) 능동 수송 : 말단 회장(terminal ileum)에서 대부분의 결합 담즙산 흡수
   (2) 수동 확산 : 장관 전체, 비결합 담즙산과 일부 결합 담즙산
3) 담즙산 pool : 정상 2~4g
   (1) 하루에 약 5~10빈 순환
   (2) 대변으로 0.2~0.4g/day 소실되며 소실된 만큼 간에서 합성된다.
   (3) 간의 최대 합성 능력은 5g/day → 장에서 재흡수가 감소하면 부족해짐
4) 간으로 재흡수된 담즙산은 7α-hydroxylase를 억제
5) 대장의 담즙산은 상피세포에 작용하여 나트륨과 수분의 분비를 일으킴

4 담낭과 괄약근(sphincter)

1) 담낭의 기능

(1) 담즙의 농축 : 수분, 전해질을 재흡수하여 용질의 농도를 3~5배 농축
(2) 대부분의 담즙산이 담낭에 저장되어 있다가 아침 첫 식사에서 분비
(3) 담낭의 정상 용량 : 약 30mL

2) Oddi 괄약근

(1) 공복 시 강한 수축 상태 유지
(2) 십이지장의 내용물이 담관, 췌관으로 역류되는 것을 방지
(3) 담낭 안에 담즙이 채워지도록 촉진

3) Cholecystokinin(CCK)

(1) 지방이나 아미노산 섭취 시 십이지장에서 분비
(2) 담낭의 강력한 수축 작용+Oddi 괄약근의 저항 감소
   → 담낭 내용물이 십이지장으로 배출되도록 촉진

담석증(cholelithiasis)

1 담석의 발생기전

1) 콜레스테롤 담석(90% 이상)

(1) 구성 : cholesterol monohydrate(>50%)+칼슘염, 담즙색소, 단백질, 지방산

(2) 발생기전

① 콜레스테롤 과포화(supersaturation)

- 담즙의 콜레스테롤 비율이 담즙산/레시틴보다 상대적으로 많아지는 것
- 과포화만으로 담석이 발생하지는 않으며 다음 기전도 필요

② 핵형성(nucleation of cholesterol monohydrate crystal)

- 핵형성 촉진인자↑ : 점액, 일부 비점액성 당단백(특히 면역글로불린)
- 핵형성 억제인자↓ : apolipoprotein AⅠ/AⅡ

③ 담낭의 운동성 감소(hypomotility)

- 공복, 식사 후의 담낭 용적 증가, 자극 후에 남아있는 용적 증가

꼭 알아둡시다!!

▌콜레스테롤이 과포화되는 기전(상대적인 콜레스테롤의 농도 증가)

- 콜레스테롤의 증가
  - HMG-CoA reductase의 활성 증가
  - 비만, 고칼로리, 고콜레스테롤 식이, 약물
  - 혈액으로부터 콜레스테롤의 간세포 섭취 증가
  - 유전적 요인
- 담즙산의 감소
  - *CYP7A1* 유전자의 돌연변이
    → 7α-hydroxylase의 결핍 → 콜레스테롤에서 담즙산으로의 전환 장애
- 인지질(레시틴)의 감소
  - *MDR3* 유전자 돌연변이 → phospholipid export pump 결핍 → 레시틴 분비 감소

(3) Biliary sludge

① 담석의 전구 질환으로 생각

② 구성 : lecithin-cholesterol crystal, cholesterol monohydrate crystal, calcium bilirubinate, mucin gel

③ 중력을 받는 부분에 초승달 모양의 층 형성

④ 담낭의 운동성 저하와 관련 : 수술, 화상, TPN, 임신, 경구피임약 등

표 10-1 담석 발생의 선행인자

콜레스테롤 담석	색소 담석
• 인구학적/유전적 요인 • 비만 : 콜레스테롤 분비 증가 • 체중 감량 : 콜레스테롤 분비 증가, 담즙산의 장간순환 감소 • 여성 호르몬, 임신 – 에스트로겐 : 간의 lipoprotein 수용체 자극, 식사 시 콜레스테롤 흡수 증가, 콜레스테롤 담즙 분비 증가 – 에스트로겐, 경구피임약 : 담즙산 분비 감소, 콜레스테롤 증가 • 고령 : 콜레스테롤 분비 증가, 담즙산 분비/pool 감소 • 담낭의 운동성 저하 : 담즙 정체와 sludge 유발 – 장기간의 비경구 영양 – 금식 – 임신 – 약물(octreotide) • Clofibrate 치료 : 콜레스테롤 분비 촉진 • 담즙산 분비 감소 – 원발성 쓸개관 간경화(primary biliary cirrhosis) – *CYP7A1* 유전자 결함 • 인지질 분비 감소 : *MDR3* 유전자의 결함 • 기타 – 고칼로리 식이, 고지방 식이 – 척수 손상	• 인구학적/유전적 요인 : 아시아 • 만성 용혈 • 알코올성 간경화 • 악성빈혈(pernicious anemia) • Cystic fibrosis • 만성 담도계 감염, 기생충 감염 • 고령 • 회장 질환, 회장 절제

2) 색소 담석(pigment stone)

(1) 아시아에 더 흔하고 담낭, 담관계의 감염과 관련

(2) 구성 : 주로 calcium bilirubinate, mucin glycoprotein

(3) 흑색 색소 담석

① 만성 용혈 상태

② 간경변증

③ Gilbert 증후군, cystic fibrosis

④ 장간순환의 장애 : 회장 질환, 회장 절제, 회장 우회술

⑤ 고령

(4) 갈색 색소 담석

① 담즙의 만성적 정체와 이에 따른 담도계의 감염에 의해 발생

② 내인성 또는 세균의 glucuronidase에 의해 결합 빌리루빈이 비결합 빌리루빈으로 deconjugation되어 calcium bilirubinate 형성

여기서 잠깐 !!

• 우리나라의 경우 서양인보다는 색소성 담석, 담관결석 및 간 내 담석이 많다

2 임상양상

1) 쓸개 급통증(biliary colic) : 가장 특징적인 증상
   (1) 담석에 의한 담낭관, 총담관의 폐쇄 → 담낭의 압력 증가, 팽창으로 발생
   (2) 명치부위/우상복부에 발생하는 심한 통증
   (3) 오심/구토를 동반, 우측 어깨와 어깨 사이 공간으로 방사될 수 있다.
   (4) 30분~5시간 지속(5시간 이상 지속된다면 담낭염 발생을 의심)
   (5) 지방식이, 폭식 후에 유발될 수 있다.
2) 발열, 오한 → 담낭염, 담관염, 췌장염 등의 합병증을 시사
3) 혈청 빌리루빈, ALP의 상승 → 담관 결석을 시사

3 진단

1) 단순 복부 촬영

(1) 방사선 비투과성(radiopaque) 담석인 경우 발견할 수 있다.
   ① 콜레스테롤 담석의 10~15%
   ② 색소 담석의 50%
(2) 기종성 담낭염, 석회화 담낭, limey bile, 담석 장마비 관찰

2) 초음파

(1) 담석증 진단에 매우 정확, 1.5mm 크기의 작은 결석까지 발견할 수 있다.
(2) 담낭의 크기와 수축력 평가 가능
(3) 소견 : 담낭 내 고에코의 병소, 후방 그림자(posterior acoustic shadowing), 체위에 따라 이동
(4) Biliary sludge : 저에코, 담낭의 중력을 받는 부위에 초승달 모양의 층 형성, 체위에 따라 변하지만 후방 그림자는 없다.

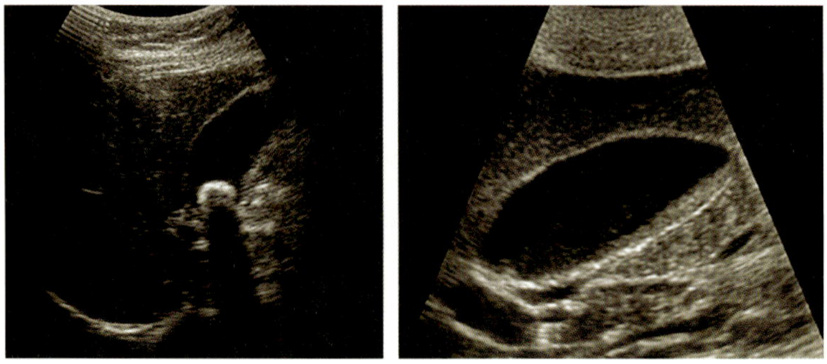

A　　B

그림 10-2 담석증의 초음파 소견. A, 담석증. B, Biliary sludge

3) 경구 담낭조영술(oral cholecystography, OCG)

(1) 대부분 초음파로 대체됨

(2) 이용되는 경우 : 담낭관의 개통성(patency), 담낭의 배출기능, 담석의 크기와 수 평가, 석회화 여부 확인

4) Radioisotope scan(HIDA, DIDA, DISIDA)

(1) ^{99m}Tc-labeled *N*-substituted iminodiacetic acid를 사용

(2) 혈액에서 빠르게 간세포로 흡수되어 담관계로 분비

(3) 담관은 조영되고 담낭이 조영되지 않는 경우
담낭관 폐쇄(매우 정확), 급/만성 담낭염, 담낭이 제거된 경우

4 치료

1) 내과적 치료

(1) Ursodeoxycholic acid(UDCA) : 10%에서 적용해 볼 수 있다.

① 담즙의 콜레스테롤 포화를 감소시키고 핵형성을 억제

② 적응증

- 기능이 있는 담낭 → OCG에서 조영
- 방사선 투과성 담석(radiolucent)
- 크기 < 10mm → < 5mm 담석에서 최대 효과

③ 6개월~2년에 50%에서 완전한 용해

④ 문제점 : 재발(3~5년 뒤 30~50%), 고비용, 긴 치료기간

⑤ 담낭절제술 후 반복적으로 담관석(콜레스테롤석)이 생기는 경우 고려

(2) 체외충격파쇄석술(ESWL)

2) 수술적 치료 – 복강경하 담낭절제술(TOC)

(1) 증상 없는 환자는 예방적 담낭절제술이 필요 없다.
(∵ 무증상 담석증에서 증상, 합병증이 발생할 확률 : 1년에 1~2%)

여기서 잠깐 !!

- 담관 결석은 무증상이더라도 반드시 치료한다.

(2) **예방적 담낭절제술이 필요한 경우**

① 증상이 있는 경우

② 과거에 담석증의 합병증이 있었던 경우(담낭염, 췌장염, 누공 등)

③ 합병증이 발생할 위험이 높은 경우

- 석회화 담낭
- Cholesterolosis, adenomyomatosis

④ 매우 큰 담석(>3cm)

⑤ 선천적으로 기형인 담낭

cf) 당뇨, 젊은 연령의 무증상 담석증은 적응증 아님

(3) 담낭절제술을 시행하는 환자의 15%에서 담관 결석을 동반

→ 수술 전 ERCP, 내시경적 괄약근 절제술을 다음과 같은 경우에 시행한다.

① 황달, 췌장염의 병력

② 비정상 간기능 검사 소견

③ 초음파에서 총담관의 확장, 담관 결석이 보이는 경우

급성 담낭염 (acute cholecystitis)

1 원인

1) 기계적 염증 : 담석에 의한 담낭관 폐쇄 → 담낭 압력 증가와 팽창으로 허혈

2) 화학적 염증 : lysolecithin과 기타 local tissue factor

3) 세균 감염 : 50~85%에서 발견, *E. coil, Klebsiella, Streptococcus, Clostridium*

2 임상양상

1) 3대 소견 : 복통(biliary colic), 발열, 백혈구 증가증(10,000~15,000, left-shifted)

2) 오심/구토, 황달(급성기에는 드물다)

3) 신체검사 소견

(1) 우상복부 압통/반발통, 확장된 담낭 촉지(25~50%), 복부 확장, 장음 감소

(2) Murphy's sign : 깊게 들이쉬거나 기침할 때 우상복부의 늑골 아래를 촉지하면 통증이 심해지면서 숨을 멈추는 것

(3) 전체적인 복막자극 증후, 복부 강직은 없다.

4) 검사실 소견

(1) 빌리루빈 <5mg/dL(50% 이하)

(2) 경미한 아미노전이효소 상승(정상치의 5배 이내)

3 진단

1) 병력, 신체검사로 진단 가능
2) 초음파
   (1) 90~95%에서 담석 발견
   (2) 담낭 염증 소견 : 담낭벽의 비후, 담낭 주변 체액 저류, 담관 확장
3) Radionuclide biliary scan(HIDA 등)
   (1) 담관계는 조영되고 담낭은 조영 안 되는 소견(∵ 담낭 입구 폐쇄)
   (2) 초음파에서 불확실한 급성 담낭염에 유용

4 치료

수술적 치료가 반드시 필요, 내과적 치료는 수술 전 처치 차원에서 시행
(∵ 내과적 치료만으로는 합병증 발생 25%, 1년 내 재발 25%, 6년 내 재발 60%)

1) 내과적 치료

(1) 금식, 비위관 배액, 수액공급, 전해질 교정
(2) 진통제 : meperidine, NSAIDs(morphine은 오디 괄약근의 경련을 초래)
(3) 항생제
   ① Piperacillin or mezlocillin, ampicillin sulbactam, ciprofloxacin, moxifloxacin, 3세대 cephalosporin 사용
   ② 괴저/기종성 담낭염에서 metronidazole 추가(∵혐기성균)
   ③ 다른 항생제에 효과 없는 심한 감염 : imipenem/meropenem

2) 수술적 치료 → 일찍 시행하는 추세입니다.

(1) Early cholecystectomy(48~72시간 내에 시행) → TOC
(2) Urgent(emergency) cholecystectomy : 기종성 담낭염, 담낭 고름집, 천공 등의 합병증 발생시 즉시 담낭절제술 시행
(3) Delayed cholecystectomy
   ① 환자 상태가 조기 수술이 어려운 경우
   ② 진단이 불명확한 경우
(4) 중증 환자 : 담낭조루술(cholecystostomy) + tube drainage
   → 이후에 환자 상태가 안정되면 elective cholecystectomy

(5) 담낭절제술 후 합병증
① 초기 합병증 : 무기폐, 호흡기 이상, 농양, 출혈, 담관-장 누공, 담즙유출
② 담낭절제술 후 증상이 지속되는 원인(75~90%에서는 증상 소실)
- 담관계 외의 질환이 가장 흔한 원인
  과민성 장 증후군(가장 흔함), 역류성 식도염, 소화성 궤양, 췌장염
- 간 외 담관의 질환(postcholecystectomy syndrome)

꼭 알아둡시다!!

담낭 절제술 후 증후군(postcholecystectomy syndrome)의 원인

- 담관 협착
- 잔류 담석(retained biliary calculi)
- 담낭관 잔류 증후군(cystic duct stump syndrome) : 담낭관이 1cm 이상 남았을 때
- 오디 괄약근의 협착, 기능이상
- 담즙산 설사/위염(bile salt-induced diarrhea or gastritis)

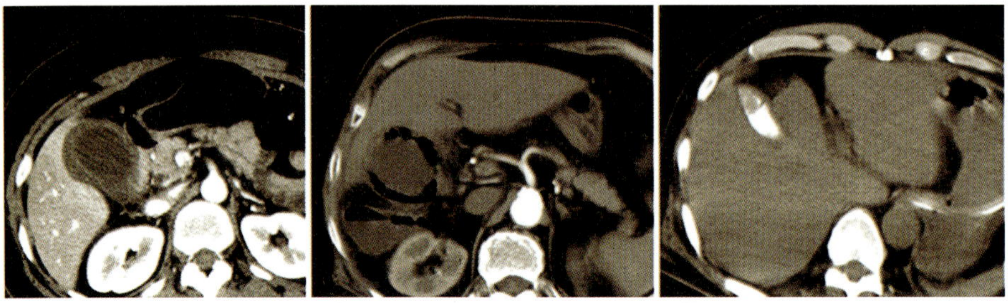
A B B

그림 10-3 **담낭염과 합병증.** A, 급성 담낭염. B, 기종성 담낭염. C, 석회화 담낭

5 합병증

1) 기종성 담낭염(emphysematous cholecystitis)

(1) 발생기전 : 담낭벽의 허혈/괴저와 가스 생성균의 감염
(2) 원인균 : 혐기성균(*C. welchi or C. perfringens*), 호기성균(*E. coli*)
(3) 노인, 당뇨 환자에서 흔히 발생
(4) 임상양상으로는 일반 담낭염과 구별 어려움
(5) 진단 : 단순 복부사진에서 담낭 내강/벽/주위에 공기 소견
(6) 치료 : 합병증, 사망률이 높아 응급 수술, 항생제 치료가 필요

2) 고름집(empyema)

(1) 담낭관 폐쇄와 담낭염이 진행 → 정체된 담즙의 세균 감염

(2) 담관염과 유사한 증상 : 고열, 복통, 백혈구 증가증

(3) G(−) 패혈증, 천공의 위험

(4) 치료 : 응급 수술+항생제

3) 수종(hydrops), 점액낭종(mucocele)

(1) 담낭관의 지속적 폐쇄 → 담낭 안에 점액, 여출액 축적되면서 팽창

(2) 무증상이거나 만성적 우상복부 통증, 우상복부에 무통성 종괴 촉지

(3) 고름집, 천공, 괴저의 위험성

(4) 치료 : 담낭절제술

4) 괴저(gangrene)

(1) 담낭벽의 허혈 및 조직 괴사

(2) 위험인자 : 심한 담낭 확장, 혈관염, 당뇨, 고름집, torsion(동맥 폐쇄 유발)

(3) 천공 발생의 위험성

5) 천공(perforation)

(1) 국소적으로 구멍이 생기기도 하고(localized) 파열되기도 함(free)

(2) Free perforation : 30% 사망률, 팽창된 담낭이 감압되면서 일시적 통증 감소, 전반적인 복막염의 증상 발생

(3) 치료 : 담낭절제술, 중증의 경우 담낭조루술(cholecystostomy) 시행하고 배액

6) 누공(fistula)

(1) 부위 : 십이지장(가장 흔함), 우측 대장의 flexure, 위, 공장, 복벽, 신우

(2) 무증상 누공은 담낭절제술 환자의 5%까지 발견

(3) 진단 : 단순 촬영에서 담도에 공기 소견, 내시경/바륨 검사에서 누공 발견

(4) 치료 : 담낭절제술, 누공 폐쇄

7) 담석성 장폐쇄(gallstone ileus)

(1) 담석이 누공을 통해 십이지장으로 유출되어 기계적 장폐색 발생

(2) 큰 담석(>2.5cm)에서 발생, 주로 ileocecal valve를 폐쇄

(3) 대부분 담낭염, 누공의 증상이 없다.

(4) 진단
① 단순 촬영 : 장폐색+담관의 공기+석회화 결석
② 상부위장관 검사 : 담낭-십이지장 누공+소장 폐색

(5) 치료 : 개복하여 결석제거, 담석 제거(누공은 자연 폐쇄된다)

8) 석회화 담즙(limey bile)

(1) 담낭 내 calcium salt가 과다 분비되어 침착
(2) 증상 없어도 담낭절제술

9) 석회화 담낭(porcelain gallbladder)

(1) 담낭벽에 calcium salt 침착 → 도자기처럼 보임
(2) 담낭절제술(∵담낭암 발생과 연관)

10) Mirrizi 증후군

(1) 담낭관, 담낭의 경부에 박힌 결석이 총담관까지 압박하여 황달/복통 발생
(2) 진단 : 초음파, ERCP, PTC, MRCP → 특징적인 총담관의 외부적 압박
(3) 치료 : 담낭관, 담낭, 박힌 결석 제거

6 급성 무결석 담낭염(acute acalculous cholecystitis)

1) 개요

(1) 급성 담낭염의 5~10%에서 담낭관을 막는 담석이 발견되지 않음
(2) 50% 이상에서 염증의 원인이 불명확

2) 유발인자

(1) 심각한 외상, 화상, 장시간의 분만, 큰 수술, 장기간의 TPN
(2) 담낭암, 담낭의 torsion
(3) 세균 감염(*Leptospira, Streptococcus, Salmonella, Vibrio cholera*), 기생충 감염
(4) 전신질환 : 당뇨, 혈관염, 심혈관계 질환, 결핵, 매독, sarcoidosis, actinomycosis 등

3) 임상양상

(1) 담석을 동반한 담낭염과 동일
(2) 특징 : 중증 기저 질환에 합병된 급성 담낭염

4) 진단

초음파, CT, radionuclide exam

(1) 담석이 없으면서 크고 팽팽한 담낭

(2) 담낭 배출이 잘 안 되는 소견

5) 치료

(1) 조기 담낭절제술

(2) 담석에 의한 담낭염보다 합병증 발생이 높다. → 예후 더 나쁨

증식성 담낭증(hyperplastic cholecystoses)

담낭 정상 조직의 과도한 증식을 특징으로 하는 질환들

1 Adenomyomatosis

1) 담낭 표면 상피의 양성 증식

2) OCG에서 점막의 outpouching 관찰(= "Rokitansky-Aschoff sinuses")

3) 치료 : 증상이 있거나 담석이 있으면 담낭절제술을 시행

2 담낭 용종(GB polyp)

1) 유병률 약 5%, 남자에 호발(cf 담낭암은 여성에서 호발)

2) 담낭절제술을 시행하는 경우

(1) 증상이 있는 환자

(2) 50세 이상

(3) 크기 >1cm 혹은 크기가 커지는 경우

총담관낭(choledochal cyst)

1 개요

1) 담관의 선천성 이상
   → 췌장액의 반복적 역류로 인해 염증과 협착 유발(담관염, 담도폐색)
2) 아시아에서 호발, 여성에서 유병률 4배
3) 췌담관 합류이상, 선천성 간 섬유화(congenital hepatic fibrosis)와 관련

2 임상양상

1) 3대 증상(1/3에서 발생) : 우상복부 통증(가장 흔함), 황달, 우상복부 종괴 촉지
2) 영아에서는 담즙정체성 황달, 회색변(acholic stool)으로 나타남
3) 약 50%의 환자가 10세 이후에 증상 발생
4) 합병증 : 급성 췌장염, 담관염, 정맥류 출혈, 낭종 파열

3 분류

Ⅰ형이 가장 흔하다.

표 10-2 총담관낭의 분류(Todani 분류)

Type	소견		Type	소견	
Ⅰ	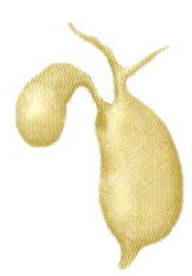	Solitary fusiform extrahepatic cyst	ⅣA	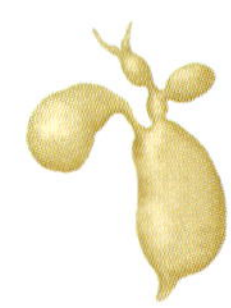	Fusiform extra-and intrahepatic cysts
Ⅱ	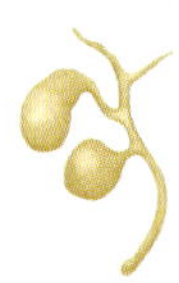	Extrahepatic supraduodenal diverticulum	ⅣB	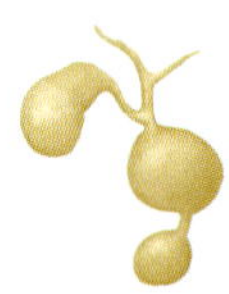	Multiple extrahepatic cysts
Ⅲ	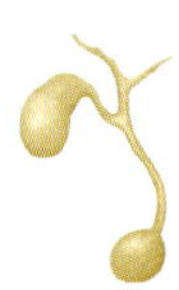	Intraduodenal diverticulum; choledochocele	Ⅴ	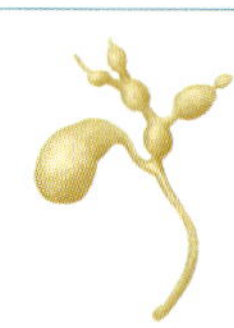	Multiple intrahepatic cysts; Caroli's Disease

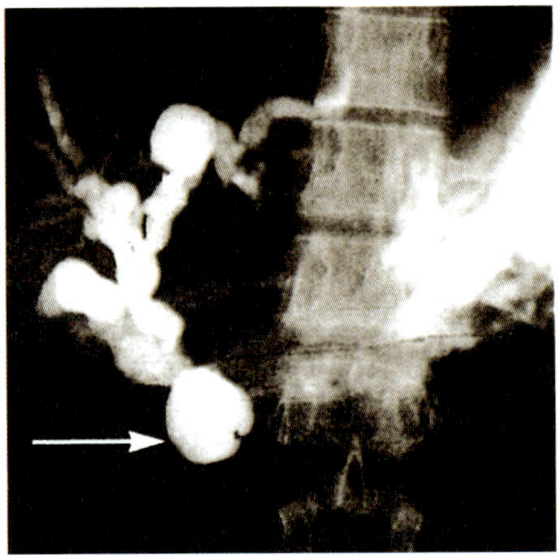

그림 10-4 **총담관낭의 ERCP 소견**. 간외 담관의 현저한 확장이 보인다.

4 진단

1) 초음파, CT, radionucleotide scanning
2) 담관조영술(ERCP, MRCP, PTC) 확진

5 치료

1) 담관암의 발생 가능성이 있어 반드시 수술
2) 원칙 : 낭종 절제술+biliary-enteric anastomosis
3) Caroli's disease : 반복적 담관염, 간 내 결석 발생 → 간이식이 최선의 치료

총담관결석증(CBD stone, choledocholithiasis)

1 발생기전

1) 담석에서 기원 : 거의 대부분
   (1) 담석의 10~15%에서 총담관으로 이동
   (2) 콜레스테롤석, 혼합석이 해당
2) 총담관에서 바로 형성되는 경우(primary CBD stone) : 주로 색소 담석
   (1) 간담도계 기생충 감염 or 만성, 재발성 담관염

(2) 선천성 기형(특히 Caroli's disease)

(3) 담관의 확장, 경화, 협착

(4) *MDR3* 유전자 결핍 → 인지질 분비의 장애

2 임상양상/합병증

1) 담관염

2) 폐쇄성 황달

(1) 황달, 소양증, 빌리루빈뇨증, 회색변 발생

(2) ALP↑, 빌리루빈↑, 아미노전이효소↑(순서대로 상승)

(3) 빌리루빈이 5mg/dL 이상이면 의심(15mg/dL 이상으로는 상승하지 않음)

(4) 만성 담석 담낭염 동반이 흔하지만 대개 담낭은 촉지되지 않는다.

여기서 잠깐 !!

• 20mg/dL 이상의 빌리루빈, Courvoisier's sign → 종양에 의한 폐쇄 가능성 높다.

3) 췌장염

(1) 비알코올성 췌장염의 가장 흔한 원인

(2) 다발성의 작은 담석에서 더 흔함

(3) 담관염이나 황달이 동반되는 경우는 드묾

(4) 췌장염 동반을 의심하는 경우

① 등의 통증 or 좌측 복통

② 지속적 구토, 장마비

③ 흉수(특히 좌측)

(5) 담석에 대한 수술적 치료로 호전됨

4) 이차성 담관성 간경화

(1) 담관결석, 협착, 종양에 의해 발생

(2) 일단 발생하면 폐쇄를 교정시켜도 진행한다.

5) 흡수장애

지용성 Vit. A, D, E, K 결핍

3 진단

1) 초음파 : 담관 폐쇄 시에 가장 먼저 시행하는 검사
2) CT
   (1) 담관의 확장 종양, 간과 췌장의 종괴 확인 가능
   (2) 초음파 검사가 어려운 경우 담관 폐쇄 진단에 이용
3) ERCP
   (1) 담관, 췌관을 모두 관찰 가능
   (2) 원위부 담관을 가장 잘 볼 수 있는 검사
   (3) 검사, 시술도 가능(endoscopic sphincterotomy, stone removal, biliary manometry)
4) 기타 : MRCP, PTC, EUS

4 치료

1) 담관계의 결석은 무증상이라도 발견되면 반드시 치료해야 한다.★
2) 현재의 치료 원칙
   수술 전 ERCP+내시경적 괄약근 절개술+결석 제거
   → 이후에 복강경하 담낭절제술

급성 담관염(acute cholangitis)

1 원인

반드시 담관 폐쇄에 의해 담즙 흐름이 막히는 조건이 있다.
1) 총담관결석증 : 가장 흔함
2) 종양, 협착, 담관-장문합술, 이물질, 침습적 시술

2 임상양상

1) 비화농성 담관염 : 보통 담관의 부분적 폐쇄
   → Charcot's triad : 복통(biliary pain)+황달+발열/오한
2) 화농성 담관염 : 담관의 완전 폐쇄로 압력증가 및 농 발생

→ Charcot's triad＋패혈성 쇼크, 의식 혼돈(confusion), 세균혈증

3) 기타 : 혈액 배양 양성, 백혈구 증가증

여기서 잠깐 !!

• 담낭염의 triad : 백산발(백혈구 증가, 산통, 발열)
• 담관염의 triad : 황산발(황달, 산통, 발열)

3 진단

1) 초음파 : 첫 번째 검사
2) 담관조영술 : ERCP
3) 담즙 배양 : 급성 담관염의 증상 초기에 75%의 환자에서 양성
   → *E.coli, bacteroides, klebsiella*
4) 혈액 배양

4 치료

1) 비화농성 담관염 : 내과적 치료에 잘 반응
2) 화농성 담관염 : 항생제 단독으로는 잘 호전되지 않음
   → 내시경/수술적 치료로 감염된 담즙을 배액하지 않으면 100% 사망
3) 내과적 치료 : G(−) 광범위 항생제
4) 수술적 처치 : ERCP＋내시경적 괄약근 절개술＋복강경하 담낭절제술
   → 효과가 수술과 같으면서 이점이 많아 현재 TOC

혈액담즙증 (hemobilia)

담관계와 혈관계 사이에 비정상적인 연결이 발생하여 담도 내로 출혈 발생

1 원인

1) 간담도계 외상, 수술적 손상
2) 진단 술기 : 간조직 검사, 담관조영술, 경피적 담관 배액술 등

3) 간농양, 간동맥의 동맥류 파열
4) 간담도계 종양의 출혈
5) 담관결석의 기계적 합병증
6) 간담도계 기생충

2 증상 triad

1) 우상복부 복통
2) 폐쇄성 황달
3) 위장관 출혈

3 진단

담관계에서 출혈 확인 : 혈관조영술, 내시경 등

4 치료

1) 경미한 경우 보존적 치료만으로 호전
2) 색전술, 수술

원발성 경화성 담관염(primary sclerosing cholangitis, PSC)

원발성 쓸개관 간경화(PBC)와 구별해서 알아두세요.

1 개요

1) 정의 : 담관의 진행성 염증과 섬유화로 인해 담즙의 정체가 생기는 질환
2) 원인은 미상이나 자가면역질환의 하나로 생각
3) 간내, 간외 담관을 모두 침범(cf. PBC에서는 Small, medium sized duct 침범)
4) 32~40세에 호발, 남 : 여 = 2.3 : 1

2 임상양상

1) 담관 폐쇄의 증상 : 우상복부 통증, 소양증, 황달, 급성 담관염
2) 진행된 경우 : 담관 폐쇄, 간경변증, 간부전, 문맥압 항진, 정맥류 출혈, 담관암
3) ALP 상승(가장 흔함, 90%), 경도의 AST/ALT 상승, 빌리루빈 상승(초기는 정상)
4) 자가 항체 양성 : ANA, pANCA 등
5) 관련 질환
   (1) 염증성 장질환(특히 궤양성 대장염)
   (2) 자가면역성 간염, 자가면역성 췌장염, multifocal fibrosclerosis syndrome, Riedel's struma, pseudotumor of the orbit 등

3 진단

1) 병리 소견+영상 소견으로 진단
   → 간 조직 검사+담관조영술을 모두 시행해야 함
2) 담관조영술 : ERCP, MRCP
   (1) 내강이 좁고 염주알 모양, 담관이 두꺼워진 소견
   (2) 간내, 간외 담관 모두 침범
3) 간 조직 검사 : 특징적인 periductular concentric onion ring fibrosis
4) 진단되면 동반 질환을 반드시 찾아야 한다. → 특히 염증성 장질환

4 치료

1) 병의 진행을 막는 궁극적 치료는 없다.
2) 내과적 치료
   (1) 가려움증 : cholestyramine
   (2) 면역억제제 : 효과 없다.
   (3) 고용량 UDCA : 간기능 검사 소견 개선, 생존율에는 영향 없음
   (4) Vit. D, 칼슘 제재
   (5) 담관 폐쇄가 심한 경우 → 풍선확장술, 내시경적 스텐트 삽입
3) 수술적 치료
   반복적 담관염을 일으켜 협착을 심화시키므로 가능한 피해야 한다.
4) 간이식 : 유일하게 완치를 기대할 수 있는 치료

5 예후

1) 평균 생존기간 : 9～12년
2) 예후인자 : 나이, 빌리루빈 수치, 조직학적 소견, 비장 비대
2) 간이식의 가장 흔한 적응증 중 하나

원발성 쓸개관 간경화(Primary biliary cirrhosis, PBC)

1 개요

1) 서서히 진행하여 간부전에 이르는 원인불명의 담관질환
2) Small, medium sized biliary duct 침범(→ PSC와 달리 간 외 담관 침범은 없음)
3) 여성(95%)에 호발
4) 20～60세 사이에 호발(평균 진단 50세)

2 임상양상

1) 무증상(60%)
2) 피로감, 소양증(가장 초기증상, 50%)
3) 황달, 간비대, 비장비대, 복수, 부종
4) 다른 자가 면역질환과 연관된다.
5) 검사소견
   (1) 담즙정체 소견 : GGT/ALP, ALT/AST의 경미한 증가
   (2) 고빌리루빈혈증
   (3) 혈소판 감소증, 백혈구 감소증, 빈혈
   (4) 면역 글로불린(특히 IgM) 증가

3 진단

중년 여성이 담증정체의 소견 보이면 의심★
1) 초음파 : 간외 담도질환에 의한 담즙정체 배제
2) 혈청 AMA(antimitochondrial Ab) : 90%에서 양성

cf) AMA 음성인 경우 → PSC와 감별하기 위해 담관조영술 시행

3) 간 조직 검사 : 병기설정, AMA(−)환자에서 확진 시, ductopenia 소견 보임

4 치료

1) UDCA : 생화학적, 조직학적 소견 호전시키고 진행을 늦추지만 막지는 못한다.
2) Steroids, colchicine, azathioprine : 효과 없다.
3) pruritis 있는 경우 : antihistamine, naltrexone, rifampin, cholestyramine
4) 간이식 : 비대상성간경변증에서 TOC

5 예후

1) 무증상 환자 중 2/3에서 2~4년 안에 증상 발생
2) 평균 생존기간 : 진단 후 9.3년
3) 예후 인자 : 혈청 빌리루빈의 상승 정도

오디 괄약근 기능이상(sphincter of Oddi dysfunction)

유두부의 가장 흔한 질환은 담낭절제술 후에 발생하는 유두부 협착과 기능장애

1 유두부 협착(papillary stenosis)

1) 원인 : 췌장염, 담석 통과, 수술 중 손상, 감염, 샘종
   → 바터 팽대부에 급/만성 염증과 점진적인 증식
2) 진단 기준
   (1) 복통(우상복부, 명치부위)
   (2) 비정상 간기능검사 소견
   (3) ERCP에서 총담관 확장, 조영물질의 배출지연(>45min)
   (4) 오디 괄약근의 기저압 증가
3) 치료 : 괄약근 절개술(sphincterotomy)

2 오디 괄약근 기능 이상(sphincter of Oddi dyskinesia)

1) 담도폐쇄를 일으키는 괄약근의 기능적 이상
2) 기전 : 괄약근의 경련, hypertonicity, 괄약근 수축파의 빈도 이상
3) 진단
   (1) 모든 검사에서 통증의 다른 원인이 없고
   (2) 담관조영술, manometric criteria가 괄약근 이상을 시사하는 경우
4) 치료
   (1) Nitrate, calcium-channel blocker
   (2) 괄약근 절개술

P A C I F I C
INTERNAL MEDICINE

11

Chapter

급성·만성 췌장염

Acute & Chronic pancreatitis

췌장의 외분비 기능

1 췌장액

1) 하루 1,500~3,000ml 생산
2) 약 20개의 효소를 함유
3) 등삼투성 알칼리 용액(isosmotic alkaline), pH >8.0
4) 기능
   (1) 위장관에서 소화 작용에 필요한 효소 공급
      ① Amylolytic enzyme : 아밀라아제(amylase) → 전분을 소당류, 이당류로 분해
      ② Lipolytic enzyme : lipase, phospholipase A, cholesterol esterase
      ③ Proteolytic enzyme : 비활성화된 전구체 상태로 분비된다.
         - Endopeptidase : trypsin, chymotrypsin
         - Exopeptidase : carboxypeptidase, aminopeptidase
         - Elastase, ribonuclease
   (2) 위산을 중화시켜 췌장 효소가 기능하기 위한 적정 pH 유지
      ① 모든 효소는 알칼리 상태에서 활성화된다.
      ② 중탄산염(bicarbonate)이 가장 중요

여기서 잠깐 !!

- 십이지장 점막에 존재하는 enterokinase가 trypsinogen(전구체)을 trypsin(활성형)으로 변환시키고 trypsin이 다른 전구체 상태의 proteolyic enzyme을 활성형으로 변환시킨다.

2 췌장액 분비의 조절

1) 췌장분비자극

(1) Secretin

① 위산에 의해 자극되어 십이지장과 공장에서 분비

② 췌장 ductal cell에 작용하여 췌장액의 수분, 전해질(bicarbonate) 성분 분비

(2) Cholecystokinin(CCK)

① 지방산(long chain fatty acid), 일부 필수아미노산, 위산에 의해 자극되어 십이지장과 공장에서 분비

② 췌장 acinal cell에 작용하여 췌장액의 효소 성분 분비를 자극

(3) 부교감 신경

① Vagus n.를 통해 secretin과 CCK의 췌장액 분비 작용을 매개

② VIP(secretin agonist), acetylcholine, gastrin-releasing peptide 분비

(4) 담즙산염(bile salt)

Phospholipase A, cholesterol esterase 분비를 자극

2) 췌장분비억제

Somatostatin, pancreatic polypeptide, peptide YY, neuropeptide Y, enkephalin, pancreastatin, calcitonin gene-related peptides, glucagon, galanin

3) 췌장의 자기방어

(1) Protease를 비활성 전구체 형태로 보관

(2) Protease inhibitor를 함유(acinar cell에 존재)

(3) 췌장 내 낮은 칼슘 농도 → trypsin 활성도 감소

급성 췌장염(acute pancreatitis)

1 원인

1) 췌장의 염증성 질환

2) 췌장염의 진행

(1) 1st phase : 췌장 내에서 소화효소가 활성화되어 acinar cell 손상

(2) 2nd phase : 췌장 내 호중구의 침윤과 활성화

(3) 3rd phase : 활성화된 단백분해 효소와 매개체에 의해 세포 손상, 전신증상

3) 급성췌장염의 분류

(1) 간질성 췌장염(Interstitial or edematous pancreatitis) : 경미하고 저절로 좋아짐

(2) 괴사성 췌장염(Necrotizing pancreatitis) : 괴사가 발생한 경우 치료/예후에 차이가 있다.

2 병태생리

표 11-1 급성 췌장염의 원인

흔한 원인	드문 원인
담석증(미세결석 포함)–가장 흔함 알코올–두 번째 흔함 고중성지방혈증(hypertriglyceridemia) –대개 TG >1,000mg/dL ERCP(특히 biliary manometry 이후) 외상(특히 복부 둔상) 수술(복부, 복부 외의 수술 모두) 약물(azathioprine, 6–mercaptopurine, sulfonamide, estrogen, tetracycline, valproic acid, anti–HIV medication)	혈관성 원인과 혈관염(심장 수술 후 허혈 상태) 결합조직 질환과 TTP(Thrombotic Thrombocytopenic Purpura) 췌장의 악성 종양 고칼슘혈증 팽대부 주위 게실(periampullary diverticulum) 분할 췌장(Pancreas divisum) 유전성 췌장염 Cystic fibrosis 신부전 감염(Mumps, coxasckievirus, CMV, Echovirus, 기생충) 자가면역

* 흡연은 급성췌장염의 원인이 아님

꼭 알아둡시다!!

특별한 원인 없이 급성췌장염이 반복되는 경우 고려

- 췌관, 담관의 질환(특히 미세결석, sludge)
- 약물
- 알코올 남용
- 고중성지방혈증, 고칼슘혈증
- 분할 췌장(pancreatic divisum)
- 췌장암
- IPMN(Intraductal papillary mucinous neoplasm)
- 유전성 췌장염
- 낭성 섬유증(cystic fibrosis)
- 자가면역 질환
- 원인불명

3 임상양상

1) 복통 – 급성췌장염의 주된 증상
   (1) 경미한 불편감부터 중증의 지속적 통증까지 다양함
   (2) 상복부, 배꼽 주변에 발생하여 등, 가슴, 옆구리, 아랫배 쪽으로 방사
   (3) 누워있을 때 심해지고, 구부리고 앉거나 무릎을 당긴 자세에서 완화된다.
2) 오심, 구토, 복부 팽만(∵위장관의 운동저하, 화학적 복막염)
3) 미열, 빈맥, 저혈압, 쇼크
4) 황달(드묾)
5) 홍반성 피부병변(∵피하 지방 괴사)
6) 호흡기 증상 : 무기폐, 흉수(좌측)
7) 심한 괴사성 췌장염을 시사하는 소견
   (1) Cullen's sign : 배꼽 주위에 푸른색으로 변색(∵혈복강)
   (2) Turner's sign : 옆구리 변색, 청 – 적 – 자색/녹 – 갈색(∵후복막에 출혈성 삼출액)

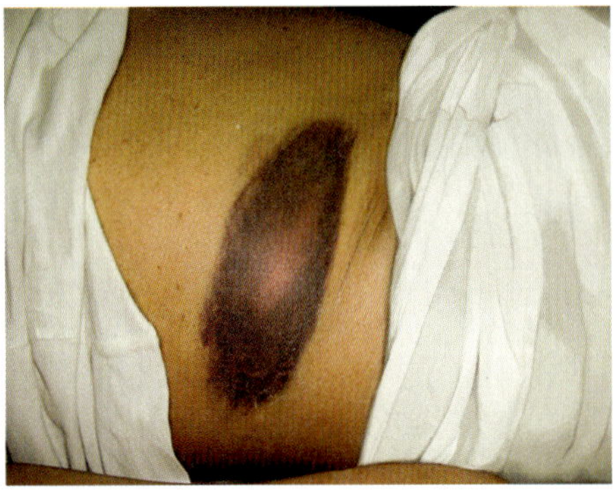

그림 11-1 Turner's sign

4 검사소견

1) 혈청 아밀라아제(amylase) 상승

(1) 정상의 3배 이상 상승되고 다른 원인(침샘질환, 장천공)이 배제되면 진단적
(2) 24시간 내에 상승, 췌장염이 지속되더라도 3~7일 후에 보통 정상화된다.
   → 일주일 이상 상승 시 다른 합병증 고려 : 괴사, 췌관폐쇄, 가성낭종 등
(3) 상승 정도와 중증도는 관계없다.
(4) 복수, 흉수에서 아밀라아제의 상승(>5,000U/dL)은 진단에 도움
(5) 췌장염 외의 질환에서도 증가할 수 있다.

꼭 알아둡시다!!

급성 췌장염에서 아밀라아제가 정상 수치를 보이는 경우(15%)

- 혈액 샘플링이 2~5일 가량 지연된 경우
- 기저질환으로 만성 췌장염이 있는 경우
- 고중성지방혈증

표 11-2 혈청/소변 아밀라아제 상승의 원인

췌장 질환	췌장 외의 질환	기타 복부 질환
• 급/만성 췌장염 • 췌장염의 합병증 – 가성 낭종 – 췌장성 복수 – 췌장농양 – 췌장괴사 • 췌장 외상 • 췌장암	• 신부전 • 침샘질환 – 볼거리 – 결석 – 방사선 침샘염 – 턱얼굴 수술 • "Tumor" hyperamylasemia – 폐의 악성종양 – 식도의 악성종양 – 유방암, 난소암 • Macroamylasemia • 화상 • 당뇨병성 케톤산증 • 임신 • 신장 이식 • 대뇌 손상 • 약물 : opiates	• 담도계 질환 : 담낭염, 담관결석 • 복강 내 질환 – 소화성 궤양 천공 – 장폐색, 장경색 – 자궁외 임신 파열 – 복막염 – 대동맥류 – 만성 간질환 – 수술 후 상승

여기서 잠깐!!

- Trypsinogen은 췌장에서만 분비되므로 trypsinogen 수치가 정상이면 급성췌장염을 배제

2) 혈청 지질분해효소(lipase) 상승

(1) 췌장에 더 specific, 3배 이상 상승하면 급성췌장염으로 진단 가능

(2) 대부분 아밀라아제 활성과 비례하여 증가

3) 기타 검사소견

(1) 백혈구증가증, hemoconcentration

(2) 고혈당 : 인슐린↓, 글루카곤↑, corticosteroid↑, catecholamine↑

(3) 저칼슘혈증 : 지방 괴사에 의한 지방산과 칼슘의 비누화(saponification) 때문

(4) 고빌리루빈혈증 : 췌장 머리의 부종에 의한 일시적 증상, 4~7일 후 정상화

(5) 고중성지방혈증 : 5~10%

(6) 저산소증(arterial PO_2 ≤60mmHg) : ARDS 발생 위험
(7) ECG : 심근허혈로 ST-segment, T-wave 이상

4) 영상 검사

(1) 단순 X-ray 촬영 : 장천공 감별에 중요
(2) 조영증강 CT
① 급성췌장염의 진단, 중증도, 합병증 확인에 가장 유용
② 간질성 췌장염(경증의 췌장염) : 췌장의 전반적인 부종과 췌장주변의 염증성 변화, 체액 저류를 보임
③ 괴사성 췌장염 : 췌장 실질에서 괴사된 부분의 조영증강 결손이 관찰됨
(3) 복부 초음파 : 담낭, 담도계 확인

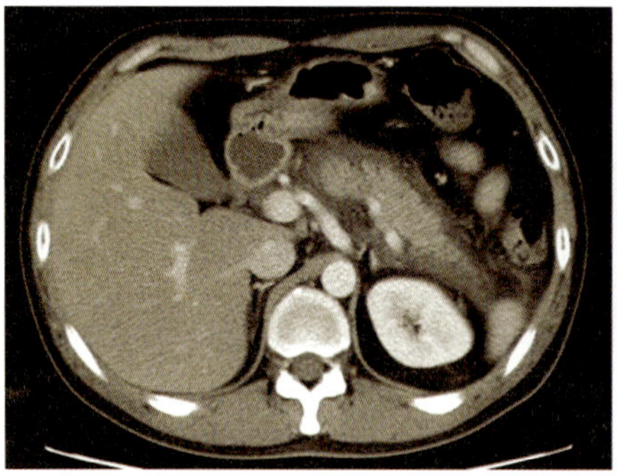
A

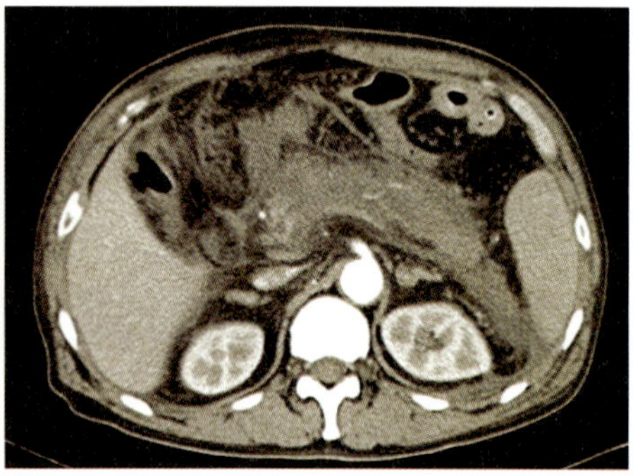
B

그림 11-2 **급성췌장염의 조영증강** CT. **A,** 간질성 췌장염. **B,** 괴사성 췌장염

5 진단

1) 보통 복통에 동반된 혈청 아밀라아제/지질분해효소 상승으로 진단
2) 진단에 가장 유용한 영상 검사 → 조영증강 CT

꼭 알아둡시다!!

감별 진단

- 장천공(특히 소화성 궤양)
- 급성 장폐색
- 심근경색
- 혈관염을 동반한 결합조직 질환
- 당뇨병 케톤산증
- 급성 담낭염
- 신장 결석
- 동맥류 파열
- 폐렴
- 창자간막 혈관 폐색(mesenteric vascular occlusion)

6 예후/경과 평가

1) 중증 급성췌장염(급성췌장염에서 불량한 예후를 시사하는 소견)

(1) 중증도의 위험인자

나이 > 60세, BMI > 30, 동반질환 여부

(2) 입원 시 또는 입원 후 24시간 이내 중증도 마커

① SIRS

② Hemoconcentration(hematocrit > 44%)

③ BUN >22mg/dL

④ BISAP score(BUN >25, Impaired mental status, SIRS, Age >60, Pleural effusion)

⑤ 장기 부전(Modified Marshall Score)

⑥ 심혈관 : sBP <90mmHg, HR >130회/분

⑦ 폐 : Pao_2 <60mmHg

⑧ 신장 : serum Cr >2.0mg%

(3) 입원 중 중증도 마커

① 지속되는 장기 부전

② 췌장 괴사

2) CT criteria

(1) Grade A, B : 감염/사망의 위험성이 거의 없음

(2) Grade C : 감염의 가능성 낮음, 사망 위험성은 거의 없음

(3) Grade D, E : 중증췌장염, 감염률 30~50%, 사망률 15%

표 11-3 급성 췌장염의 CT criteria

등급(grade)	A	B	C	D	E
CT 소견	정상 췌장	췌장 비대	췌장 염증	하나의 액체 저류	둘 이상의 액체 저류

3) 혈청학적 지표

(1) CRP >150mg/dL

(2) Trypsinogen activation peptide(TAP)

4) Multiple factor scoring system

(1) Ranson/Imrie criteria, Glascow criteria, Apache Ⅱ score

(2) 사용하기 어렵고 예측력이 떨어져 현재는 잘 사용하지 않음

표 11-4 Ranson/Imrie criteria－주로 알코올이 원인일 때

입원 또는 진단 당시	처음 48시간 동안
나이>55세	Hct 10% 이상 감소
WBC>16,000/mm^3	Estimated fluid sequestration>6L
Glucose>200mg/dL	Ca^{2+}<8.0mg/dL
LDH>350U/L	Arterial PO_2<60mmHg
AST>250U/L	BUN 5mg/dL 이상 상승
	Albumin<3.2g/dL

7 치료

대부분의 환자가 저절로 호전됨(85～90%), 치료시작 3～7일 내에 호전

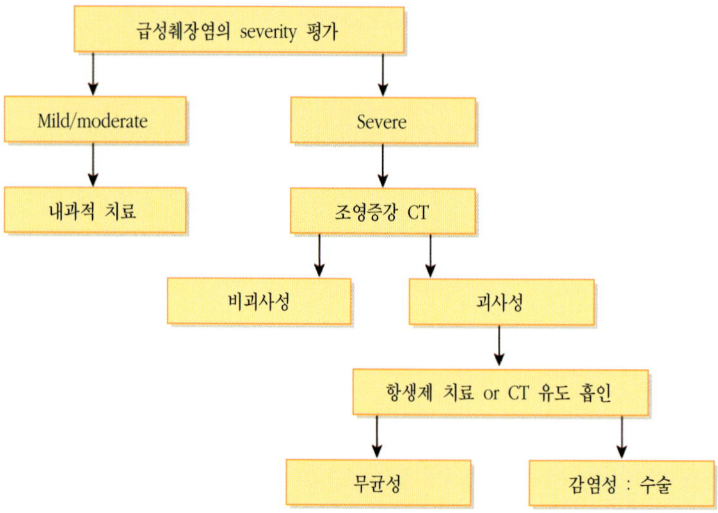

그림 11-3 급성췌장염의 치료

1) 일반적인 치료원칙

(1) 국소/전신 합병증의 발생 감시

(2) 진통제 : meperidine, hydromorphine

(3) 수액 공급

(4) 췌장분비 억제(pancreatic rest)

① 금식 : 복통, 장기 기능부전이 호전되고 배고픔을 느끼면 경구식 시작

② 비경구영양(TPN) : 경구영양에 비해 감염성 합병증 발생의 부작용↑

③ 비위관 사용 : 경증에서는 큰 효과 없음, 구토나 장마비 있으면 고려

(5) 항생제

① 예방적 항생제는 합병증 없는 췌장염에는 필요 없음

② 괴사성 급성췌장염에서 항생제를 사용함 : imipenem-cilastin
→ 괴사성 췌장 조직의 2차적 감염은 사망의 주요 원인

(6) Octreotide : 사망률 감소, 합병증 발생에는 영향 없다.

(7) Antiprotease(gabexate mesylate) : 췌장손상은 줄이지만 사망률에는 영향 없음

(8) 효과 없는 약물 : 글루카곤, H2 blocker, protease inhibitor, NSAIDs, lexipafant, glucocorticoid, calcitonin, platelet-activating factor inhibitor, anticholinergics

2) 전격성 췌장염의 치료

(1) 충분한 수액공급, 합병증 예방

(2) 복강 세척(peritoneal lavage)은 전격성 췌장염의 경과에 영향이 없다.

3) 담석에 의한 중증 췌장염

(1) ERCP, 유두절제술(papillotomy) 24~48시간 안에 시행

(2) 대부분 입원 기간 중 또는 퇴원 4~6주 이내 담낭절제술을 시행

4) 고중성지방혈증에 의한 췌장염의 치료

(1) 체중감소, 지질 제한 식이, 운동, 당뇨 조절

(2) 중성 지방을 올릴 수 있는 약물 주의

(3) 중성지방 < 200mg/dL으로 유지 → 필요한 경우 statin 제재 사용

8 합병증

표 11-5 급성 췌장염의 합병증

국소 합병증	전신 합병증
• 췌장 괴사 : 무균성, 감염성 • 췌장 농양 • 가성낭종 : 통증, 파열, 출혈, 감염, 위장관 폐색(위, 십이지장, 결장) • 췌장 복수 : 주췌관의 손상, 가성낭종의 누출 • 괴사성 췌장염의 인근 장기 침범 : 복강 내 대량출혈, 혈전증(비장정맥, 문맥), 장경색 • 폐쇄성 황달	• 호흡기 : 흉수, 무기폐, 종격동 농양, 폐렴, ARDS • 심혈관계 : 저혈압, 혈량저하증, 급사, 비특이적 ST-T 변화(심근경색과 유사), 심장막 삼출 • 혈액 : 파종혈관내 응고(DIC) • 위장관 출혈 : 소화성 궤양, 미란성 위염, 출혈성 췌장괴사(주요혈관의 미란 동반), 문맥혈전, 정맥류출혈 • 신장 : 핍뇨, 질소혈증, 신혈관 혈전, 급성 요세관 괴사(acute tubular necrosis) • 대사성 :고혈당, 고중성지방혈증, 저칼슘혈증, 뇌증, 갑작스런 실명(Purtscher's retinopathy) • 중추신경계 : 정신병, 지방색전 • 지방괴사 : 피하조직(홍반성 결절), 뼈, 기타(종격동, 흉막, 신경계)

1) 감염성 췌장 괴사

(1) 급성염증, 괴사가 발생한 췌장에 세균감염이 발생하는 것
  ① 췌장염 발생 후 2~4주 내에 발생
  ② 췌장 괴사 환자의 20~35%에서 2차 감염 → 주로 위장관의 그람 음성균

(2) 진단
  ① 췌장 괴사 : 조영증강 CT에서 췌장 실질의 국소적 조영 결손이 관찰
  ② 감염성 확인 : CT 유도 세침 흡인을 시행하여 무균성 괴사와 감별

(3) 치료
  ① 수술적 제거(∵ 고형 성분을 경피적으로 제거할 수 없기 때문)
  ② 무균성 췌장 괴사는 추적 관찰하다가 악화되면 수술한다.

(4) 췌장 감염이 의심되는 증상/증후가 있는 경우의 조치
  ① 가성낭종 → 즉시 흡인(cf. 무증상의 가성낭종은 관찰)
  ② 췌장 주위 체액 저류 → 즉시 흡인할 필요 없다(∵ 대부분 무균성).
  ③ 처음 흡인에서는 무균성이지만, 발열, 백혈구증가증이 지속되는 경우
  → 보통 호전되므로 재흡인하기 전에 5~7일간 관찰한다.
  ④ 상태가 호전되었다가 발열, 백혈구증가증이 다시 나타나는 경우
  → 재 흡인

2) 췌장 농양

(1) 췌장염 발생 후 4~6주 이상 지나고 형성된다(3~4%에서 발생).

(2) 발열, 백혈구 증가증, 장마비, 회복 중인 환자에서 악화 소견을 보임

(3) 유발 요인
  ① 수술 후 췌장염
  ② 경구식을 조기에 시작한 경우
  ③ 개복술을 조기에 시행한 경우
  ④ 항생제 남용

(4) 치료
  ① 수술 : 개복하여 괴사조직 제거, 광범위 배액
  ② 일부 경피적 배액 : 50~60%에서 성공

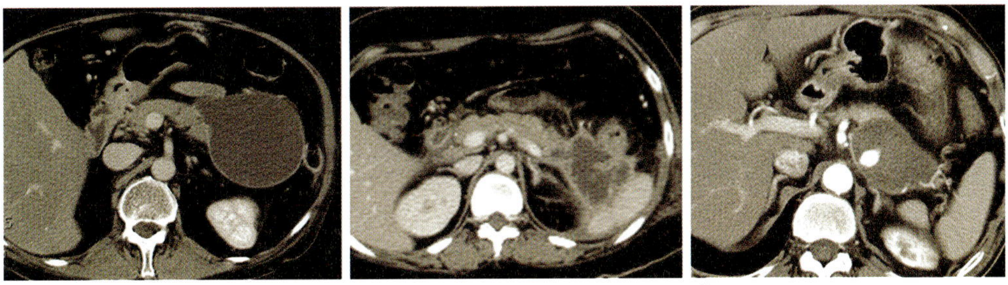

A B C

그림 11-4 **췌장염의 국소합병증.** **A,** 가성낭종. **B,** 췌장농양. **C,** 가성 동맥류

3) 췌장 가성낭종

(1) 세포조직, 췌장 분비액, 췌장효소의 국소적 축적으로 발생한 낭종
   ① 급성 췌장염 4~6주 후 발생
   ② 일반적 낭종과 달리 상피세포층이 없다.
   ③ 주췌관과 연결이 있는 경우가 흔함

(2) 원인
   ① 췌장염(90%) : 급성 췌장염의 15%에서 발생
   ② 외상(10%)

(3) 임상양상
   ① 발생위치 : 몸통/꼬리 85%, 머리 15%
   ② 복통, 압통이 있는 복부 종괴 촉지
   ③ 혈청 아밀라아제 상승(75%)

(4) 진단 : 초음파, CT

(5) 치료 : 25~40%에서 자연 소실
   ① 관찰하는 경우 : 증상이 경미, mature cyst
   ② 치료의 적응증
      • 크기가 크고(>5cm) 흡수되지 않고 6주 이상 지속
      • 점점 커지거나 증상이 악화, 합병증 발생하는 경우
   ③ 방법
      • 경피적 배액 : 간단하지만 실패율, 재발률 높음
      • 내시경적 배액 : transpapillary/transgastric/transduodenal/EUS-guided drain
      • 수술적 배액 : 낭종벽이 성숙되는 6주 이후 시행, 내/외 배액 or 절제술

(6) 합병증 : 통증, 파열, 출혈, 감염, 농양, 위장관 폐쇄

꼭 알아둡시다!!

가성낭종의 출혈을 시사하는 소견

- 종괴의 크기 증가
- 가성낭종 주변에서 잡음(bruit)
- Hemoglobin, hematocrit의 급격한 감소(다른 출혈소견을 배제 했을 때)

4) 가성 동맥류(pseudoaneurysm)

(1) 10%에서 발생

(2) 가성낭종이나 체액 저류가 있는 곳에서 관찰된다.

(3) 비장동맥에서 가장 많이 발생

(4) 진단

① 췌장염 환자에서 원인 없이 위장관 출혈 발생하면 의심

② 조영증강 CT : 가성낭종 안이나 근처에서 조영 증강되는 병변 관찰

③ 혈관조영술 : 확진검사

(5) 치료 : 활동성 출혈이 없어도 색전술을 시행(∵사망률 40~60%)

5) 췌장성 복수

(1) 원인-주췌관의 손상

① 췌관과 복강 내 공간 사이에 누공 발생

② 췌관과 누공이 있는 가성낭종에서 낭종액이 유출되는 경우

(2) 진단

① 복수내 알부민, 아밀라아제 상승(보통 2,000U 이상), SAAG <1.1

② ERCP : 췌관을 통해서 조영제가 유출되는 양상 확인

(3) 감별 진단

① 복막 암종증(peritoneal carcinomatosis)

② 결핵성 복막염

③ 협착성 심장막염

④ Budd-Chiari 증후군

(4) 치료

① 비위관, 비경구영양, 복수천자, octreotide(췌장액 분비 억제)

② 스텐트

③ 수술적 치료

만성 췌장염(chronic pancreatitis)

1 개요

1) 정의

(1) 췌장의 만성염증과 섬유화로 인한 비가역적 손상을 특징으로 하는 질환

(2) 외분비, 내분비 기능에 모두 이상이 발생한다.

2) 원인

(1) 알코올(70%) : 만성음주자의 일부에서만 발생, 음주량이 적어도 발생 가능

(2) 25%에서 원인불명이며 이중에 일부는 유전적 결함이 원인이다.

표 11-6 만성췌장염과 췌장 외분비 기능 부전의 원인 : TIGAR-O Classification System

Toxic-metabolic	Idiopathic	Genetic
Alcoholic Tobacco smoking Hypercalcemia Hyperlipidemia Chronic renal failure Medications-phenacetin abuse Toxins-organotin compounds (e.g., DBTC)	Early onset Late onset Tropical	Cationic trypsinogen(PRSS1) Cystic Fibrosis Transmembrane conductance Regulator gene(CFTR) Calcium-sensing receptor(CASR) Chymotrypsin C gene(CTRC) Pancreatic secretory trypsin inhibitor gene(SPINK1)
Autoimmune	**Recurrent and severe acute pancreatitis**	**Obstructive**
Type 1 Autoimmune chronic pancreatitis IgG4 systemic Type 2 Autoimmune chronic pancreatitis	Postnecrotic (severe acute pancreatitis) Recurrent acute pancreatitis Vascular diseases/ischemia Radiation induced	Pancreas divisum Duct obstruction(e.g., tumor) Preampullary duodenal wall cysts Posttraumatic pancreatic duct scars

여기서 잠깐 !!

• 담석은 급성췌장염 유발인자이나 만성췌장염의 유발 인자는 아니다.

꼭 알아둡시다!!

자가면역성 췌장염(autoimmune pancreatitis)

- 췌장(특히 머리 부분)의 전반적인 부종과 비대가 발생하며 석회화나 낭종은 생기지 않음
- 보통 경미한 복통, 폐쇄성 황달 소견을 보임
- 다른 자가면역 질환을 동반할 수 있다(쇼그렌 증후군, PSC, UC, RA).
- ERCP : 췌관이 전반적으로 불규칙하게 좁아짐, 담관 협착이 동반될 수 있다.
- γ-globulin증가(특히 IgG4), 다른 자가 항체 양성(ANA, RF)
- 조직검사 : 광범위한 섬유화, lymphoplasmacytic infiltration 소견
- 치료 : glucocorticoid → 증상 호전, 크기 감소, 조직학적 호전

2 임상양상

1) 복통(80%)

(1) 위치, 빈도, 통증의 정도, 지속여부는 다양

(2) 보통 상복부, 몸통 깊숙한 곳에 통증을 느끼며 등으로 방사되는 양상

(3) 제산제에 반응 없고 음주나 과식(특히 고지방식) 뒤에 악화

(4) 통증의 원인 : 췌장염증, 췌관 압력 증가, 신경염증, 총담관/십이지장 협착

2) 소화 장애 ← 외분비 기능의 저하

(1) 만성 설사, 지방변, 체중 감소, 피로감 유발

(2) 지방의 소화 장애

① 설사와 지방변 발생

② 지질분해효소가 10% 미만으로 떨어져야 발생

③ 임상적으로 현저한 지용성 비타민 결핍은 드물다.

(3) 아밀라아제 결핍에 의한 탄수화물 소화 감소 → 삼투성 설사

(4) 단백효소 결핍에 의한 단백질 소화 장애

꼭 알아둡시다!!

만성 췌장염에서 체중감소의 원인

- 초기 : 복통에 의한 칼로리 섭취의 감소
- 질환이 진행된 후 : 췌장 기능 부전에 의한 흡수장애, 조절 안 되는 당뇨

3) 당불내성, 당뇨병 ← 내분비 기능의 저하

(1) 췌장이 80% 이상 파괴되면 내분비 기능장애 발생

(2) 당불내성은 초기에도 흔하지만 당뇨는 질환이 진행한 후에 발생

(3) 케톤산증, 말단 장기 손상(retinopathy, neuropathy, nephropathy)은 드물다.

4) 기타 합병증

(1) 마약 중독(가장 흔함)

(2) 위마비(gastroparesis)

(3) Cobalamin 흡수장애 : trypsin에 의한 비타민과 R단백의 분리 감소

(4) Nondiabetic retinopathy : Vit. A, 아연 결핍 때문

(5) 흉막/심장막/복막 삼출 : 아밀라아제 농도가 높은 삼출액

(6) 가성낭종 : 약 25%에서 발생, 자연소실은 드묾

(7) 위장관 출혈 : 소화성 궤양, 위염, 가성낭종의 십이지장 침범, 비장정맥 혈전으로 발생한 정맥류의 파열

(8) 황달(총담관 압박) : 췌장내 총담관 주위 만성염증에 의한 담관염, 담관 경화

(9) 피하 지방 괴사

(10) 뼈 통증 : 골 수내 지방 괴사 때문

(11) 췌장암

3 진단

만성 췌장염이 의심되는 경우 진단적 접근의 순서 : 초음파, CT 시행(약 70~90%에서 진단) → 불확실한 경우 ERCP(or EUS, MRCP) → 영상 검사가 정상이면 secretin/cholecystokinin stimulation test

1) 영상검사

(1) 단순 복부 X-ray

① 전반적인 췌장 석회화는 췌장의 80% 손상을 의미

② 진단적이지만 민감도 30~40%

(2) 초음파

① 민감도 약 70%, 특이도 약 90%

② 불규칙한 외연, 에코 감소 or 실질내 에코 증가 병소, 췌관의 경미한 확장

③ 중증의 경우 석회화, 주췌관의 확장 소견

(3) CT

① 초음파보다 더 민감함

② 췌관 확장, 석회화, 낭성 병변, 췌장의 비대 or 위축, 실질의 비균질 음영

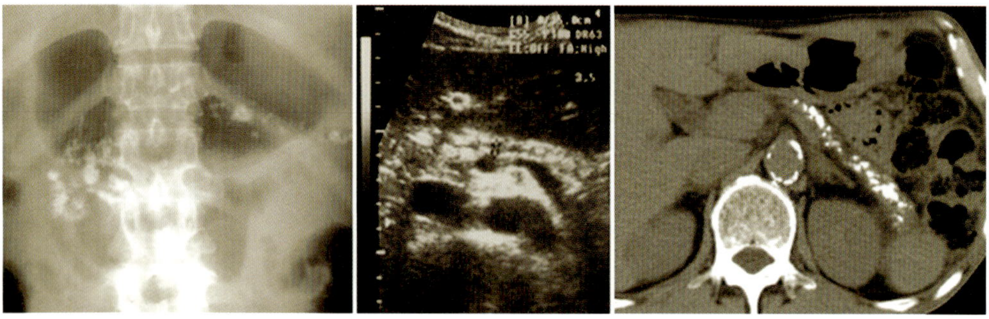

A B C

그림 11-5 **만성췌장염의 영상검사. A,** 복부 X-ray. **B,** 초음파. **C,** CT

(4) ERCP

① 가장 민감도 높고(≈90%), 특이도 높음(≈100%)

② 경증 : 췌관 분지와 미세췌관의 확장, 불규칙성

③ 중등증 : 주췌관의 확장, 비틀림, 협착

④ 중증 : 주췌관의 심한 확장, 정상적인 tapered appearance의 소실

(5) MRCP

① ERCP가 어려운 경우 대체 수단

② 췌관 구조, 췌장주변 체액 저류, 췌장 실질을 보는데 좋음

(6) EUS

① ERCP와 민감도, 특이도는 유사하면서 췌장염의 위험성은 없다.

② EUS-guided fine-needle aspiration으로 췌장암 감별가능

2) 췌장 외분비 기능검사

(1) 정량적 72시간 대변 지방 측정

① 가장 간단한 방법이지만 민감도, 특이도가 떨어짐

② 외분비기능이 90% 이상 감소하면 대변의 지방증가(>7g/day)

(2) Secretin or cholecystokinin 자극 검사

① Ⅳ secretin, CCK 투여 후 췌장액을 수집하여 bicarbonate, 소화 효소 측정

② 가장 예민한 검사이나 시간이 오래 걸리고(2시간) 내시경을 시행해야 함

③ 외분비 기능이 60% 이상 손상되면 이상소견을 보임

(3) 혈청 trypsinogen : 보통 비정상, 20mg/mL이면 중증 외분비 기능 부전
(4) D-xylose 분비검사 : 보통 정상
(5) 대변 elastase : <100μg/g of stool → 중증 외분비 기능 부전

3) 기타 검사소견

(1) 혈청 아밀라아제, 지질분해효소는 보통 정상
(2) 빌리루빈, ALP의 상승은 만성염증, 총담관 협착에 의한 담즙정체를 의미

4 치료

1) 통증 조절

(1) 췌장 효소제(nonenteric form) : 고농도의 serine proteases를 함유한 경우 일부 효과
(2) Gastroparesis : Prokinetic drug, Pregabalin
(3) 내시경적 치료
  ① 유두 괄약근 절개, 스텐트 삽입, 결석 제거, 가성낭종 배액
  ② 합병증 발생의 위험성
(4) 수술적 치료
  ① Ductal decompression
    • 주로 알코올성 만성 췌장염에 의한 large-duct disease에서 시행
    • 80%에서 효과 있지만 3년 후에 50%에서 통증 재발
  ② 부분 췌장 절제술
  ③ 전 췌장 절제술+자가 췌도세포 이식
(6) 신경차단(celiac plexus block)
  ① 경피적 방사선 or 초음파 유도 하에 시행
  ② 효과가 수개월 이상 지속되지는 않는다.

2) 소화 장애 조절 → 췌장 효소제(protease+lipase)

(1) 설사를 억제하고 지방의 흡수를 돕는다.
(2) 지방변이 완벽하게 교정되지는 않는다.
(3) 위마비가 있는 경우 반드시 같이 치료한다(∵효소 전달이 감소).
(4) Nonenteric coated 제재
  십이지장에서 작용하여 췌장액 분비 억제(통증감소) 효과가 있다.

(5) Enteric-coated 제재

① 소장 중간 부분에서 작용하게 되므로 지방변 치료에 적당함

② 십이지장을 통과하여 작용하게 되어 통증 조절에는 효과 없음

여기서 잠깐 !!

이상적인 췌장효소제 : nonenteric protease+enteric lipase

- Protease의 경우 십이지장에 고농도로 존재하면 feedback에 의해 췌장액 분비를 억제시키는 효과(통증 억제)가 있어 nonenteric form이 유리하다.
- Lipase의 경우 최대한의 지방 흡수 효과를 얻기 위해 십이지장을 통과해서 작용하도록 enteric form이 유리하다.

12 Chapter

췌장암

Pancreatic cancer

췌장암

췌장의 악성종양은 대부분 외분비샘에서 발생하며 10% 미만에서 내분비샘, 기타 부분에서 발생합니다. 아래의 췌장암 부분에서는 주로 외분비샘에서 발생하는 췌장샘암에 대한 내용을 설명하며 위험인자, 절제 가능성의 기준, 치료에 대해 잘 알아두세요.

1 개요

1) 역학

(1) 대부분 외분비샘의 샘상피(ductal epithelium)에서 발생한 샘암이다(90%).

(2) 60~80대에 호발, 남자에서 약간 더 많이 발생

(3) 췌장머리 부분에서 호발(75%)

(4) 췌장 몸통, 꼬리 부분에 발생한 경우 예후가 더 나쁘다.

(5) 5년 생존율 6% → 팽대부 주위암 중 예후가 가장 나쁨

꼭 알아둡시다!!

팽대부 주위암 : 바터 팽대부 2cm 이내에서 발생하는 암

- 빈도 : 췌장암 > 담관암 > 바터팽대부암 > 십이지장암
- 예후 : 바터팽대부암 > 담관암 > 십이지장암 > 췌장암

2) 위험인자★

(1) 흡연(가장 중요) : 흡연량에 비례, 금연하면 감소

(2) 만성 췌장염

(3) 비만

(4) 가족력 : 5～10%에서 first-degree relative가 존재

(5) 유전성 질환 : 유전성 췌장염, Peutz-Jeghers 증후군, Von Hippel-Lindau 증후군, familial atypical multiple mole-melanoma, Gardner 증후군, Lynch 증후군, ataxia-telangiectasia 등

(6) 불분명한 인자 : 당뇨, 알코올, 커피, 식이, 부분 위절제술/담낭절제술의 과거력, 헬리코박터 감염

여기서 잠깐!!

- 흡연은 췌장암의 위험인자이지만 췌장염의 위험인자는 아니다.
- 알코올은 췌장염의 위험인자이지만 췌장암의 위험인자는 아니다.

꼭 알아둡시다!!

췌장 샘암의 발생과정을 설명하는 모델(참고)

- 정상 췌관 상피가 전암성 병변을 거쳐 암으로 진행한다는 것
  정상 췌관 → 췌장 상피내 종양(pancreatic intraepithelial neoplasm) → 침습적 샘암
- 이러한 일련의 진행에는 여러 종양억제유전자(tumor suppressor gene)와 종양유전자(oncogene)의 돌연변이가 관여한다.
- 주요 종양억제유전자 돌연변이 : p16(95%), p53(50～70%), SMAD4(55%)
- 주요 종양유전자 돌연변이 : K-ras(60～75%)

2 임상양상

1) 흔한 증상 : **복통, 체중 감소, 소양증, 진행하는 황달**(← 주로 췌장머리암에서)

2) 복통(＞80%)

(1) 상복부에 둔한 통증, 등으로 방사, 앞으로 숙이면 감소, 식사 후 악화

(2) 큰 종양이거나 후복막/내장 신경 침범(주로 몸통, 꼬리의 암)을 시사

3) 드문 증상 : 당뇨, 고혈당, 위장관 출혈, 정맥 혈전, 간비장비대, migratory thrombophlebitis, 복부종괴, 복수, Courvoisier's sign

3 진단

초기 증상이 비특이적이고 초기 민감도가 높은 검사가 없어 조기 진단이 어렵고 선별검사도 권장하지 않는다.

1) 영상검사

(1) 초음파 : 폐쇄성 황달에서 가장 먼저 시행하는 검사

(2) CT(췌장암이 의심되는 경우 보통 가장 먼저 시행)

① 초음파보다 몸통, 꼬리 확인에 유리

② 간, 림프절, 복막 등의 전이와 혈관 침범여부 확인하여 절제가능성 평가

③ 소견 : 췌장 종괴, 췌장의 국소 비대, 모양의 변형, 담관/췌관 확장

④ 의심이 되나 CT에서 종괴가 발견되지 않는 경우 → EUS, ERCP

(3) 내시경초음파(EUS)

① 문맥 침범/림프절 전이 확인에 유용, 작은 췌장암(<2~3cm) 발견에 유용

② 췌장에서 먼 림프절이나 간의 전이는 발견하지 못한다.

(4) ERCP

① CT/초음파에서 발견 못하거나 팽대부 주위암 감별에 유용

② 소견 : double duct sign, 담관의 갑작스런 cut-off, 췌관과 담관의 협착

(5) MRCP

① ERCP와 민감도 유사, 췌관에 조영제를 투여하지 않는 장점

② CT와 비교하여 췌관, 담관의 구조를 더 잘 보임

(6) PET : 숨어있는 원격 전이 확인

(7) 복강경 : 수술 전 복막전이 확인에 이용되었으나 CT로 거의 대체됨

2) 조직검사

(1) 영상검사에서 췌장암의 가능성이 높고 수술이 가능한 경우에는 시행 안함
→ 종양 파종의 위험, 종양의 크기가 작으면 위음성의 가능성 높다.

(2) 검사방법

① 초음파/CT 유도 경피적 세침흡입생검 : 종양 파종의 위험, 위음성↑

② EUS 유도 조직검사 : 종양 파종의 위험이 낮아 머리암에서 선호됨

③ ERCP를 이용한 조직검사 : 췌관 brushing, 췌장액 추출

3) 종양표지자

(1) CA 19-9 : 선별검사에는 유용하지 않으나 치료 반응, 재발 관찰에 유용

(2) CEA : 비특이적

표 12-1 췌장암의 병기와 치료

종양 상태	병기	TNM	치료
절제 가능	Ⅰ	T1-2 N0 M0	수술
	Ⅱ	T3 N0 M0 or T1-3 N1 M0	
국소 진행(혈관침범)	Ⅲ	T4 N(any) M0	고식적 치료
원격 전이	Ⅳ	T(any) N(any) M1	

T1, 췌장에 국한, <2cm
T2, 췌장에 국한, >2cm
T3, 췌장 밖으로 진행했지만 celiac axis/superior mesenteric artery를 침범하지 않은 경우
T4, celiac axis/superior mesenteric artery를 침범한 경우(unresectable primary tumor)
N0, 국소 림프절 전이가 없는 경우
N1, 국소 림프절 전이가 있는 경우

4 치료/예후

1) 절제 가능한 경우

(1) 수술만이 유일한 완치 방법, 10%에서만 수술 가능

(2) 혈관 침범 여부와 원격 전이가 절제 가능성을 결정한다.★

(3) 수술 방법

① 머리암 : Whipple's op(TOC), PPPD

② 몸통/꼬리암 : left-sided pancreatectomy, distal pancreatectomy

(4) 수술 전후의 보조 항암화화요법의 효과는 불분명

(5) 수술 후 5년 생존율 약 20%

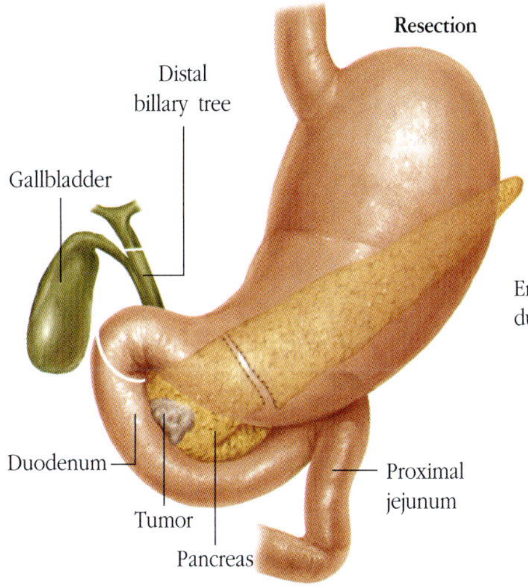

그림 12-1 Pancreatoduodenectomy(=Whipple's Op)

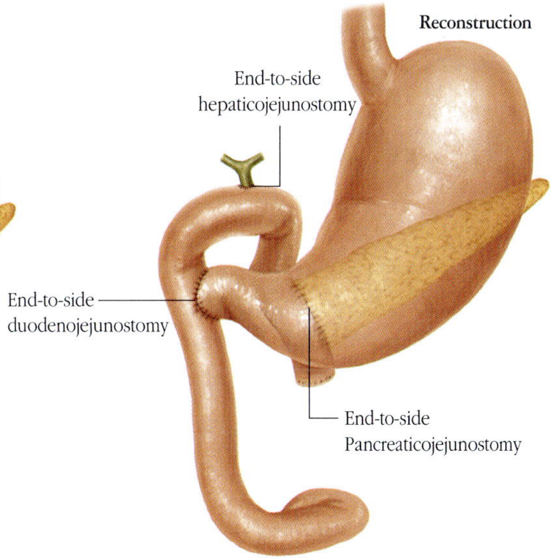

그림 12-2 Pylorus-preserving PD(PPPD)

(6) 수술 후 예후가 좋은 경우
- ① 림프절 전이가 없는 경우
- ② 크기 <3cm
- ③ 절개면의 암세포가 없는 경우
- ④ 종양의 분화도가 좋은 경우

(7) 일반적으로 몸통과 꼬리의 암이 수술 가능성이 떨어지고 예후 불량

2) 절제 불가능한 경우

(1) 고식적 치료
- ① 내시경적 담관 스텐트, 십이지장 스텐트
- ② 내시경적/경피적 담즙 배액
- ③ 수술적 담도 우회(bypass)

(2) 보조적 방사선/항암화학 치료
- ① 항암화학 요법 : 삶의 질과 생존기간 증가, gemcitabine을 가장 많이 사용
- ② 방사선, 항암화학치료 병행 : 국소적으로 진행한 암에서 생존기간 연장

3) 증상 조절

(1) 통증 조절 : 마약성 진통제

(2) 흡수장애 : 췌장효소 투여

췌장의 낭성 종양(cystic neoplasms of pancreas)

드문 질환입니다. 가성 낭종과의 차이점과 IPMN에 대해서 간단히 알아두세요.

1 개요

1) 췌장에 발생하는 낭성 병변은 대부분 가성낭종이고 낭성 종양은 10~15%
2) 가장 흔한 낭성 종양 3가지
   (1) Intraductal papillary mucinous neoplasm(IPMN)
   (2) Mucinous cystic neoplasm
   (3) Serous cystadenoma
3) 수술적 치료를 우선 고려한다.
4) 악성 낭성 종양이라도 수술 후 장기 생존율은 70% 이상이다.
5) 가성 낭종과의 차이점
   (1) 음주력, 급/만성 췌장염과 관계없다.
   (2) 병변과 췌관과의 연결이 거의 없다(IPMN 제외).
   (3) 낭종 벽이 상피세포로 구성된다(가성낭종은 육아조직으로 구성).

2 Intraductal papillary mucinous neoplasm(IPMN)

1) 췌관 상피세포가 이형성을 일으켜 점액의 과생산, 췌관 확장
   → 포도송이 모양으로 확장된 췌관에 점액이 충만됨
2) 다른 낭성 종양과의 차이점
   (1) 50~60대, 남자에서 호발
   (2) 보통 췌장머리에 호발
   (3) 주췌관과 연결성이 있다. → 특징적인 영상 검사 소견
3) 영상 검사
   (1) 내시경 : 바터 팽대부 개구부에서 점액이 배출되는 소견
   (2) ERCP : 확장된 주췌관에 무정형의 음영결손
       주췌관과 연결되는 포도송이 모양의 낭포
4) 악성화 가능성이 있어 수술적 치료

3 Mucinous cystic neoplasm

1) 크기는 다양, 피막으로 싸여있는 다방성(multilocular)의 종양
2) 낭종 내벽의 상피가 원주형의 점액 분비 세포로 구성
3) 20~60대, 여성에 호발
4) 췌장 몸통이나 꼬리에 호발
5) 악성화 가능성이 있어 수술적 치료

4 Serous cystadenoma

1) 직경 2cm 이하의 작은 낭들이 모여 벌집 형태를 이루는 소낭성 병변
2) 50~60대, 여성에 호발
3) 췌장 몸통이나 꼬리에 호발
4) 악성화 가능성은 극히 낮아 관찰만 하는 경우도 있으나 대부분 수술한다.

PACIFIC
INTERNAL MEDICINE

참고문헌

- 결핵의 진료지침. 대한 결핵 및 호흡기학회. 2013.
- 송인성 역. 상부위장관내시경. 대한의학서적.
- 이우주. 영한·한영 의학사전, 3rd edition.
- 지제근. 대한의사협회 의학용어에 따른 지제근 의학용어사전, 1st edition. 아카데미아.
- Arend, Armitage, Clemmons, Drazen, Griggs, LaRusso. Cecil Medicine, 23rd edition. Elsevier Saunders.
- Beauchamp, Evers, Mattox. Sabiston Textbook of Surgery, 18th edition. Elsevier Saunders.
- Berek. Berek & Novak's Gynecology, 4th edition. Lippincott Williams & Wilkins.
- Fauci, Braunwald, Kasper, Hauser, Longo, Jameson, Loscalzo. Harrison's Principles of Internal Medicine, 19th edition. McGraw Hill.
- Guidelines for the Management of Adults with Hospital-acquired, Ventilator-associated, and Healthcare-associated Pneumonia, Am J Respir Crit Care Med Vol 171. pp.388~416, 2005.
- IDSA/ATS Guidelines for CAP in Adults. CID 2007:44
- IDSA Guidelines for Aspergillosis. CID 2008:46
- Peter Libby, Robert O. Bonow. Braunwald's Heart Disease: A Textbook of Cardiovascular Medicine. Elsevier Saunders.
- Schwartz. Principles of Surgery, 8th edition. McGraw-Hill.

P A C I F I C
INTERNAL MEDICINE

가

나

다

라

마

바

자

차

B

D

E

F

G

H

M

Q

R

S